Geheime Künst

QI GONG

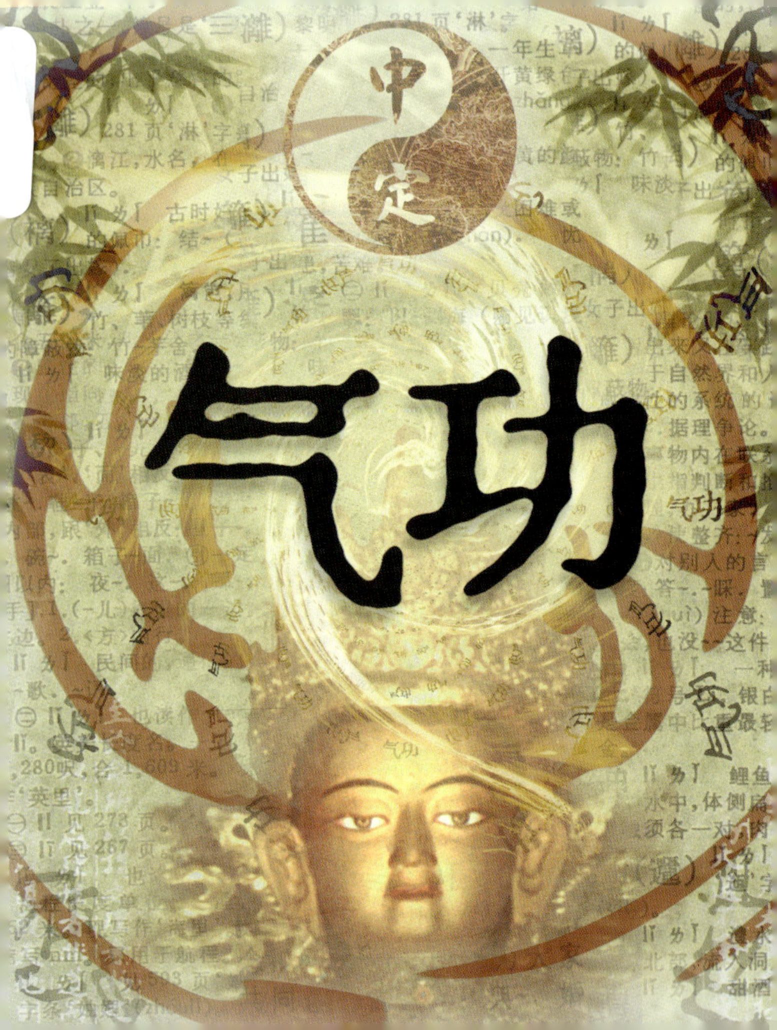
中定
气功

Geheime Künste

QI GONG

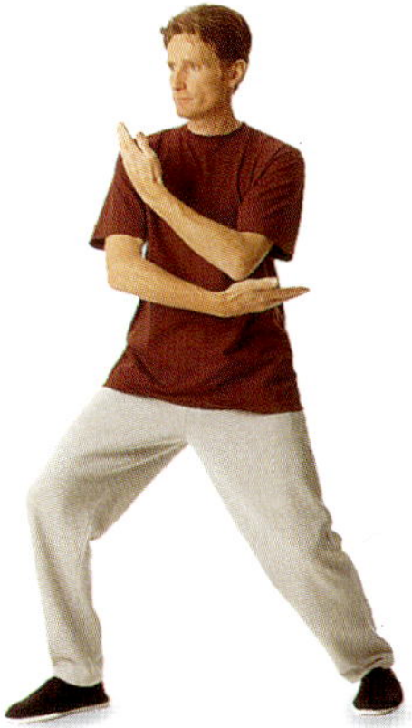

BERATUNG

ANGUS CLARK

evergreen

EVERGREEN is an imprint of TASCHEN GmbH

Hohenzollernring 53, D-50672 Köln
www.taschen.com

Originalausgabe von
THE IVY PRESS LIMITED,
The Old Candlemakers, Lewes, East Sussex BN7 2NZ
Art director *Peter Bridgewater*
Herausgeber *Sophie Collins*
Redaktionsleitung *Steve Luck*
Designer *Kevin Knight, Alistair Plumb*
Bildrecherche *Vanessa Fletcher*
Fotografien *Guy Ryecart*
Illustrationen *Coral Mula, Ivan Hissey, Rhian Nest-James, Michael Courtney, Sandy Gardner*

Gesamtproduktion der deutschen Ausgabe:
akapit Verlagsservice Berlin – Saarbrücken (www.akapit.de)
Übersetzung aus dem Englischen: *Jacqueline Dubois (akapit Verlagsservice)*
Lektorat: *Ina Friedrich (akapit Verlagsservice)*

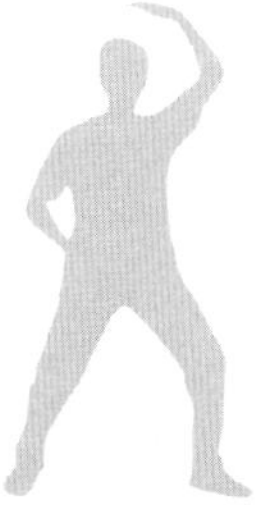

Printed in China

ISBN 3-8228-2495-X

INHALT

Über dieses Buch **6**

Einführung 8

Ursprung **10**

Die Kunst des Qi **22**

Aufwärmen **54**

Weißer Kranich **78**

Der Energiehaushalt **198**

Glossar 214
Weitere Titel in dieser Reihe 216
Nützliche Adressen 218
Chinesische Begriffe 219
Register 220
Danksagung 224

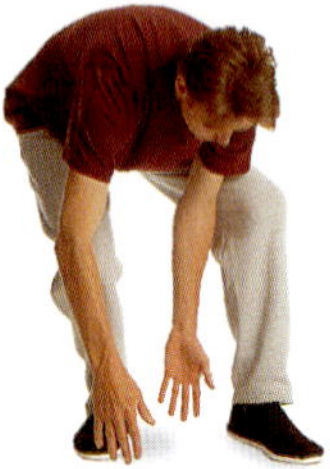

Fließende Bewegungen
Die Abfolge der Bewegungen in Kapitel vier ist in einzelne Abschnitte aufgeteilt. Sie lässt sich so leichter erlernen.

ÜBER DIESES BUCH

Dieser Ratgeber wendet sich sowohl an Anfänger als auch an Lehrer und Fortgeschrittene, die es zum Üben zwischen den Kursen verwenden können. Die Grundlagen des Qi Gong werden erläutert – Energiefluss, Haltung und Ausrichtung, Bewegungen und die mentale Einstellung. Weiterhin werden 128 klassische Qi-Gong-Übungen vorgestellt. In fünf Kapiteln erhalten Sie einen Einblick in eine uralte fernöstliche Kunst, die ihren Wert im Laufe der Jahrhunderte immer wieder bewiesen hat.

Übersicht

In Kapitel 1 wird der chinesische Ursprung des Qi Gong untersucht.

In Kapitel 2 wird die Lebensenergie (Qi), das Fundament von Qi Gong, erläutert.

In Kapitel 3 wird erklärt, was Sie zum Ausüben von Qi Gong benötigen.

In Kapitel 4 erlernen Sie eine klassische Qi-Gong-Übung. Sie trainiert Körper und Geist und fördert die Gesundheit.

In Kapitel 5 wird erklärt, wie Sie Qi Gong in Ihr tägliches Leben einbauen können.

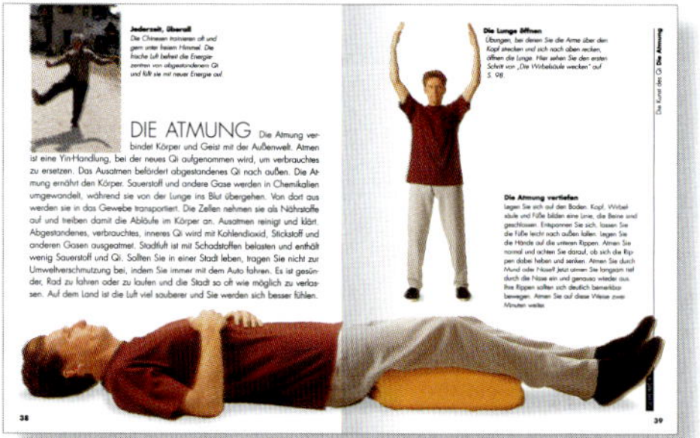

Jederzeit, überall
Die Chinesen trainieren oft und gern unter freiem Himmel. Die frische Luft befreit die Energiezentren von abgestandenem Qi und füllt sie mit neuer Energie auf.

DIE ATMUNG Die Atmung verbindet Körper und Geist mit der Außenwelt. Atmen ist eine Yin-Handlung, bei der neues Qi aufgenommen wird, um verbrauchtes zu ersetzen. Das Ausatmen befördert abgestandenes Qi nach außen. Die Atmung ernährt den Körper. Sauerstoff und andere Gase werden in Chemikalien umgewandelt, während sie von der Lunge ins Blut übergehen. Von dort aus werden sie in das Gewebe transportiert. Die Zellen nehmen sie als Nährstoffe auf und treiben damit die Abläufe im Körper an. Ausatmen reinigt und klärt. Abgestandenes, verbrauchtes, inneres Qi wird mit Kohlendioxid, Stickstoff und anderen Gasen ausgeatmet. Stadtluft ist mit Schadstoffen belasten und enthält wenig Sauerstoff und Qi. Sollten Sie in einer Stadt leben, tragen Sie nicht zur Umweltverschmutzung bei, indem Sie immer mit dem Auto fahren. Es ist gesünder, Rad zu fahren oder zu laufen und die Stadt so oft wie möglich zu verlassen. Auf dem Land ist die Luft viel sauberer und Sie werden sich besser fühlen.

Die Lunge öffnen
Übungen, bei denen Sie die Arme über den Kopf strecken und sich nach oben recken, öffnen die Lunge. Hier sehen Sie den ersten Schritt von „Die Wirbelsäule wecken“ auf S. 98.

Die Atmung vertiefen
Legen Sie sich auf den Boden. Kopf, Wirbelsäule und Füße bilden eine Linie, die Beine sind geschlossen. Entspannen Sie sich, lassen Sie die Füße leicht nach außen fallen. Legen Sie die Hände auf die unteren Rippen. Atmen Sie normal und achten Sie darauf, ob sich die Rippen dabei heben und senken. Atmen Sie durch Mund oder Nase? Jetzt atmen Sie langsam tief durch die Nase ein und genauso wieder aus. Ihre Rippen sollten sich deutlich bemerkbar bewegen. Atmen Sie auf diese Weise zwei Minuten weiter.

Die Kunst des Qi **Die Atmung**

38 39

Die Grundlagen
Im ersten Kapitel betrachten wir die Lebensenergie, ihre Wege im Körper sowie Atmung, Haltung und Bewegungen.

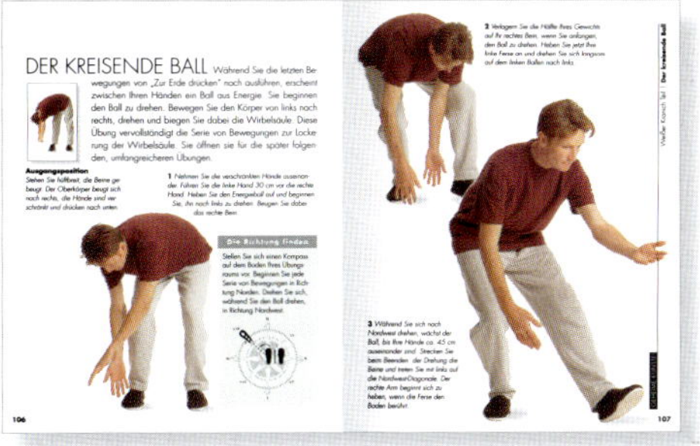

DER KREISENDE BALL

Übungen

Auf den farbigen Seiten wird jede Übung detailliert vorgestellt. In einer Einführung wird der Sinn und Zweck der Übung erläutert. Alle Schritte sind durchnummeriert und wichtige Details werden in Großaufnahmen gezeigt.

Analyse

Auf den schwarz-weißen Seiten wird jede Übung analysiert. Im Text wird die Bewegungsreihenfolge beschrieben. Mit Kommentaren versehene Bilder zeigen genau, wo sich jeder Körperteil befinden muss. Zeichnungen erklären die Rolle des Geistes.

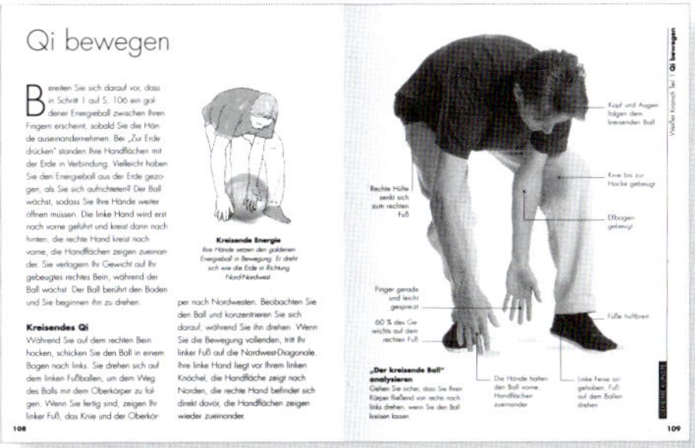

Qi bewegen

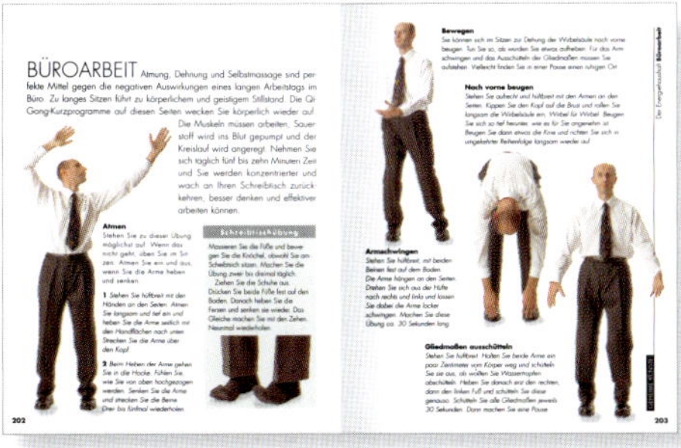

BÜROARBEIT

Ihr tägliches Qi Gong

In Kapitel 5 lernen Sie, Qi Gong in Ihr tägliches Leben einzubauen. Einige kurze Übungen vergrößern Ihre Energie am Arbeitsplatz, lassen Sie besser mit Anforderungen umgehen und helfen Ihnen, Aggressionen zu vermeiden.

Einführung

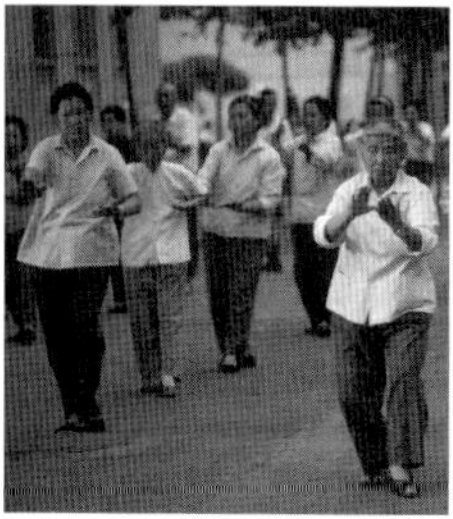

Qi Gong in China
Wie Tai Chi ist Qi Gong eine Übungsform, die Gesundheit und Langlebigkeit fördert. In China trainieren die Menschen oft in Gruppen im Freien.

Qi-Gong-Übungen und -Bewegungen bewahren und fördern Energie. Qi Gong stammt aus China, wo es sich über Jahrtausende hinweg entwickelt hat. Im Laufe des 20. Jhds. gelangte die Kunde von der Kunst des Qi Gong zu uns und breitete sich schnell über die ganze Welt aus.

Das Üben von Qi Gong stimuliert die körpereigene Energie durch Haltungsübungen und langsame, sanfte Bewegungen. Das regt den Blutkreislauf sowie den Fluss der Lebensenergie Qi in ihren Kanälen, den Meridianen, an. Die Übungen ermüden weder Gelenke noch Knochen oder Muskeln. Qi Gong beinhaltet auch das Trainieren des Geistes, um Qi gezielt in die Bereiche zu lenken, die Energie zur Kräftigung und Heilung benötigen.

Eine heilende Kunst

Qi Gong kann in jedem Alter ausgeübt werden. Durch die langsamen Bewegungen wird der Körper nicht belastet. Egal wie untrainiert Sie vorher waren – die positiven Auswirkungen der Übungen werden Sie schnell bemerken. Lebenslanges Üben bewahrt Ihnen Beweglichkeit bis ins hohe Alter. Qi Gong wird eine lebensverlängernde Wirkung nachgesagt. Die Reihenfolge der Übungen in Kapitel vier basiert auf den Bewegungen des weißen Kranichs, dem chinesischen Symbol für ein langes Leben.

Die Grundlagen von Qi Gong können Sie mithilfe dieses Buchs lernen. Früher oder später werden Sie jedoch

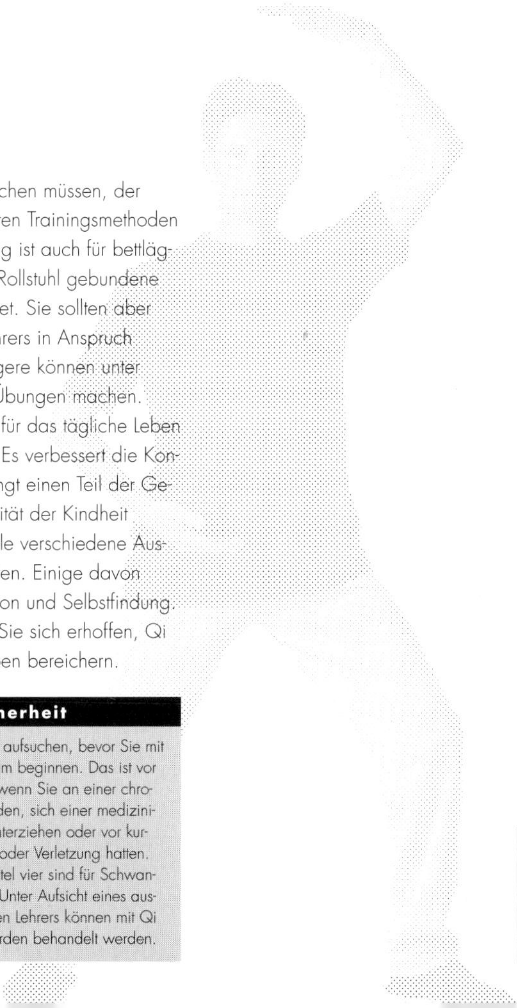

einen Lehrer aufsuchen müssen, der Ihnen die effektivsten Trainingsmethoden beibringt. Qi Gong ist auch für bettlägrige oder an den Rollstuhl gebundene Menschen geeignet. Sie sollten aber die Hilfe eines Lehrers in Anspruch nehmen. Schwangere können unter Anleitung leichte Übungen machen.

Qi Gong kann für das tägliche Leben sehr nützlich sein. Es verbessert die Konzentration und bringt einen Teil der Gefühle und Spontanität der Kindheit zurück. Es gibt viele verschiedene Ausrichtungen und Arten. Einige davon führen zu Meditation und Selbstfindung. Was auch immer Sie sich erhoffen, Qi Gong wird Ihr Leben bereichern.

Sicherheit

Sie sollten einen Arzt aufsuchen, bevor Sie mit dem Übungsprogramm beginnen. Das ist vor allem unabdinglich, wenn Sie an einer chronischen Krankheit leiden, sich einer medizinischen Behandlung unterziehen oder vor kurzem eine Operation oder Verletzung hatten. Die Übungen in Kapitel vier sind für Schwangere nicht geeignet. Unter Aufsicht eines ausgebildeten, erfahrenen Lehrers können mit Qi Gong viele Beschwerden behandelt werden.

URSPRUNG

Qi Gong erfreut sich bei uns einer immer größeren Beliebtheit als ganzheitliches Übungssystem, mit dem man Stress abbauen, Krankheiten vorbeugen sowie Fitness und Entspannung fördern kann. In seinem Ursprungsland China wird Qi Gong zur Gesunderhaltung und zur Förderung eines langen Lebens ausgeübt. In Kapitel eins werden seine uralten Wurzeln erforscht und seine Geschichte erzählt. Viele der Techniken wurden früher nur als Stamm- oder Familiengeheimnisse weitergegeben. Erst im 20. Jhd. lüftete sich der Schleier des Geheimnisvollen. Die Meister der Kunst boten ihre Dienste nun auch der breiten Masse an. Am Ende des letzten Jahrhunderts hatte sich Qi Gong bis zu uns verbreitet und wird heute in vielen Ländern auf der ganzen Welt praktiziert.

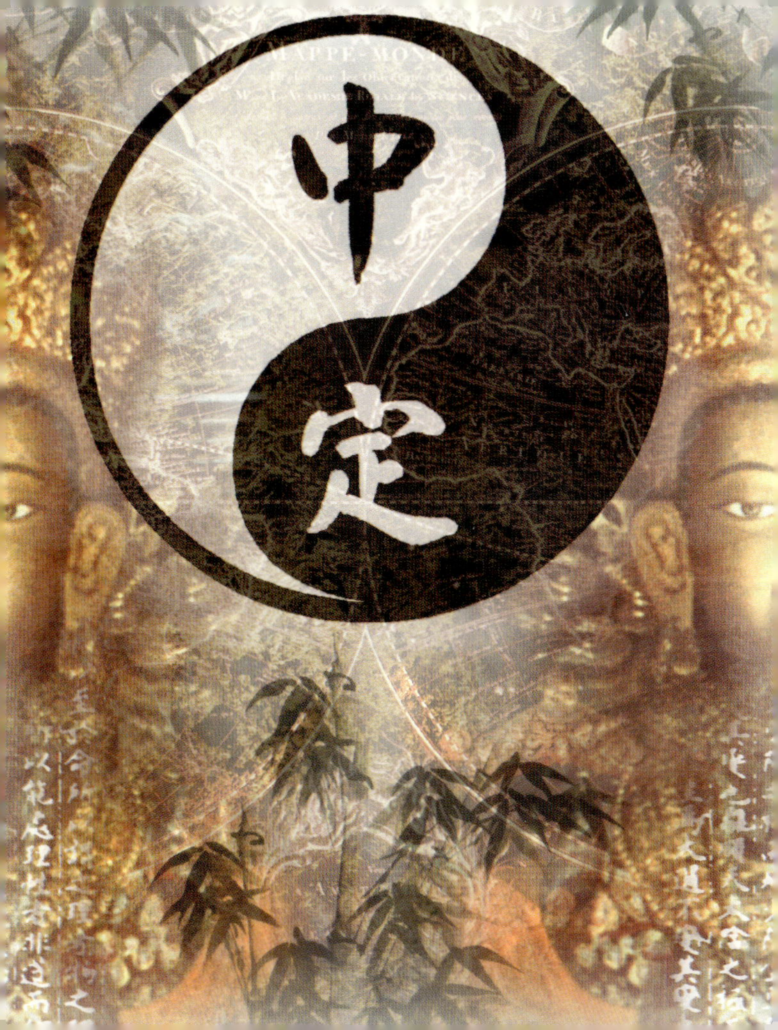
中
定

Was ist Qi Gong?

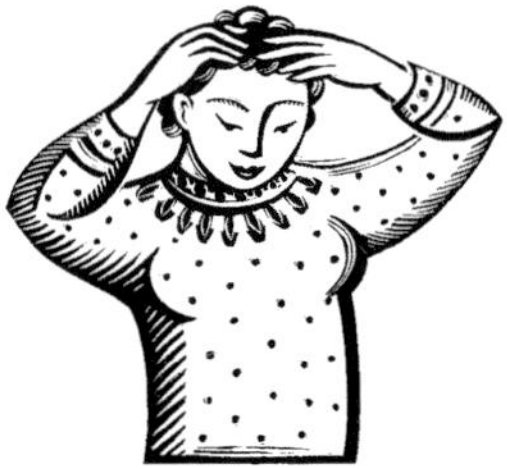

Anmo Gong

Qi Gong beinhaltet viele behandelnde Aspekte. Selbstmassage (Anmo Gong) spielt dabei eine wichtige Rolle.

Qi Gong bedeutet „Energiearbeit". Gemeint ist damit die Pflege des Qi zur Förderung von Gesundheit und Vitalität. Qi ist die Lebensenergie, einst „Äther" genannt. Sie existiert seit Anbeginn des Universums und durchdringt alles darin. Sie treibt die Planeten in ihren Umlaufbahnen an und erfüllt die Luft, die Erde, die Steine und die Flüsse.

Qi ist die Lebenskraft aller Lebewesen. Qi Gong zielt darauf ab, den Vorrat an Qi zu vergrößern und zu erhalten. Es sorgt dafür, dass Qi überall im Körper fließen kann. Viele Faktoren behindern den Fluss, z. B. Depressionen, Trägheit, Müdigkeit, schlechte Ernährung, Stress und Umweltverschmutzung. Beim Qi Gong werden Körper und Geist dazu erzogen, durch Übungen und Selbsterkundung neue Lebenswege zu entdecken und der ungesunden Lebensführung entgegenzuwirken.

Es gibt viele Qi-Gong-Arten, die jedoch alle mit einigen Grundübungen beginnen. Diese werden in zwei Kategorien eingeteilt. Die erste besteht aus Übungen, bei denen der Körper nicht bewegt wird. Dieses sind die ruhigen Übungen. Man arbeitet an der Haltung und der Ausrichtung von Körperteilen, um den Fluss des Qi zu erleichtern. Alle Qi-Gong-Übungen haben auch eine mentale Komponente. Die ruhigen Übungen beinhalten oft Meditation. Die zweite Kategorie besteht aus den dynamischen Übungen, den Bewegungen. Gelenke werden bewegt, Sehnen gedehnt, Muskeln gekräftigt und Balance und Koordinationsfähigkeit verbessert. Die Bewegungen werden langsam, gleichmäßig, ruhig und anmutig ausgeführt. Sie erfordern große Kontrolle über die Muskeln, ohne sie zu überanstrengen. Die dynamischen Übungen verbessern den Blut- und Lymphkreislauf sowie den Fluss des Qi. Sie befreien im Körper gefangenes Qi, stoßen abgenutztes Qi aus und zapfen den Energiekreislauf der Umwelt an, um die körpereigenen Vorräte aufzufüllen.

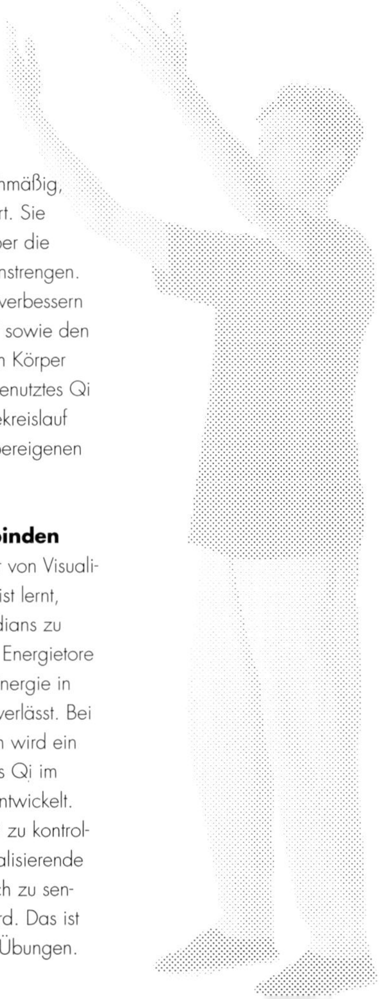

Körper und Geist verbinden

Bewegungen werden immer von Visualisierungen begleitet. Der Geist lernt, dem Qi entlang eines Meridians zu einem Energietor zu folgen. Energietore sind die Punkte, an denen Energie in den Körper eintritt oder ihn verlässt. Bei den stehenden Meditationen wird ein Bewusstsein für die Rolle des Qi im Körper und in der Umwelt entwickelt. Sie lernen, den Fluss des Qi zu kontrollieren und die lindernde, vitalisierende Energie in den Körperbereich zu senden, in dem sie benötigt wird. Das ist oberstes Ziel aller Qi-Gong-Übungen.

DER URSPRUNG VON QI GONG

Die Wurzeln von Qi Gong sind tief in der chinesischen Geschichte versteckt. Vielleicht entstand es schon zu prähistorischen Zeiten, vielleicht hat es sich aber auch Hand in Hand mit den ersten Heilkünsten entwickelt. Einige Übungen finden sich schon in den Schriften des Gelben Kaisers, dem Begründer der traditionellen chinesischen Medizin. Manche Historiker führen den Ursprung auf die Tänze antiker Völker zurück, die glaubten, dass Blockaden im Körper durch rhythmische Bewegungen beseitigt werden könnten. Die wichtigsten Prinzipien wurden von den Daoisten formuliert. Ihre Lehren entstanden vor ungefähr 2.500 Jahren und waren eine der bedeutendsten philosophischen Schulen Chinas. Auf der Suche nach dem Lebenselixier entwickelten sie Übungen, welche die Organe anregen sollten, dieses zu produzieren.

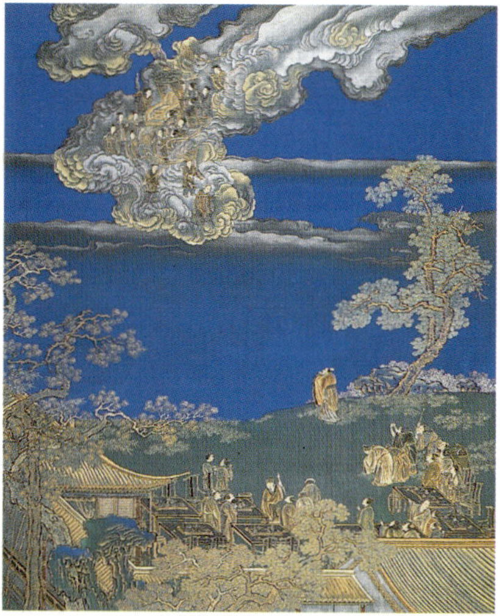

Die unsterblichen Daoisten

Die Qi-Gong-Techniken verhalfen den Daoisten vermutlich zu einer außergewöhnlich guten Gesundheit und einer sehr langen Lebensspanne. Auf diese Weise erwarben sie den Ruf, unsterbliche Wesen mit übernatürlichen Kräften zu sein, wie auf dieser Seidenmalerei aus dem 18. Jhd. (Qing-Dynastie) dargestellt.

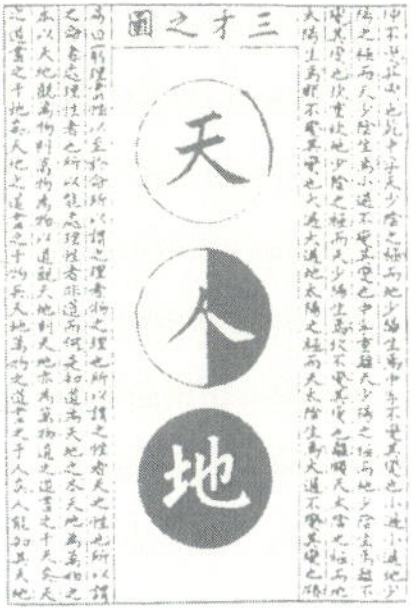

Lebensenergie
Die Beziehung zwischen der körperlichen Energie und der Energie von Erde und Kosmos wird auf dieser antiken Schriftrolle dargestellt.

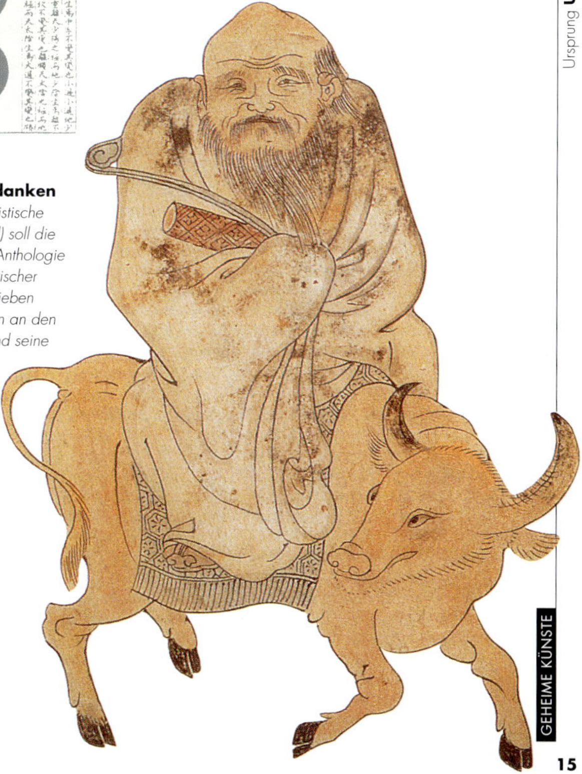

Daoistische Gedanken
Der legendäre daoistische Weise Lao Tse (Bild) soll die Dao De Jing, eine Anthologie von Schriften daoistischer Philosophen geschrieben haben. Sie glaubten an den Wert des Lebens und seine Erhaltung sowie an die Vermeidung von körperlichen Verletzungen. Ihr oberstes Ziel war die Langlebigkeit.

Kriegerische Tradition

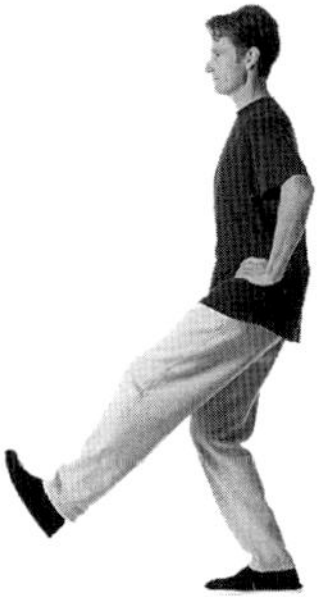

Kriegerische Bewegung

Der Tritt auf S. 186 ist eine Bewegung aus den Kampfkünsten Kung Fu und Tai Chi. Bei Qi Gong setzt er Energie frei.

Qi Gong ist eine friedliche Kunst. Man vermutet, dass es sich gegen Ende des ersten Jahrtausends v. Chr. entwickelt hat. Dies war eine Zeit der Unruhen in China, in der vermutlich auch die chinesischen Kampfkünste entstanden. Ihr Ursprung ist ebenfalls unbekannt. Die ersten schriftlichen Hinweise (ca. 600 n. Chr.) beziehen sich auf Bewegungen, die dem Qi Gong ähnlich sind. Durch Qi Gong könnten die Kämpfer den gezielten Einsatz von Energie sowie eine Verbesserung von Kraft, Ausdauer und Koordination gelernt haben.

Daoistische Wurzeln

Tai Chi Chuan entstand aus den gleichen daoistischen Wurzeln. Haltung, Bewegung, Atmung und Visualisierung sind alles Elemente des Tai Chi. Entwickelt hat es sich als Kampfkunst. Alle Bewegungen können für einen Kampf angepasst werden. Bei manchen Übungen werden Stöcke und Schwerter eingesetzt. Tai Chi wird als sanfte Kampfkunst bezeichnet. Dabei wird nicht Gewalt mit Gewalt beantwortet, sondern man konzentriert sich auf das Sammeln und Einsetzen von Energie. Der Legende nach studierte Chang Sanfeng, einer der ersten Tai-Chi-Lehrer, bei den Daoisten in den heiligen Wudang-Bergen. Dort wurde ihm das kämpferische Potenzial des Nachgebens bewusst, als er eine Schlange im Kampf mit einen Vogel beobachtete. Heute wird Qi Gong in den Kampfkünsten dazu verwendet, Energie zu entwickeln.

Die Shaolin-Tradition

Einige Historiker sind der Ansicht, dass Kung Fu vor dem Tai Chi entstand. Beide könnten aber den gleichen Ursprung haben. Kung Fu ist eine harte Kampfkunst, bei der Kraft und Gewalt eingesetzt werden. Durch Qi-Gong-Techniken werden Gelenke und Muskeln gekräftigt und die Schnelligkeit verbessert.

Alle Kung-Fu-Richtungen sollen aus den Kampfkünsten entstanden sein, die im antiken Königreich Wei im Shaolin-Tempel gelehrt wurden. In der Mitte des 6. Jhds. n. Chr. soll ein indischer Buddhistenmönch mit Namen Boddhidharma die Kampfmönche in die Techniken der tiefen Atmung und der Meditation eingeführt haben. Dadurch wurde mentale Stärke vor den Kämpfen aufgebaut.

Im 7. Jhd. n. Chr. breitete sich das Tempelboxen in ganz China aus. Es beeinflusste die Entwicklung aller Kampfkünste. Beim modernen Kung Fu werden zwar gänzlich andere Atemtechniken eingesetzt, aber der Einfluss von Qi Gong ist unübersehbar.

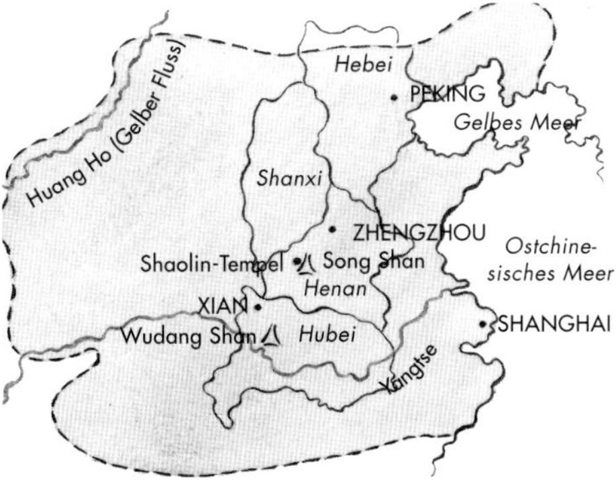

Wiege des Daoismus
Im ersten Jahrtausend v. Chr. entwickelte sich Qi Gong sehr rasch. China war damals eine Ansammlung von kleinen, kriegerischen Staaten, die sich über die Provinzen Hebei, Henan, Hubei und Shanxi erstreckten. Die Wudang-Berge wurden zum Rückzugsort für daoistische Einsiedler, die philosophische Ideen über den Ursprung von Qi Gong entwickelten.

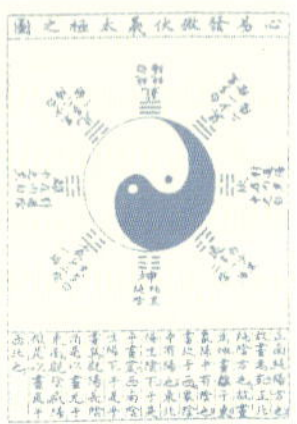

Tai Chi Chuan – Qi Gong
Dieses uralte Diagramm stellt die enge Verbindung zwischen Tai Chi und Qi Gong durch die Yin- und Yang-Symbolik dar. Bei uns verbinden sich beide inzwischen zu einem neuen Stil, dem Tai Chi Qi Gong.

DIE WEGE DES QI GONG

Heutzutage ist uns nur eine Qi-Gong-Art bekannt. Am Anfang gab es jedoch viele verschiedene Techniken zur Beherrschung des Qi. In antiken Schriften werden mehr als 200 Formen beschrieben. Diese reichen von der Kunst, Qi auszustoßen und aufzunehmen (Tuna), bis zu Formen mit einem Heilungspotenzial (Fang-Song-Gong-Entspannungstechnik). Viele Qi-Gong-Stile entstanden direkt aus kämpferischen Formen wie Neigong, das den Geist trainiert, um den Körper widerstandsfähiger gegen Schläge zu machen. Das daoistische Qi Gong ist ein System zur Selbstentdeckung und –entwicklung.

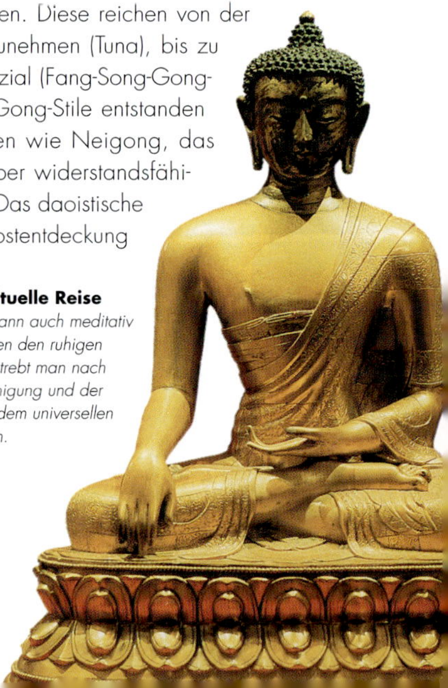

Eine spirituelle Reise
Qi Gong kann auch meditativ sein. Bei den den ruhigen Techniken strebt man nach innerer Reinigung und der Einheit mit dem universellen Bewusstsein.

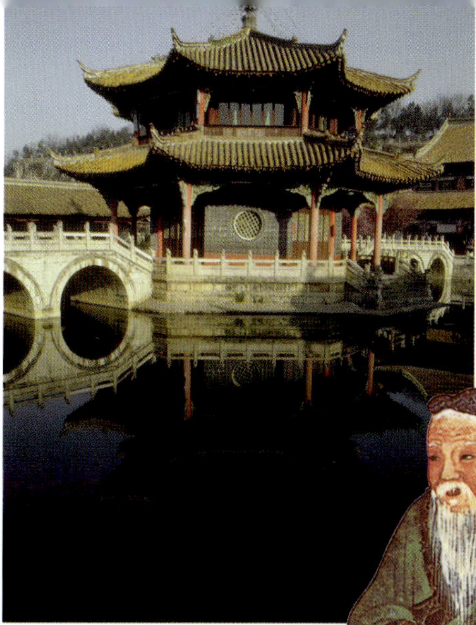

Buddhistisches Qi Gong

Nach seiner Einführung im ersten Jahrtausend v. Chr. breitete sich der Buddhismus in China schnell aus. Viele Tempel entstanden und es entwickelte sich ein buddhistisches Qi Gong.

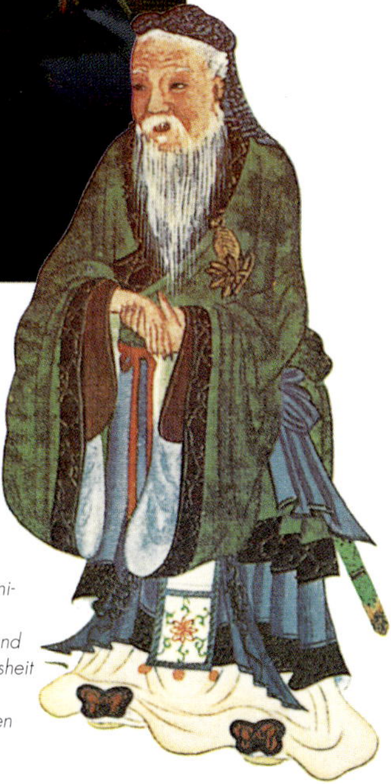

Konfuzianisches Qi Gong

Anhänger des konfuzianischen Qi Gong streben nach Tugendhaftigkeit und dem Erlangen von Weisheit gemäß der Lehren des chinesischen Philosophen Konfuzius.

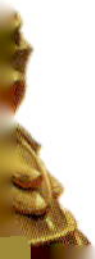

Qi Gong weltweit

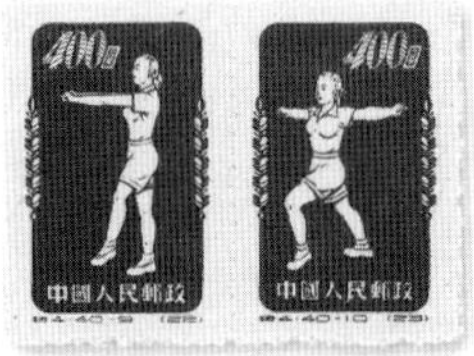

Nach der Revolution
Qi Gong und Tai Chi durften ursprünglich nur von Auserwählten erlernt werden. Nach 1949 wurden sie der breiten Masse zugänglich gemacht.

Qi Gong entwickelt sich seit Jahrtausenden. Viele seiner uralten Techniken sind inzwischen verloren gegangen, sei es durch die Zerstörung von Tempeln und Bibliotheken oder durch die häufigen politischen Unruhen in China. Vieles wurde aber auch bewahrt. Es wurde in archäologischen Grabungsstätten wiederentdeckt, aus antiken Schriften übersetzt oder einfach als Volksweisheit weitergegeben. Seit Jahrhunderten werden die Übungen zur Bekämpfung von Krankheiten mündlich von einer Ärztegeneration zur nächsten weitergegeben. Oft wurde Qi Gong dabei mit anderen traditionellen Behandlungen kombiniert. Bis vor kurzer Zeit war ein Großteil der Qi-Gong-Techniken unbekannt. Dies waren Übungen, die von Familien oder Stämmen mit einer kriegerischen Tradition als Teil ihrer Kampftechnik entwickelt und streng geheim gehalten wurden. Nachdem im Jahr 1900 britische Truppen erstmals Feuerwaffen zur Niederschlagung des Boxeraufstands benutzten, traten die Kriegerstämme immer mehr in den Hintergrund. Sie wurden durch bewaffnete Männer ersetzt. Nach und nach offenbarten die Stammesmitglieder ihre Geheimnisse. Sie begannen, ihre Kampftechniken zu lehren und Qi Gong an Außenstehende weiterzugeben.

Qi Gong erreicht den Westen

Bis in die 1950er Jahre war Qi Gong fast nur in China bekannt. Es wurde auch in den chinesischen Gemeinden in Hongkong, Malaysia und anderen asiatischen Ländern ausgeübt. Bei uns hatte man davon jedoch noch nichts gehört. Nach der chinesischen Kulturrevolution im Jahr 1949 lebten die alten chinesischen Heilkünste wie Akupunktur, Tai Chi und Qi Gong wieder auf. Sie wurden von der kommunistischen Partei unter Mao Tsetung gefördert. Zu Beginn der 60er Jahre wurden sie in ganz China bereits praktiziert. Neue, einfach zu lernende Formen wie die bekannte Qi-Gong-Form „Tai Chi in achtzehn Stufen", breiteten sich über die Grenzen hinaus bis zu uns aus. In den 70er Jahren studierte beispielsweise der amerikanische Schriftsteller und Lehrer Bruce Frantzis in China bei den chinesischen Meistern. Anschließend kehrte er in die USA zurück, schrieb, lehrte und verbreitete so sein Wissen über Qi Gong.

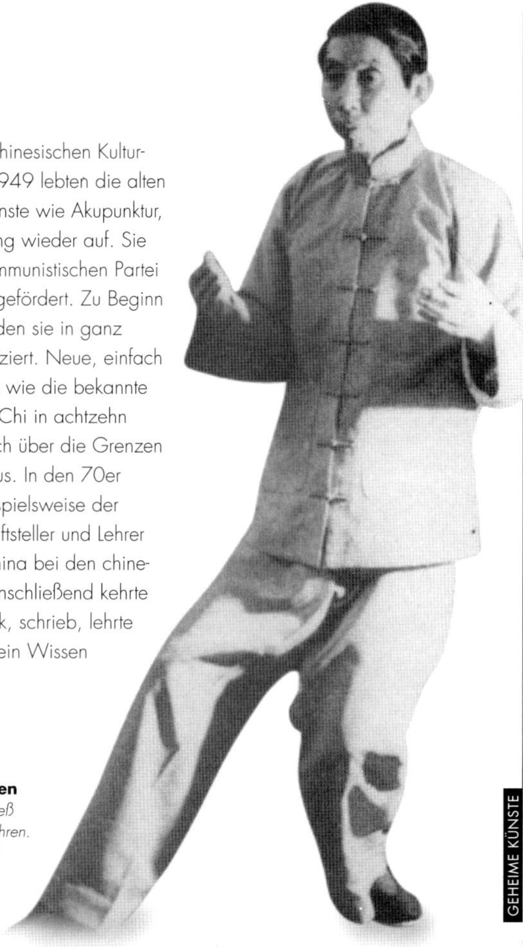

Brücke in den Westen
Dr. Chi Chiang Tao verließ China in den 1950er Jahren. Bis zu seinem Tod 1995 brachte er westlichen Schülern Tai Chi und Qi Gong bei.

DIE KUNST DES QI

Qi Gong ist die Kunst von der Anwendung und der Kontrolle der Lebensenergie (Qi). Gemäß der alten chinesischen Heilkunst ist physische und psychische Fitness nur zu erreichen, wenn im Körper eine ausreichende Menge hochwertiges Qi vorhanden ist. Es muss ungehindert durch den Körper fließen können. Das Ziel aller Übungen ist die Entwicklung von Energie, indem der Fluss des Qi im Körper ermöglicht wird. In diesem Kapitel werden die Hintergründe des Qi Gong erläutert, vom uralten chinesischen Konzept des Yin und Yang bis zu den Auswirkungen, die Qi auf die Abläufe im Körper hat. Wichtig sind dabei auch die Rollen des Geistes, des Bewusstseins und der Visualisierung. Qi Gong ist eine ganzheitliche Heilkunst.

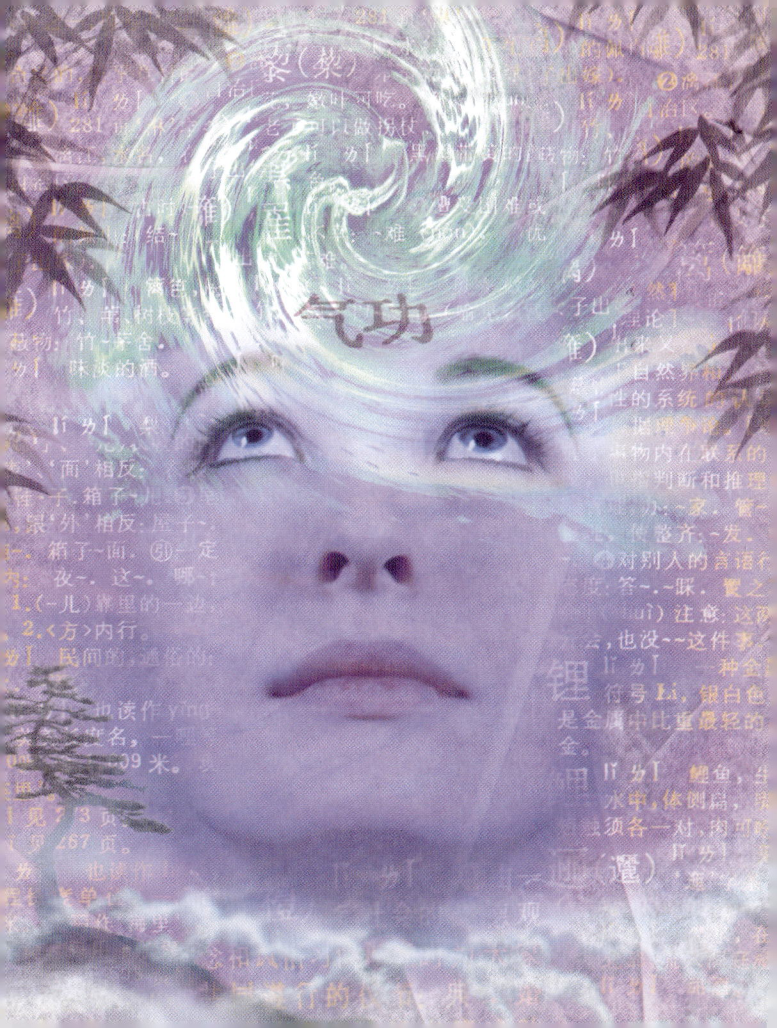
气功

Heilende Übungen

Die meisten Menschen beginnen mit Qi Gong, um Gesundheit und Fitness zu erhalten. Sie haben gehört, dass man so bis ins hohe Alter gesund bleiben kann. Für einige ist die Selbstfindung und Maximierung ihres Potenzials wichtig. Qi Gong hat eine therapeutische Wirkung. Wenn es regelmäßig ausgeübt wird, werden Gelenke und Muskeln durch die sanften Bewegungen trainiert, ohne sie zu schädigen. Degenerativen Erkrankungen wird vorgebeugt. Qi Gong ist gut geeignet, um die normale Beweglichkeit von verletzten Gliedmaßen oder Gelenken wiederherzustellen.

Medizinische Vorteile

Forschungsergebnisse aus dem späten 20. Jhd. weisen darauf hin, dass der Blutdruck durch Qi Gong gesenkt werden kann und dass es das Immunsystem stärkt. Es scheint die Körperchemie positiv zu beeinflussen und nach einiger Zeit die Herzfunktion zu verbessern. Seit Jahrhunderten bestehen die Meister darauf, dass Qi Gong viele ernsthafte Krankheiten heilen und die Lebensspanne verlängern kann. Bevor dies zur Zufriedenheit der Schulmedizin bewiesen werden kann, ist jedoch noch viel Forschungsarbeit nötig. Ohne Zweifel hat die Kombination von tiefer Atmung, Konzentration und sanften Bewegungen einen positiven Effekt auf viele Krankheiten. Viele stressbedingte Erkrankungen können so verhindert werden.

Auswirkungen auf den Geist

Qi Gong ist ein ganzheitliches System, das den Körper und den Geist betrifft. Viele Menschen glauben, dass es die geistigen Fähigkeiten verbessern und sogar Geisteskrankheiten heilen kann. Durch Konzentrationstechniken und Entspannung werden Depressionen, Angstzustände und andere emotionale Probleme gelindert. Qi Gong ist jedoch kein Allheilmittel. Bei den unruhigen Lebensumständen unserer Zeit kann es aber für geistige und körperliche Ausgeglichenheit sorgen. Alle Ärzte, westliche wie östliche, weisen seit langem auf die Kraft des Geistes bei der Heilung hin.

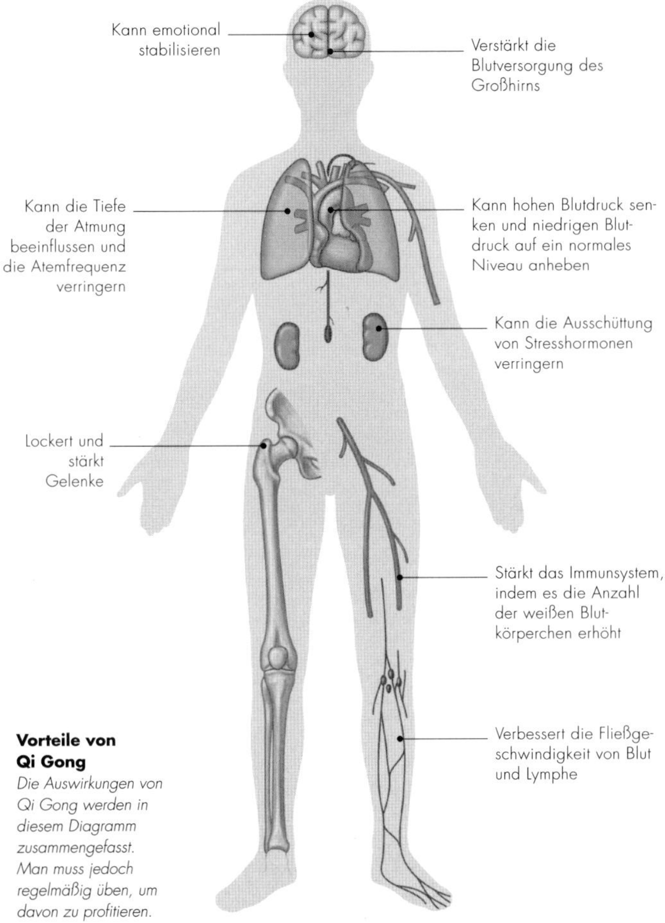

Vorteile von Qi Gong

Die Auswirkungen von Qi Gong werden in diesem Diagramm zusammengefasst. Man muss jedoch regelmäßig üben, um davon zu profitieren.

LEBENSENERGIE

Das chinesische Wort für Energie ist Qi (gesprochen: „chi"). Qi ist die Lebenskraft, die schon vor dem Universum existierte. Ihre Bewegungen erschufen die Sterne und Planeten, die Erde, die Natur, das Wetter, die Meere und das Land. Qi ist die Lebenskraft, die in allen Lebewesen vorhanden ist. Sie treibt Wachstum, Veränderungen, Bewegungen, Handlungen und Gedanken an. Es gibt viele verschiedene Arten von Qi, z. B. das himmlische Qi aus Sonne und Mond sowie das Qi aus der Erde. Es gibt das Qi, mit dem die Menschen geboren werden, und das heilende Qi, das Qi-Gong-Meister ausstrahlen. Für Anfänger ist es einfacher, Qi in zwei Kategorien aufzuteilen: Äußeres Qi, das in unserer Umwelt vorhanden ist und Himmel und Erde erfüllt, und inneres Qi, das durch den Körper kreist und uns Vitalität und Energie verleiht. Unser Körper verbraucht ununterbrochen seinen Vorrat an Qi. Dieser muss daher ständig wieder aufgefüllt werden. Qi Gong hat sich diesem Ziel verschrieben.

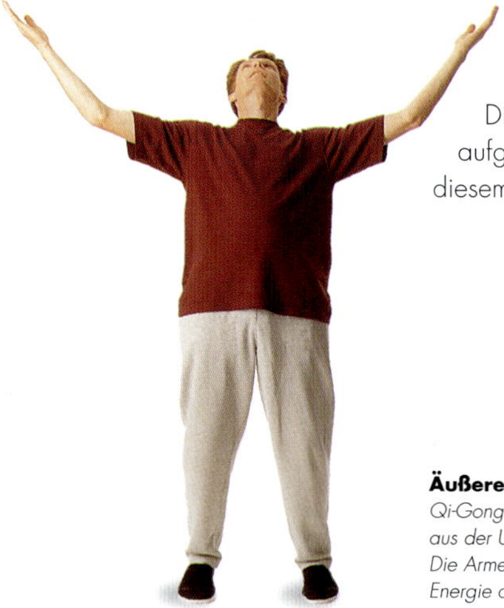

Äußeres Qi empfangen

Qi-Gong-Übungen sammeln frisches Qi aus der Umwelt und leiten es in den Körper. Die Arme zum Himmel zu öffnen fordert die Energie auf, in den Körper zu fließen.

Frisches Qi aufnehmen

Wir nehmen Qi aus der Luft auf – durch das Atmen, aus der Nahrung und beim Schlafen. Auf dem Land, wo die Luft frisch und die Nahrung unbehandelt ist, ist reichlich gutes Qi vorhanden. In Großstädten ist das Gegenteil der Fall.

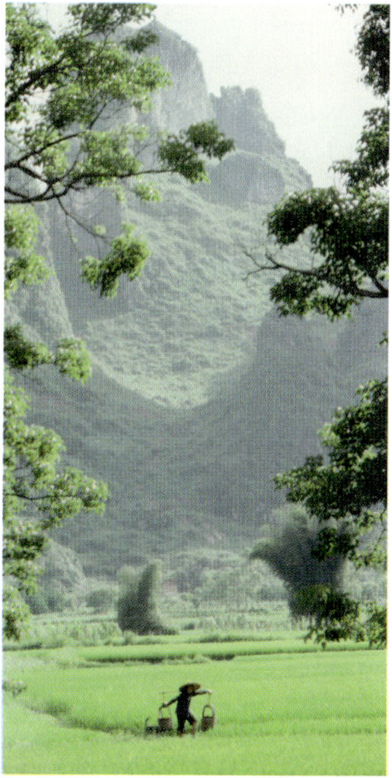

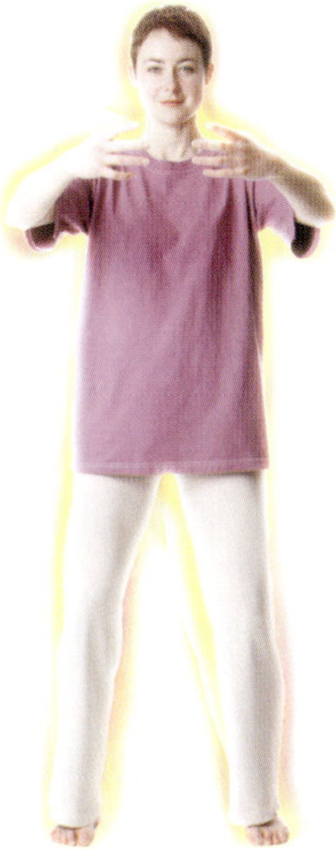

Die Aura

Qi füllt jede Zelle im Körper. Es erstreckt sich als elektromagnetisches Feld nach außen und verbindet inneres und äußeres Qi. Chinesische Wissenschaftler haben die Gegenwart dieses unsichtbaren Qi entdeckt. Einige Menschen können jedoch die Aura eines anderen Menschen sehen.

Energiefluss

In der traditionellen chinesischen Medizin glaubt man – wie auch beim Ayurveda und anderen asiatischen Heilkünsten – dass die Lebensenergie im Körper in Bewegung ist. Sie fließt durch Meridiane oder Pfade *(Mai)*. Die Kanäle sind unsichtbar und erscheinen weder auf Röntgenbildern noch auf Ultraschallaufnahmen. Sie wurden vor langer Zeit von Ärzten entdeckt, die Akupunktur praktizierten. Es gibt zwölf große Meridiane im Körper. Jeder trägt den Namen des Organs, durch das er verläuft oder mit dem er verbunden ist. Mit „Organ" meinen die Chinesen ein richtiges Organ wie Herz, Lunge oder Nieren, aber auch alle damit verbundenen Körperteile. Der Lungenmeridian beginnt z. B. an der Lunge, aber das chinesische Organ „Lunge" umfasst auch die Nase, die Atemwege und die Luftröhre. Der Lungenmeridian kontrolliert die gesamte Atmung. Weiterhin beeinflusst jedes Organ Geist und Seele. Die Lunge, die Qi von außen erhält, sorgt für Inspiration und ein Gefühl für den Sinn des Lebens.

Akupressur und Qi Gong

Die Pfade, denen die Meridiane durch den Körper folgen, verlaufen teilweise tief unter der Haut durch die Organe. Befindet ein Pfad sich kurz unterhalb der Haut, kann er durch Akupunktur angeregt werden. Auf den oberflächlichen Pfaden jedes Meridians befinden sich 365 Akupunkturpunkte, die durch den Druck einer Nadel stimuliert werden können. Sie können auch manuell bearbeitet werden und heißen daher auch Akupressurpunkte.

Akupressur ist Teil einiger Qi-Gong-Übungen. Bei der Sammlung 1 auf S. 130–131 drücken die Finger die Akupressurpunkte der Lunge. Es heißt, dass der Körper nur im Gleichgewicht sein kann, wenn Qi ungehindert durch den Körper fließt. Ein großes Ziel aller Qi-Gong-Übungen ist daher, den Fluss des Qi entlang der Meridiane zu fördern. Sie regulieren die Fließrate und beseitigen Blockaden. Sie befördern verbrauchtes Qi nach außen und öffnen sich, um neues Qi von innen und von außen aufzunehmen.

Die Meridiane

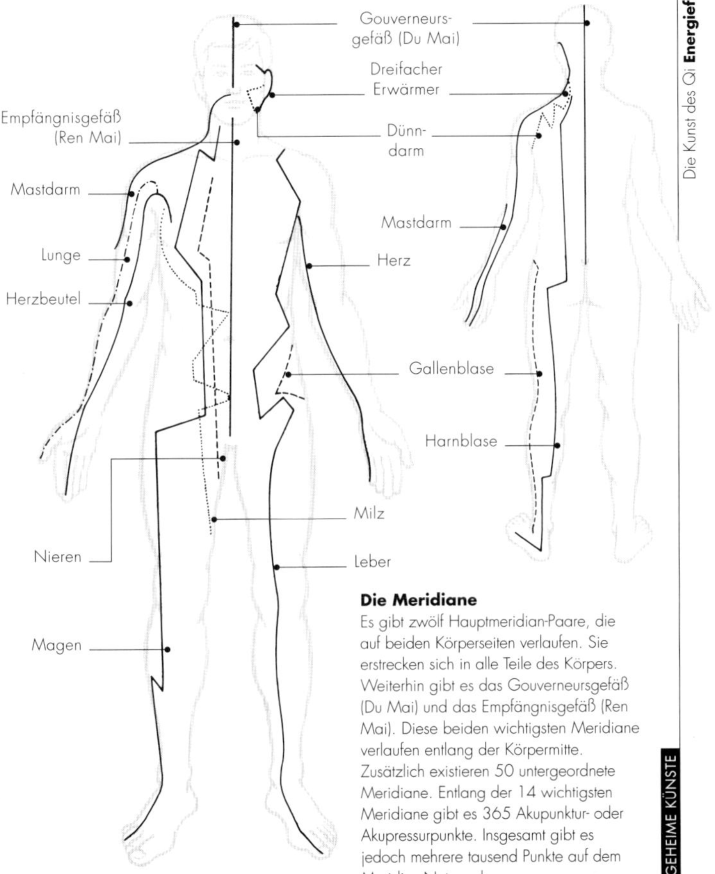

Die Meridiane

Es gibt zwölf Hauptmeridian-Paare, die auf beiden Körperseiten verlaufen. Sie erstrecken sich in alle Teile des Körpers. Weiterhin gibt es das Gouverneursgefäß (Du Mai) und das Empfängnisgefäß (Ren Mai). Diese beiden wichtigsten Meridiane verlaufen entlang der Körpermitte. Zusätzlich existieren 50 untergeordnete Meridiane. Entlang der 14 wichtigsten Meridiane gibt es 365 Akupunktur- oder Akupressurpunkte. Insgesamt gibt es jedoch mehrere tausend Punkte auf dem Meridian-Netzwerk.

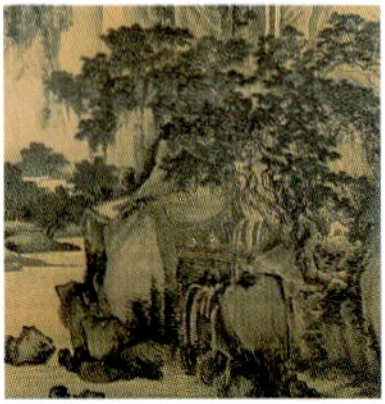

Über Energie nachdenken

Das Konzept des Qi war für die daoistischen Weisen sehr wichtig. Sie zogen sich an abgelegene Orte zurück, um darüber zu meditieren.

ENERGIEZENTREN

Entlang des Du-Mai-Meridians, vom Ende der Wirbelsäule bis zum Scheitel, gibt es sieben Punkte mit konzentriertem Qi. Ihre Existenz konnte jedoch bisher nicht wissenschaftlich bewiesen werden. Sie sind mit den wichtigsten Nervenzentren des Körpers verbunden. Jedes Energiezentrum steht auch mit dem Drüsensystem, das Hormone in die Blutbahn abgibt, in Verbindung. So ist z. B. das Yin-Dang-Zentrum auf der Stirn mit der Zirbeldrüse verbunden. Diese produziert Melatonin und beeinflusst den Schlaf-Wach-Zyklus. Qi-Gong-Übungen stimulieren die Energiezentren. So wird der Energiefluss im Körper reguliert und das Heilungspotenzial vergrößert. Alle Energiezentren sind auch mit unseren Gefühlen verbunden. Die Stimulierung des Herz-Zentrums kann daher die Stimmung verbessern. Beim Qi Gong wird die Heilkraft der Bewegungen dazu genutzt, Gefühle freizusetzen, physische Störungen und Schmerzen zu lindern sowie das Bewusstsein zu erweitern.

Die Hauptenergiezentren

Die Illustration auf der nächsten Seite zeigt die Position der sieben Energiezentren. Das erste (Hui Yin) ist das niedrigste und sitzt am Ende der Wirbelsäule. Das siebte (Pai Hui) liegt über der vorderen Fontanelle, wo sich bei Neugeborenen die weiche Stelle befindet.

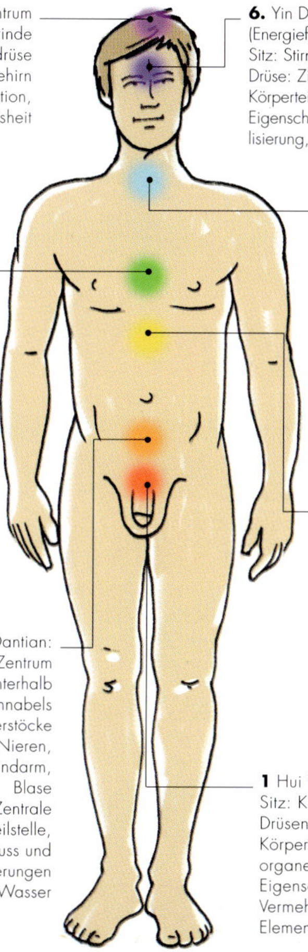

7 Hsuan Chi: Scheitel-Zentrum
Sitz: Großhirnrinde
Drüse: Hirnanhangsdrüse
Körperteile: Gehirn
Eigenschaften: Inspiration, Ideen, Wissen, Weisheit

6. Yin Dang: oberes Dantian (Energiefeld)
Sitz: Stirnmitte
Drüse: Zirbeldrüse
Körperteile: Augen und Gehirn
Eigenschaften: Visualisierung, Symbolisierung, Träume, Intuition, Verständnis

5 Hsuan Chi: Kehlen-Zentrum
Sitz: Kehle, am Pharynx Plexus
Drüsen: Schilddrüse
Körperteile: Rachen, Hals, Schultern, Ohren, Nase, Lungen
Eigenschaften: Ausdruck von Gefühlen, Kommunikation

4 Mittleres Dantian: Herz-Zentrum
Sitz: In der Brustmitte, zwischen den Schulterblättern
Drüsen: Thymusdrüse
Körperteile: Herz, Lungen, Arme, Hände
Eigenschaften: Balance, Ehrlichkeit, Leidenschaft, Mitgefühl, Liebe
Element: Luft

3 Chung Wan: Solarplexus-Zentrum
Sitz: Solarplexus
Drüsen: Nebennieren, Bauchspeicheldrüse
Körperteile: Magen, Milz, Leber, Muskeln
Eigenschaften: Selbstwertgefühl und Vertrauen
Element: Feuer

2 Unteres Dantian: Kreuzbein-Zentrum
Sitz: ca. 7 cm unterhalb des Bauchnabels
Drüsen: Eierstöcke
Körperteile: Nieren, Gebärmutter, Dünndarm, Blase
Eigenschaften: Zentrale Sammel- und Verteilstelle, starke Gefühle, Fluss und Veränderungen
Element: Wasser

1 Hui Yin: Basis-Zentrum
Sitz: Kreuzbein
Drüsen: Hoden
Körperteile: Geschlechtsorgane, Füße, Knochen
Eigenschaften: Sexualtrieb, Vermehrung, Überleben
Element: Erde

Zweitrangige Energietore

Die sieben Hauptenergiezentren werden durch eine Reihe von zweitrangigen Energiezentren ergänzt. Wenn sie durch Qi-Gong-Übungen aktiviert werden, dienen sie als Tore zur Aufnahme von Energie von außen. Abgestandene Energie wird durch sie abgeleitet.

Die Gelenke aktivieren

Viele der zweitrangigen Zentren sitzen um die großen Gelenke herum. Ein Gelenk ist ein Punkt, an dem zwei oder mehr Knochen aufeinandertreffen. Es gibt viele verschiedene Gelenkarten. Die Verbindungen zwischen den meisten Knochen im Schädel sind unbeweglich. Die Gelenke in Hüfte und Wirbelsäule haben einen begrenzten Bewegungsspielraum. Dynamische Qi-Gong-Übungen trainieren die frei beweglichen Gelenke. Diese Übungen aktivieren die zweitrangigen Meridiane und die Energietore, die mit ihnen verbunden sind.

Gelenke der Wirbelsäule

Die Wirbelsäule besteht aus 33 Wirbeln und drei Gelenkarten. Die Atlas-Wirbel haben bewegliche Gelenke, die es uns ermöglichen, zu nicken und den Kopf zu schütteln. Hals-, Brust- und Lendenwirbel werden durch Bandscheiben voneinander getrennt und sind eingeschränkt beweglich. Kreuzbein und Steißbein bestehen aus verbundenen Knochen, die nur bei einer Schwangerschaft beweglich sind. Qi-Gong-Übungen stimulieren das Hauptenergietor der Wirbelsäule (Ming Men), das auf dem zweiten Lendenwirbel sitzt.

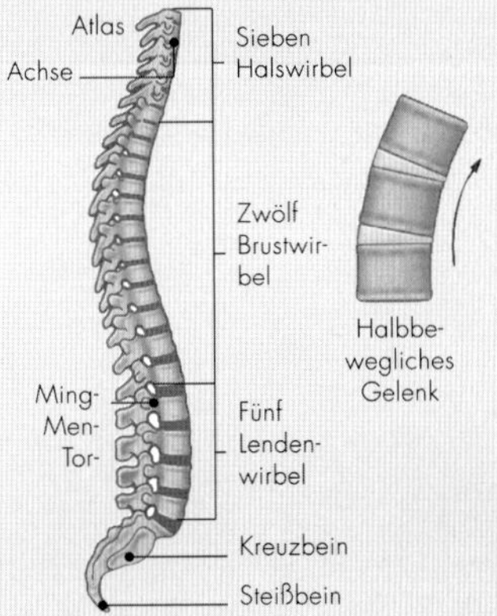

Beweglichkeit erhalten
Qi-Gong-Übungen halten die Gelenke beweglich und verhindern degenerative Erkrankungen. Durch die Konzentration auf den zu bewegenden Körperteil wird das damit verbundene zweitrangige Energiezentrum aktiviert.

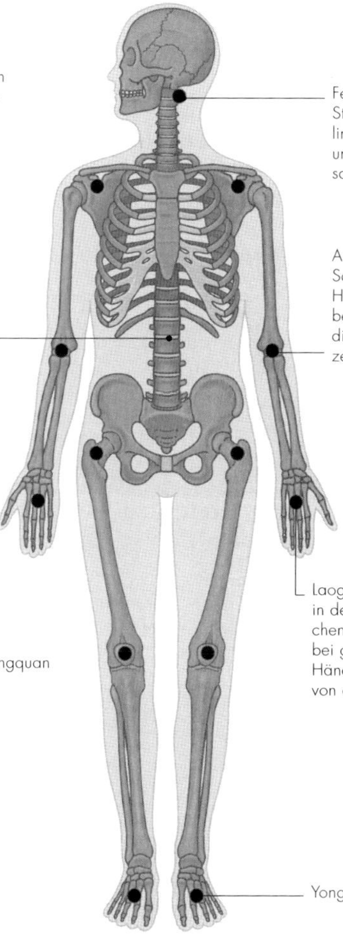

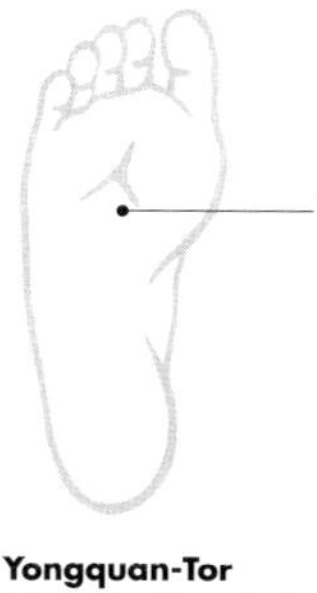

Yongquan-Tor
Die Erdenergie dringt durch diesen Punkt im Mittelfuß ein. Sie fließt durch das Bein zum Dantian.

GRUNDLAGEN & GEGENSÄTZE

Eine Grundlage der chinesischen Philosophie ist das Konzept von Yin und Yang, den Kräften der Dunkelheit und des Lichts, der Veränderung und Harmonie. Yin besitzt die Eigenschaften der Dunkelheit und der Erde, es ist weich und nach innen gerichtet. Yang ist das Gegenteil, die Kraft des Lichts und des Himmels, hart und nach außen gerichtet. Das Leben wird als fortwährende Suche nach einem Gleichgewicht zwischen den beiden angesehen. Es findet ein ständiger Wechsel von Yin nach Yang und wieder zurück statt. Alles in diesem Universum hat Yin- und Yang-Eigenschaften, sogar die menschlichen Körperteile. Einige der Meridiane sind Yang und werden vom Du Mai (Gouverneursgefäß), das entlang der Wirbelsäule verläuft, geleitet. Das Ren Mai (Empfängnisgefäß), das durch die Vorderseite des Körpers verläuft, dirigiert Yin. Gegensätze wie Yin und Yang, weich und hart, offen und geschlossen spiegeln sich in den Qi-Gong-Übungen wieder.

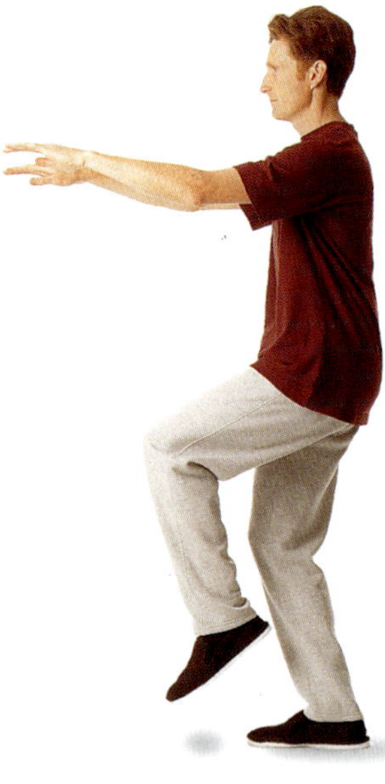

Voll und leer

Beim Auftreten auf S. 166 wird das Gewicht von einer Seite des Körpers auf die andere verlagert. Wenn Sie mit dem linken Fuß auftreten, fließt Ihr Gewicht aus dem rechten Bein und Fuß in das linke Bein, sobald Sie den Fuß aufsetzen.

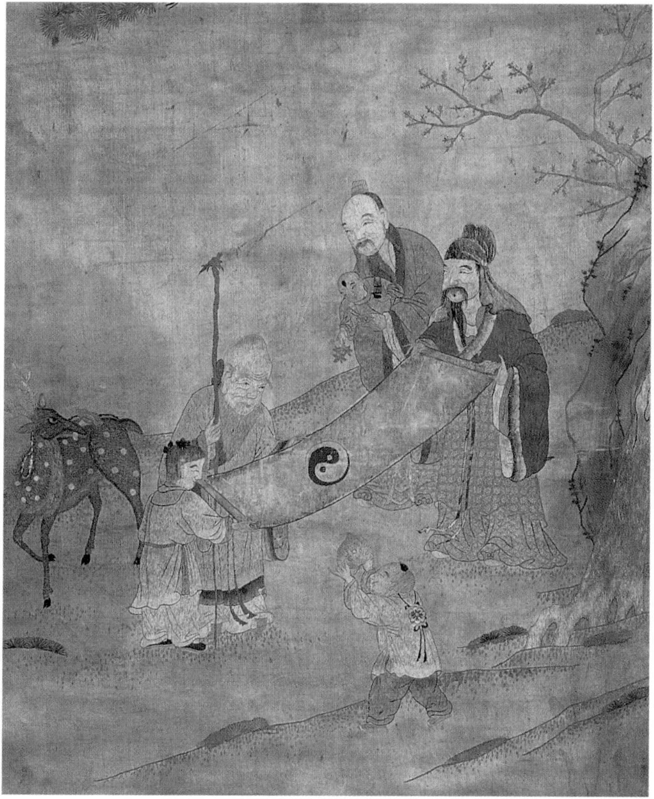

Uralte Symbole

Das uralte chinesische Yin-Yang-Symbol ist inzwischen auch bei uns sehr bekannt. Es repräsentiert das perfekte Gleichgewicht, enthält aber die Samen der ständigen Veränderung.

Aufrechte Haltung

Beim Qi Gong versucht man, die aufrechte menschliche Haltung – die Füße auf dem Boden und der Kopf in der Luft – zu nutzen. Diese fördert die korrekte Ausrichtung gemäß der Schwerkraft, einer Manifestation der kosmischen Energie. Wie bei einem Baumstamm strebt die Wirbelsäule aufwärts und hebt den Kopf in die Höhe. Die Energie aus dem Kosmos strömt abwärts. Unsere Haltung verbindet die Beine und Füße mit der Erde, sodass deren Energie durch das Yongquan-Tor in den Körper gelangen kann (siehe S. 33).

Grundhaltung

Die stehende Haltung auf der nächsten Seite ist die Grundlage aller Qi-Gong-Übungen. Wenn Sie richtig stehen, fühlen Sie sich von oben angehoben, von unten fest verankert und durch Ihre Wirbelsäule aufrecht gehalten. Stellen Sie sich hin, die Füße hüftbreit auseinander. Die Füße zeigen geradeaus. Zentrieren Sie Ihr Gewicht. Schaukeln Sie leicht vor und zurück, bis Sie Ihren Schwerpunkt gefunden haben. Stellen Sie sicher, dass Ihr Gewicht die Füße nicht nach innen oder außen drückt.

Arbeiten Sie sich von den Füßen aus weiter nach oben vor. Beugen Sie leicht die Knie, dann richten Sie Ihr Becken so aus, dass Ihr Po weder eingezogen ist noch hervorsteht. Strecken Sie sich, aber achten Sie darauf, dass Sie dabei den Bauch nicht anspannen. Entspannen Sie die Muskeln vom Becken bis zur Brust ganz bewusst. Entspannen Sie Ihre Schultern, indem Sie sie hochziehen und wieder fallen lassen. Das ist ihre natürliche Stellung. Die Arme hängen locker seitwärts herab, die Handflächen weisen nach innen.

Richten Sie Ihre Wirbelsäule bewusst gerade auf. Ihr Kopf sollte wie an einer Schnur hochgezogen sein. Atmen Sie normal und bleiben Sie entspannt. Am Anfang fühlt sich diese Position etwas merkwürdig an, da wir alle schlechte Haltungsgewohnheiten entwickelt haben. Aber üben Sie so lange, bis sich diese Grundhaltung völlig natürlich anfühlt.

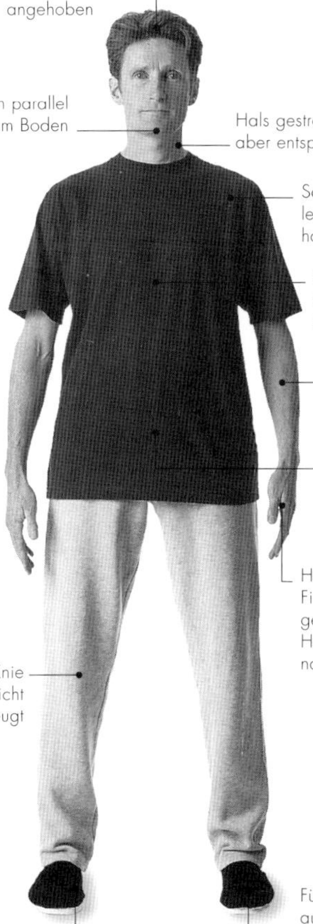

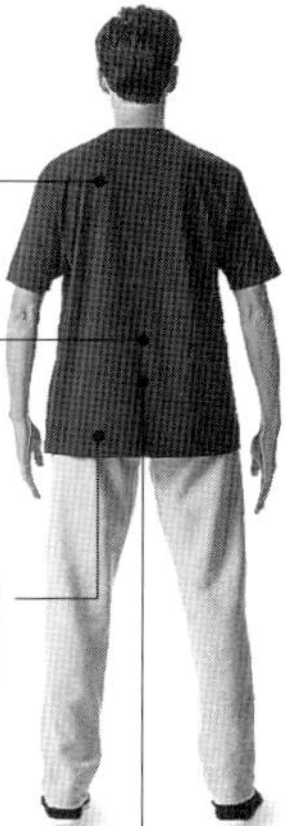

Aufrechter Stand

Diese Bilder zeigen Ihnen die Details der Grundhaltung von vorne und hinten. Wenn Sie sich im Laufe der Zeit eine falsche Haltung angewöhnt haben, kann es sich anfangs merkwürdig anfühlen, ganz gerade zu stehen. Es fördert jedoch den Fluss des Qi entlang der Meridiane und macht Sie wach und aufmerksam.

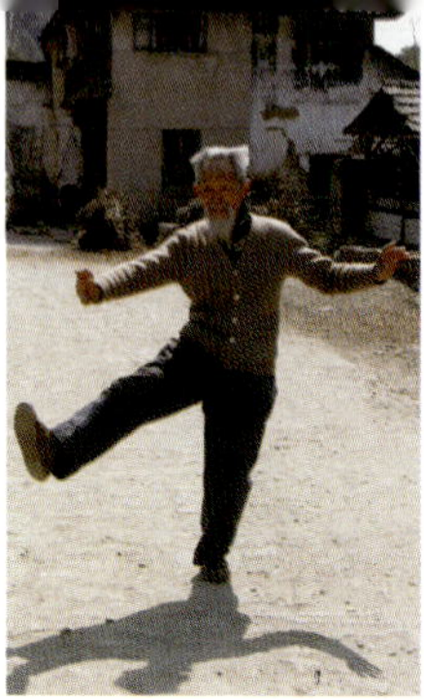

Jederzeit, überall

Die Chinesen trainieren oft und gern unter freiem Himmel. Die frische Luft befreit die Energiezentren von abgestandenem Qi und füllt sie mit neuer Energie auf.

DIE ATMUNG

Die Atmung verbindet Körper und Geist mit der Außenwelt. Atmen ist eine Yin-Handlung, bei der neues Qi aufgenommen wird, um verbrauchtes zu ersetzen. Das Ausatmen befördert abgestandenes Qi nach außen. Die Atmung ernährt den Körper. Sauerstoff und andere Gase werden in Chemikalien umgewandelt, während sie von der Lunge ins Blut übergehen. Von dort aus werden sie in das Gewebe transportiert. Die Zellen nehmen sie als Nährstoffe auf und treiben damit die Abläufe im Körper an. Ausatmen reinigt und klärt. Abgestandenes, verbrauchtes, inneres Qi wird mit Kohlendioxid, Stickstoff und anderen Gasen ausgeatmet. Stadtluft ist mit Schadstoffen belasten und enthält wenig Sauerstoff und Qi. Sollten Sie in einer Stadt leben, tragen Sie nicht zur Umweltverschmutzung bei, indem Sie immer mit dem Auto fahren. Es ist gesünder, Rad zu fahren oder zu laufen und die Stadt so oft wie möglich zu verlassen. Auf dem Land ist die Luft viel sauberer und Sie werden sich besser fühlen.

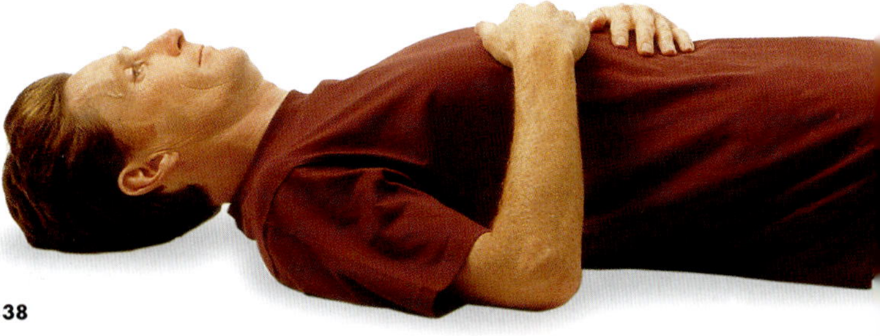

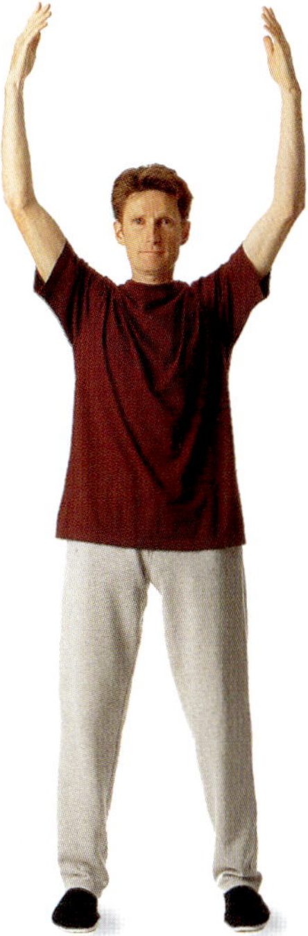

Die Lunge öffnen

Übungen, bei denen Sie die Arme über den Kopf strecken und sich nach oben recken, öffnen die Lunge. Hier sehen Sie den ersten Schritt von „Die Wirbelsäule wecken" auf S. 98.

Die Atmung vertiefen

Legen Sie sich auf den Boden. Kopf, Wirbelsäule und Füße bilden eine Linie, die Beine sind geschlossen. Entspannen Sie sich, lassen Sie die Füße leicht nach außen fallen. Legen Sie die Hände auf die unteren Rippen. Atmen Sie normal und achten Sie darauf, ob sich die Rippen dabei heben und senken. Atmen Sie durch Mund oder Nase? Jetzt atmen Sie langsam tief durch die Nase ein und genauso wieder aus. Ihre Rippen sollten sich deutlich bemerkbar bewegen. Atmen Sie auf diese Weise zwei Minuten weiter.

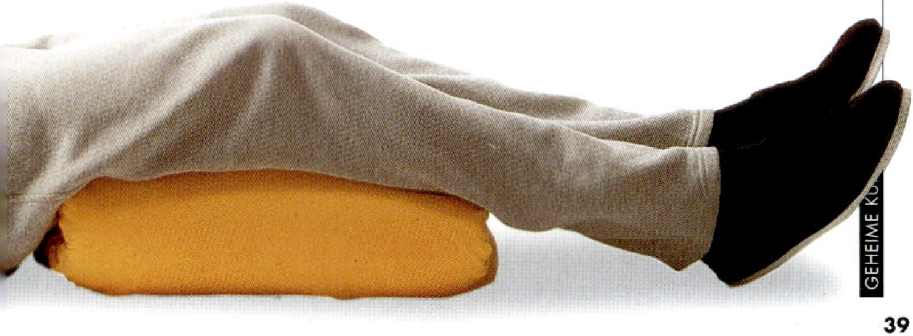

Atmung und Training

Manche Historiker glauben, dass Qi Gong entstand, als die Menschen lernten, mit ihrem Atem verschiedene Töne hervorzubringen – also dass es ursprünglich eine reine Atemübung war. Es gibt Techniken für Fortgeschrittene, bei denen Töne mit verschiedenen Eigenschaften produziert werden, während man sich auf eine Heilung konzentriert.

Das Atmen ist nur wenig kontrollierbar. Das meiste geschieht unbewusst und wird automatisch an die Gegebenheiten angepasst. Als Anfänger sollten Sie sich nicht zu sehr auf die Atmung konzentrieren. Es gibt keine umfangreichen Regeln. Atmen Sie normal und die Atmung wird sich von selbst anpassen. Wenn Sie außer Atem sind oder sich dabei ertappen, an die Atmung zu denken, verlieren Sie Ihren Rythmus.

Menschen, die unter großem Druck stehen, fangen in Stresssituationen oft an zu hyperventilieren (sehr schnelle, flache Atmung). Durch die Atmung nehmen Sie das Qi auf, das Sie zum Üben benötigen, ohne zu ermüden. Wenn Sie zu oberflächlicher oder unregelmäßiger Atmung neigen, sollten Sie das tiefe, rhythmische Atmen trainieren (siehe S. 42–43).

Nützliche Richtlinien

Es gibt eine Grundregel, die für die Atmung während des Trainings gilt: Atmen Sie bei der Anstrengung aus. Bei der Übung „Zur Erde drücken" auf S. 102–103 atmen Sie ein, wenn Sie die Arme heben, und aus, wenn Sie sich nach vorne beugen. Hin und wieder erhalten Sie während einer Übung eine gezielte Anweisung zur Atmung.

Mit den Worten des Tai-Chi-Lehrers Dr. Chi Chiang Tao: „Der Atem harmonisiert sich, während Sie die Bewegungen lernen." Das ist ein wichtiger Hinweis. Es ist sehr anstrengend, ständig auf die Atmung zu achten, und es behindert auch den Fluss des Qi. Viele Anfänger bemühen sich zu sehr und atmen mit Gewalt. Lassen Sie sich Zeit und denken Sie erst über Ihre Atmung nach, wenn Sie eine Übung richtig beherrschen.

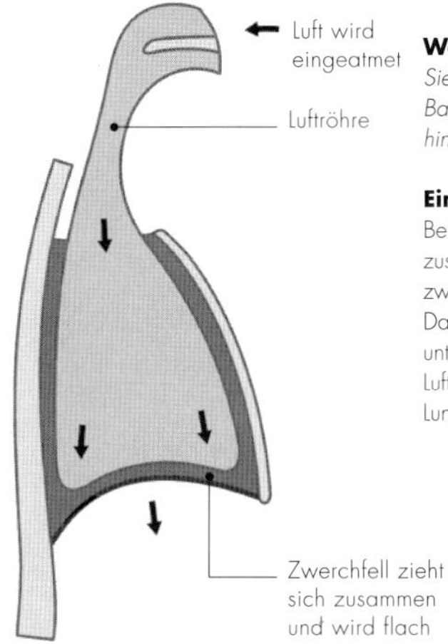

Was beim Atmen geschieht

Sie können atmen, weil Lunge, Rippen und Bauchmuskeln zusammenarbeiten, um Luft hinein- und herauszupumpen.

Einatmen

Beim Einatmen zieht sich das Zwerchfell zusammen und wird flach. Die Muskeln, die sich zwischen den Rippen befinden, entspannen sich. Dadurch wird der Brustkorb nach außen und unten gedrückt. Aufgrund der Ausdehnung wird Luft durch die Nase und die Luftröhre in die Lunge gesogen.

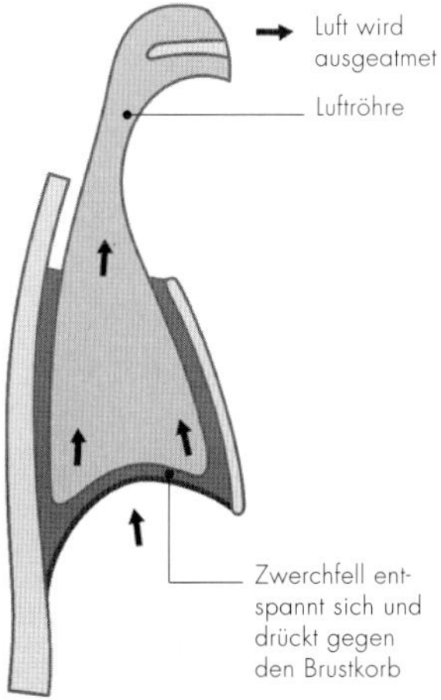

Ausatmen

Beim Ausatmen entspannt sich das Zwerchfell. Sauerstoffmoleküle aus der Atemluft gehen durch die Wände der Lunge ins Blut über. Kohlendioxidmoleküle aus der verbrauchten Luft gehen vom Blut wieder in die Lunge über. Das Zwerchfell nimmt eine Kuppelform an, drückt gegen den Brustkorb und die Muskeln spannen sich an. Dadurch wird das Volumen in der Brust verringert. Die Luft weicht aus den Lungen und wird durch Luftröhre und Nase ausgestoßen.

DIE BAUCHATMUNG

Das Atmen ist eine Art der Energieverwaltung. Man vermutet daher, dass es therapeutische Vorteile hat, wenn man die Kontrolle der Atmung lernt. Viele Qi-Gong-Meister haben eine effizientere Atmung trainiert. Sie atmen tiefer, aber seltener ein und verbrauchen weniger Luft. Ihre Atemtechnik ist nur für Fortgeschrittene geeignet. Anfänger atmen normal, wie auf S. 40–41 dargestellt. Es kann für sie sinnvoll sein, die Bauchatmung zu lernen. Diese ist beim Qi Gong besonders wichtig, da sie Qi im Dantian anlagert und somit vermehrt. Erwachsene atmen meistens nur mit der Brust. Beim Qi Gong wird gelehrt, den Bauch in die Atmung einzubeziehen. Diese Atmung verstärkt den therapeutischen Wert der Übungen. Da das Atmen aber eine nur zum Teil bewusste Handlung ist, kann das Umlernen recht schwierig sein. Die Übungen auf der nächsten Seite helfen Ihnen dabei. Sie müssen jedoch wochenlang regelmäßig üben, bis es sich normal anfühlt. Setzen Sie die Übungen erst ein, wenn Sie sich dazu bereit fühlen.

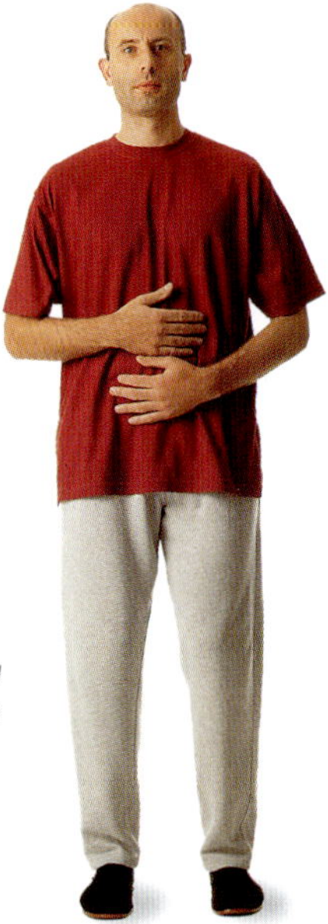

Bewusstsein schärfen

Dies ist eine grundlegende Übung, um Ihr Bewusstsein für die Bauchatmung zu schärfen. Im Laufe der Zeit werden sich die Bewegungen Ihres Bauches dem Rhythmus, der von Ihren Händen vorgegeben wird, anpassen.

1 *Stehen Sie in der Grundhaltung (siehe S. 37). Legen Sie eine Hand auf den Bauch, mit der Handfläche über dem Bauchnabel, und die andere über den Dantian, 7 cm darunter. Atmen Sie zwei Minuten lang normal. Achten Sie darauf, ob sich Ihr Bauch im Rhythmus der Atmung hebt und senkt.*

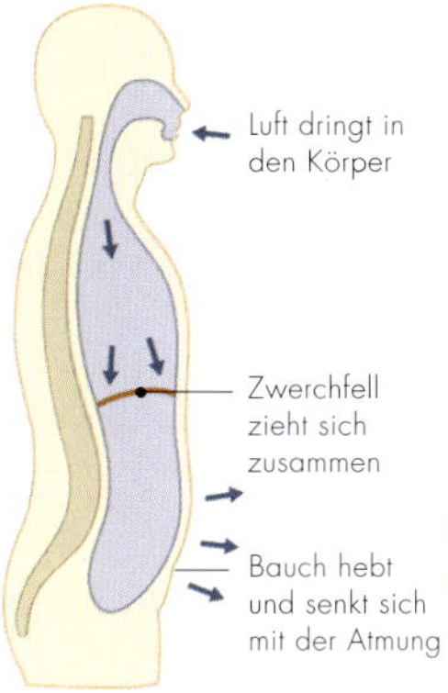

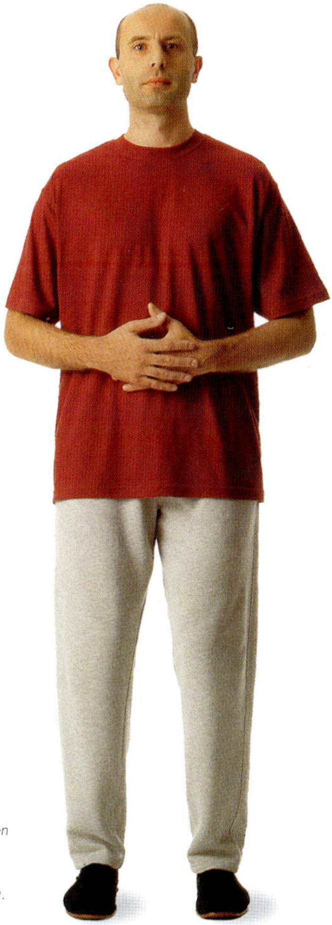

2 *Atmen Sie tief ein, während Sie daran denken, wie sich das Zwerchfell entspannt und flach wird. Das Lungenvolumen wird größer und die Lunge drückt nach unten auf die Organe im Bauch. Stellen Sie sich während des Ausatmens vor, wie sich das Zwerchfell zusammenzieht und kuppelförmig wird. Es drückt nach oben gegen die Lunge und verkleinert deren Volumen. Gleichzeitig lässt der Druck auf den Bauch nach.*

3 *Atmen Sie weiter tief, während Sie sich die Bewegungen des Zwerchfells vorstellen. Drücken Sie beim Ausatmen leicht auf den Bauch. Vermindern Sie den Druck beim Einatmen. Üben Sie dieses am Anfang zwei Minuten lang. Steigern Sie den Zeitraum im Laufe der Zeit.*

Atmung und Entspannung

Wenn Sie darüber nachdenken, wie Sie bei den Übungen auf S. 42–43 atmen, werden Sie merken, das Sie angespannt sind. Das ist eine typische Reaktion auf Stress. Das Anspannen der Bauchmuskeln erweckt in uns den Eindruck, gegen negative Gefühle bei einem Angriff gewappnet zu sein. Die Entspannung ist jedoch ein wichtiger Bestandteil von Qi Gong. Am Anfang sollten Sie lernen, wie man alle Muskeln entspannt, die mit der Atmung zu tun haben, und zwar in Hals, Schultern, Brust und Bauch. Konzentrieren Sie sich auf den Dantian, wenn Sie still stehen, und auf die Bewegungen während der dynamischen Übungen. Das hilft Ihnen, entspannt zu bleiben

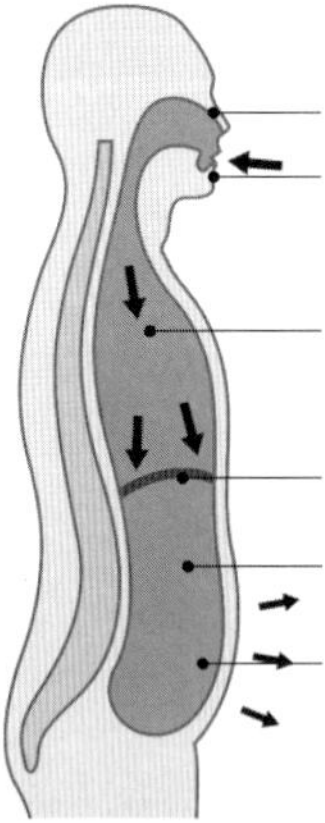

Entspannung lernen

Einfache Atemübungen sind eine gute Möglichkeit, um das Entspannen zu üben. Einer der effektivsten Wege ist die tiefe Atmung mit Schwerpunkt auf dem Ausatmen. Atmen Sie länger aus als ein. Entspannen Sie beim Ausatmen alle Muskeln von der Brust bis zur Leiste. Gehen Sie in Spannungssituationen wie folgt vor: Halten Sie ein, atmen Sie einige Male tief durch, entspannen Sie sich und machen Sie

Die Bauchatmung üben

Konzentrieren Sie sich auf den unteren Dantian und atmen Sie dort hinein, während Sie den Körper entspannen. Die Schultern sollten sich nicht heben. Während Sie einatmen, sinkt das Qi in den unteren Dantian und wird dort gelagert. Lassen Sie den Bauch beim Ausatmen entspannt und ein Vorrat an Qi bleibt zurück.

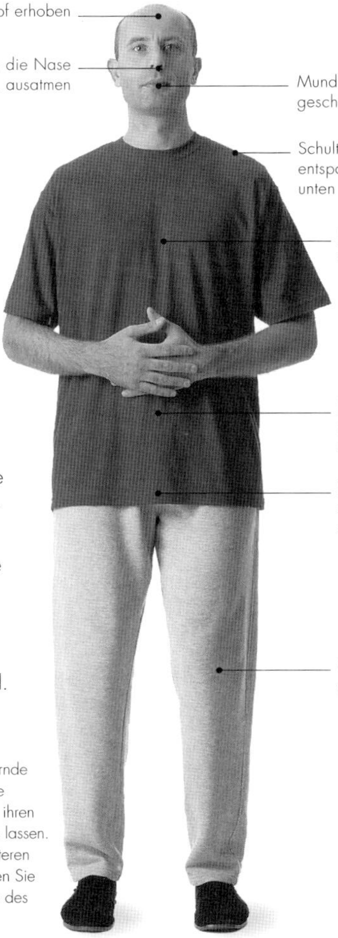

weiter. Körper und Geist arbeiten immer zusammen. Eine vollkommene Entspannung ist nur möglich, wenn auch der Geist entspannt ist. Stellen Sie sich vor, wie sich das Qi im Dantian aufhält. Das hilft bei der Entspannung der Atemmuskulatur.

Diese Atem- und Entspannungsübungen sind eine gute Vorbereitung auf die dynamischen Übungen und auf die Form. Es ist unmöglich, diese anmutigen, gleichmäßigen, fließenden Bewegungen zu lernen, wenn Sie körperlich oder geistig angespannt sind.

Bewusstseinsförderung

Beginnen Sie die bewusstseinsfördernde Übung auf S. 41–42, indem Sie die Schultern hochziehen und wieder in ihren natürliche, entspannte Position fallen lassen. Strecken Sie die Sitzknochen am unteren Ende des Beckens nach unten. Atmen Sie entspannt und gehen Sie alle Punkte des nebenstehenden Bildes durch.

DYNAMISCHES QI GONG

Die Atemübungen sowie die Grundhaltung sind ruhige Formen des Qi Gong. Sie dienen dazu, die Energiezentren zu öffnen und innere Kraft durch Haltung und Konzentration aufzubauen. Beim Qi Gong gibt es viele ruhige Haltungen. Sie werden im Sitzen, Liegen oder Stehen durchgeführt. Die dynamischen Übungen sind jedoch in der Überzahl. Die Bewegungen werden in einer bestimmten Reihenfolge ausgeführt. Oft imitieren sie die Bewegungen von Vögeln oder anderen Tieren. In Kapitel vier stellen wir Ihnen eine Folge von 128 Übungen vor, die auf den Bewegungen des Kranichs basieren. Qi-Gong-Bewegungen helfen dem Körper, innerlich und äußerlich zu „fließen". Bei den Übungen fließt der Körper ruhig von einer Bewegung in die nächste, als würde er von Entspannung getrieben, nicht von Anstrengung. Die leichten, anmutigen Bewegungen können nur mit starken, beweglichen Gelenken und Muskeln sowie sehr viel Konzentration durchgeführt werden. Es braucht Zeit und hingebungsvolles Üben, um dieses Ziel zu erreichen. Der Lohn sind mehr Anmut und Vertrauen in Ihre Bewegungen, eine bessere Konzentration und allgemeines Wohlbefinden.

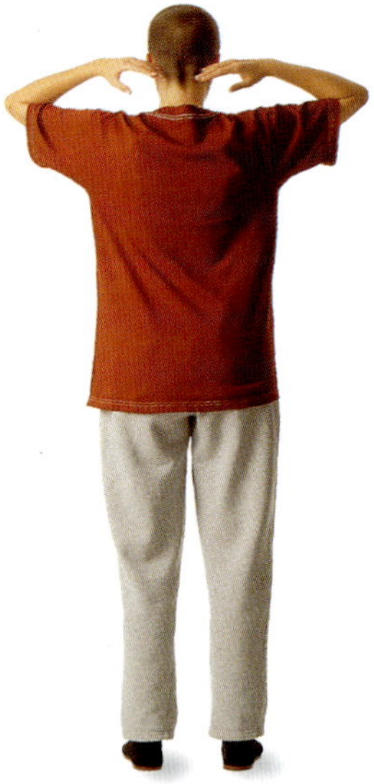

Bewegungsübungen

Viele klassische Übungen kommen nicht in Kapitel vier vor. „Die Aura klären" ist eine davon. Im ersten Schritt heben Sie die Hände, um die Nerven an der Schädelbasis zu stimulieren.

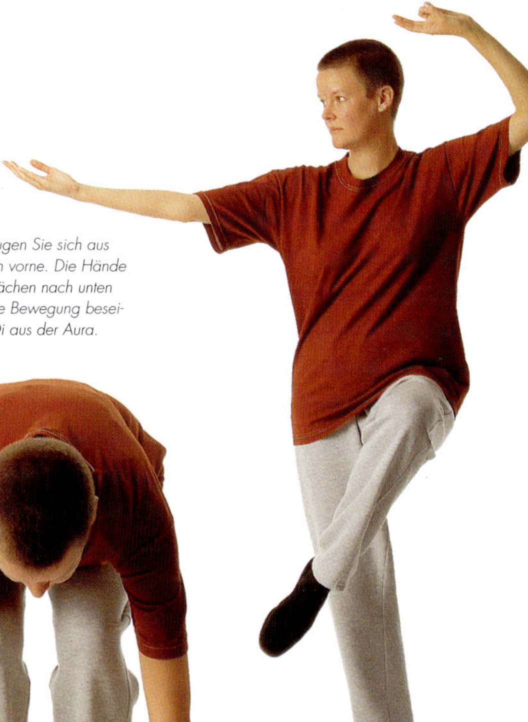

Die Aura klären

Im zweiten Schritt beugen Sie sich aus der Hüfte heraus nach vorne. Die Hände ruhen mit den Handflächen nach unten auf dem Spann. Diese Bewegung beseitigt abgestandenes Qi aus der Aura.

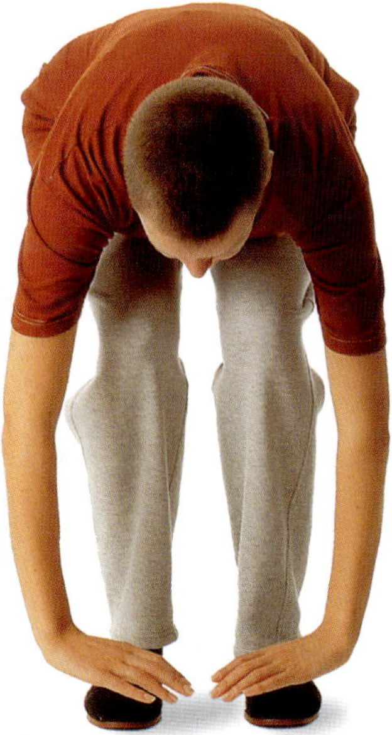

Freistil-Bewegungen

Haben Sie keine Angst, Freistil-Bewegungen zu machen, die Ihnen natürlich vorkommen. Diese Übungen vermitteln ein Gefühl von Gleichgewicht und Konzentration und lehren Koordination.

Muskeln und Bewegung

Eines der Ziele des Qi Gong ist die Wiederherstellung der natürlichen Geschmeidigkeit des Körpers. Gelenke werden steif und schmerzen, wenn man sie nicht benutzt. Es besteht die Gefahr von degenerativen Erkrankungen. Qi Gong trainiert sie durch langsame, sanfte Bewegungen.

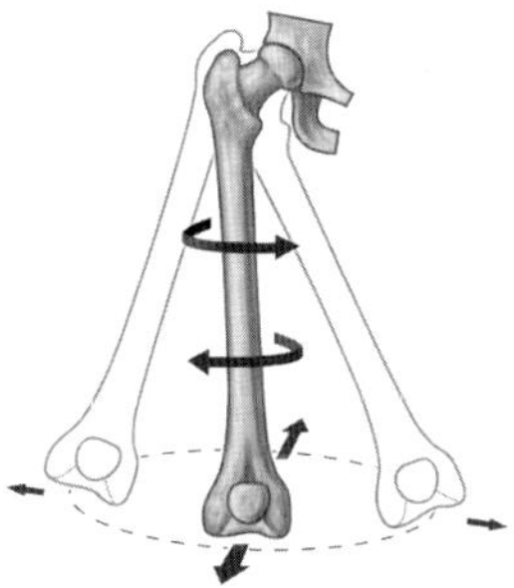

Das bewegliche Hüftgelenk

Während eines normalen Arbeitstages muss das Hüftgelenk kaum arbeiten. Um es beweglich zu halten, muss es zwei- bis dreimal wöchentlich in seinem ganzen Bewegungsspielraum trainiert werden.

Geschmeidigkeit entwickeln

Qi-Gong-Bewegungen sind leicht und fließend. Sie lassen die Muskeln arbeiten und bauen Kraft und Ausdauer auf. Sie dehnen und stärken alle Skelettmuskeln und halten die Sehnen elastisch. Beim Gewichtheben werden Muskeln durch Kontraktion aufgebaut. Beim Qi Gong werden die Muskeln gedehnt. So erhöht sich ihre Widerstandskraft langsam. Dieses führt zu mehr Geschmeidigkeit sowie zu großer Energie und Kraft. Bei „Wellenbewegung der Arme" auf S. 86–93 halten Sie die Arme in Schulterhöhe, um die Wellenbewegung zu perfektionieren. Durch diese Übung entwickeln Sie die Kraft eines Gewichthebers und die Eleganz eines Tänzers.

Viele Menschen beklagen sich über Unbeholfenheit und mangelnde Koordinationsfähigkeit. Beim Qi Gong wird der Geist bei jeder Bewegung mit einbezogen. Sie müssen sich ständig auf den Fluss des Qi konzentrieren, während Sie die Bewegungen durchführen. Das verbessert die Koordination erheblich. Die Umwandlung von Gedanken in Gefühle ist ein zentraler Aspekt von Qi Gong.

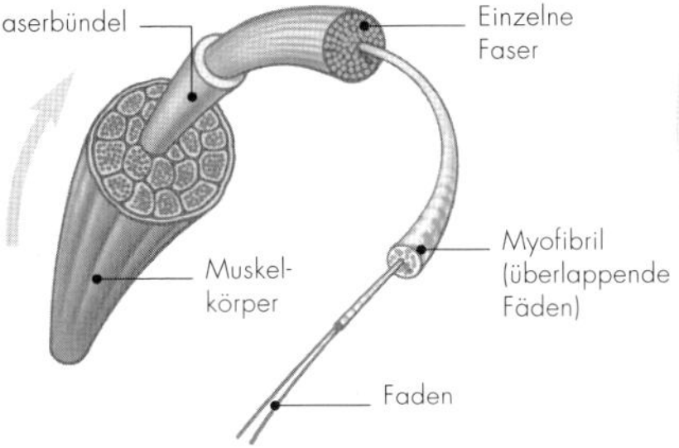

Muskelbewegungen

Muskeln, die Gelenke bewegen, bestehen aus Bündeln mit langen Fasern, die alle in die gleiche Richtung verlaufen. Jede Faser besteht aus Fäden, die sich überlappen, wenn der Muskel entspannt ist. Werden sie durch einen Nervenimpuls angeregt, gleiten sie übereinander, verkürzen die Muskelfaser und sorgen so für die Kontraktion des Muskels.

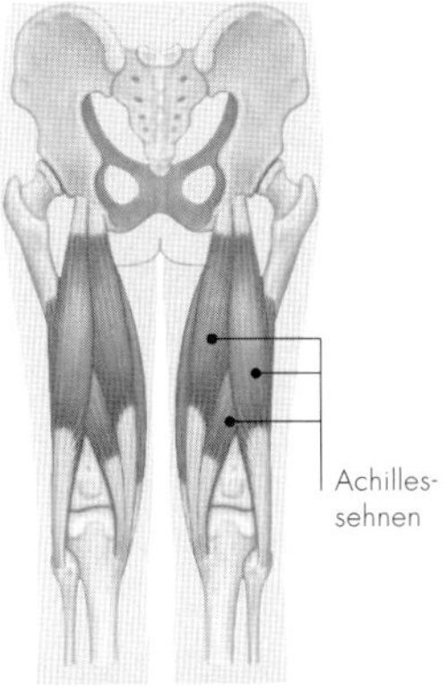

Die Achillessehnen

Sehnen verbinden Muskeln mit Knochen. Einige – wie diese drei an der Rückseite des Oberschenkels – sind sehr lang. Es sind die Achillessehnen. Wenn sie nicht regelmäßig gedehnt werden, wird das Vorbeugen mit gestreckten Beinen oft sehr schmerzhaft.

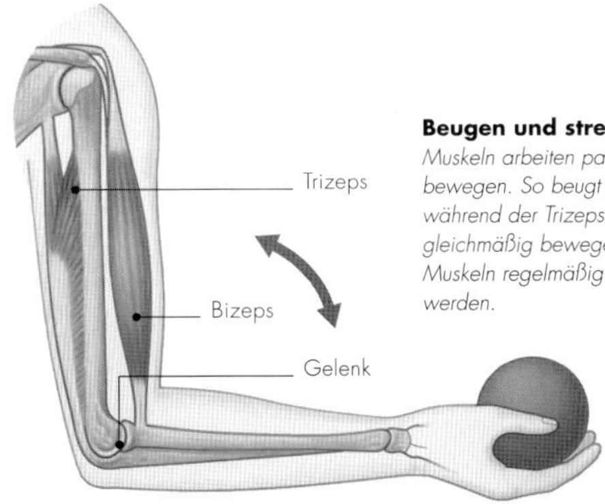

Beugen und strecken

Muskeln arbeiten paarweise, um die Gelenke zu bewegen. So beugt z. B. der Bizeps den Ellbogen, während der Trizeps ihn streckt. Um das Gelenk gleichmäßig bewegen zu können, müssen beide Muskeln regelmäßig bewegt und stark erhalten werden.

GEDANKENSPIELE

Qi Gong bedeutet „Energiearbeit". Es könnte auch gut „Geistesarbeit" heißen, da das Qi der Führung des Geistes folgt. Ein wichtiges Ziel ist deshalb die Kontrolle des Geistes, um das Qi lenken zu können. Viele Anfänger haben mit den mentalen Aspekten einige Probleme. Die geistigen Übungen sorgen aber ebenso für Beruhigung und Wohlbefinden wie die körperlichen und sie machen Spaß. Visualisierungen sind wie Kinderspiele, die aus der Vorstellung Realität werden lassen. Erwachsene müssen wieder lernen, ihrer Vorstellungskraft freien Lauf zu lassen. Dabei sind die folgenden Übungen nützlich. Am Anfang mag Ihnen alles kindisch vorkommen, aber sie helfen Ihnen, Ihre Kreativität wiederzuentdecken, die Sie im Erwachsenenleben vielleicht verloren haben.

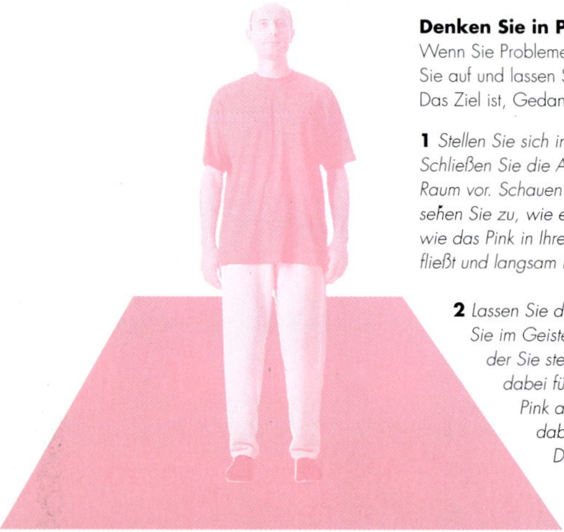

Denken Sie in Pink

Wenn Sie Probleme mit den Übungen haben, hören Sie auf und lassen Sie Ihren Gedanken freien Lauf. Das Ziel ist, Gedanken in Gefühle zu verwandeln.

1 *Stellen Sie sich in die Mitte Ihres Übungsraums. Schließen Sie die Augen und stellen Sie sich den Raum vor. Schauen Sie im Geiste auf den Boden und sehen Sie zu, wie er pink wird. Achten Sie darauf, wie das Pink in Ihre Füße sickert, Ihre Beine hinauffließt und langsam Ihren ganzen Körper pink färbt.*

2 *Lassen Sie die Augen geschlossen, schauen Sie im Geiste auf die pinkfarbene Lache, in der Sie stehen. Fragen Sie sich, wie Sie sich dabei fühlen. Welche Wirkung hat das Pink auf Sie? Wie fühlen Sie sich dabei, von Kopf bis Fuß pink zu sein? Denken Sie darüber so lange Sie möchten nach, dann öffnen Sie die Augen.*

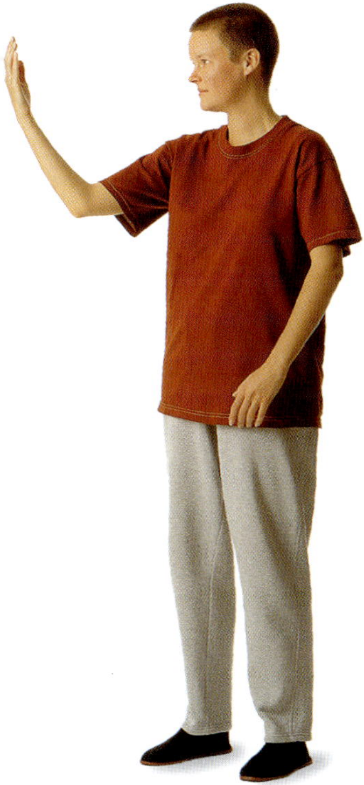

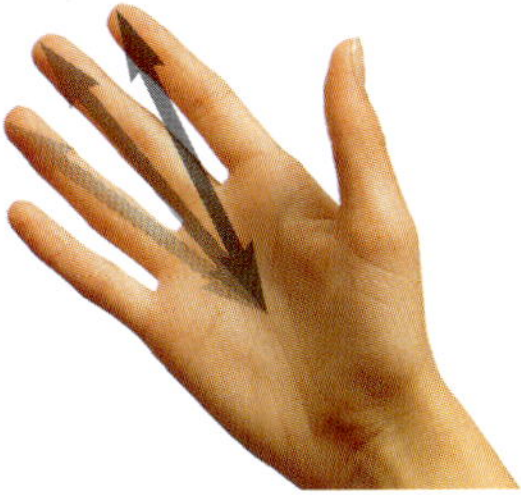

2 *Wiederholen Sie Schritt 1, ziehen Sie aber eine Linie bis zum Ringfinger und zurück. Während Sie das tun, stellen Sie sich vor, wie Qi auf dieser Linie fließt.*

3 *Wiederholen Sie Schritt 2, ziehen Sie die Linie bis zur Spitze des Mittelfingers und zurück. Beobachten Sie, wie das Qi fließt. Während Sie die Linie ziehen und Qi fließt, spüren Sie da etwas in Ihrer Handfläche?*

4 *Wiederholen Sie Schritt 2. Dieses Mal ziehen Sie die Linie bis zur Spitze des Zeigefingers und zurück. Konzentrieren Sie sich darauf, den Fluss des Qi zu spüren, während Sie die Linie ziehen. Selbst das kleinste Anzeichen eines Gefühls in der Hand ist ein Zeichen dafür, dass Sie einen Gedanken in ein Gefühl verwandelt haben.*

Eine Verbindung herstellen

1 *Stehen Sie mit den Armen an den Seiten. Heben Sie eine Hand in Augenhöhe, die Handfläche weist auf Sie. Stellen Sie sich vor, wie in der Mitte der Handfläche ein schwarzer Punkt erscheint. Konzentrieren Sie sich darauf. Dann ziehen Sie mit Ihren Augen einen schwarze Linie bis zur Spitze des kleinen Fingers und zurück.*

Bewusstsein und Konzentration

Visualisierungen sind ein wichtiger Teil von Qi Gong. Die Übungen beinhalten, sich die warmen Sonnenstrahlen vorzustellen oder mit einem imaginären Ball zu spielen. Sie erschaffen den Ball durch Ihre Vorstellungskraft und beobachten sich dabei, wie Sie ihn werfen und auffangen. Visualisierungstechniken helfen Ihnen zu verstehen, wie und warum Sie sich bewegen müssen. Erst so funktionieren die Übungen richtig und die Bewegungen werden interessanter.

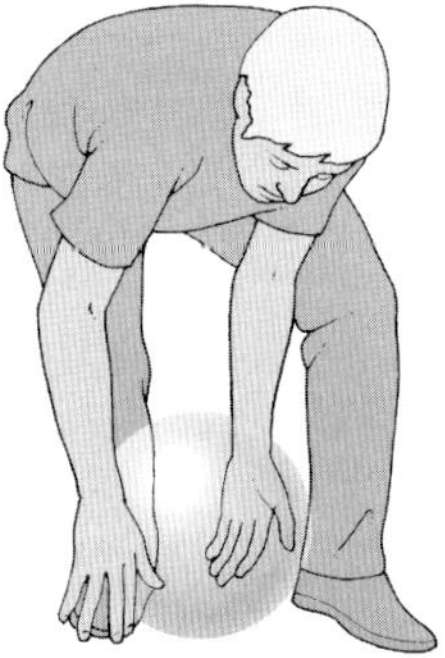

Lassen Sie die Gedanken spielen
Visualisierungen fügen dem Qi Gong einen Aspekt hinzu, durch den Sie die Bewegungen leichter ausführen können. So sind z. B. die Armbewegungen bei „Der kreisende Ball" auf S. 106–107 viel leichter durchzuführen, wenn Sie sich vorstellen, dabei wirklich einen Ball zu halten.

Das Bewusstsein pflegen

Der Geist spielt eine zentrale Rolle. Die Bewegungen, die Sie mit Ihrem Körper ausführen, sind nur die Hälfte dessen, was tatsächlich passiert. Jede Übung soll den Körper mit Energie versorgen, diese lagern oder dorthin senden, wo sie benötigt wird. Während sich Ihr Körper bewegt, bewegt sich auch Ihr Geist. Er dirigiert Ihr Bewusstsein zur Aktivierung und Lenkung des Qi entlang eines Armes und zur Konzentration darauf, wie das Qi aus einer Handfläche ausstrahlt oder wie die Erdenergie unter Ihrem Fuß aufsteigt. Ohne dieses Bewusstsein kann die Energie nicht fließen, ausstrahlen oder steigen.

Es erfordert Konzentration, die Bewegungen von Körper und Geist zu koordinieren und Energie fließen zu lassen. Die Verwandlung von Gedanken in Gefühle (siehe S. 50–51) fördert die Konzentration. Es ist viel zu anstrengend, den Geist dazu zu zwingen sich vorzustellen, wie Energie durch den Arm zur Schulter und von dort zurück zur Hand fließt. Stellen Sie sich Energie lieber als Welle vor, die ständig zwischen Hand und Schulter hin- und herschwappt. Dieses Gefühl kommt uns sofort bekannt vor.

Das Unmögliche erreichen

Das Bewusstsein ist der Kern des Qi Gong. Es gibt Berichte über verletzte oder behinderte Menschen, die bemerkenswerte Heilungserfolge erzielen konnten. Sie lernten, ihre Heilungsenergie in bestimmte Körperteile zu lenken. Die Konzentration des Bewusstseins ist eine Selbstheilungstechnik, die dies bewirken kann.

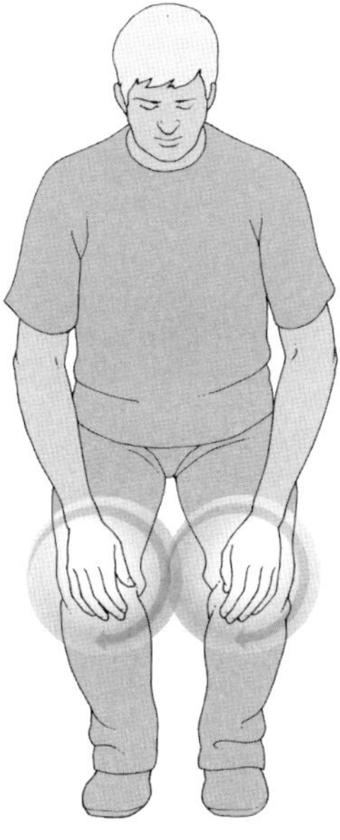

Heilende Hände

Setzen Sie sich auf einen Stuhl und legen Sie die Hände auf die Knie. Fühlen Sie, wie das warme Qi aus Ihren Händen in die Knie fließt. Qi ist gute, heilende Energie, die Menschen durch bloße Berührung mit der Hand Linderung verschaffen kann.

AUFWÄRMEN

In Kapitel drei werden wichtige und grundlegende Qi-Gong-Übungen für Körper und Geist vorgestellt. Sie finden einige dynamische Übungen, z. B. „Mit Erdenergie fluten" auf S. 70–71 und die Aufwärmübungen auf S. 58–59 sowie 62–63. „Wie eine Säule stehen" auf S. 66–67 ist hingegen eine statische Übung. Diese Übungen sind eine Vorbereitung auf die Form „Weißer Kranich", die in Kapitel vier vorgestellt wird. Wie alle Qi-Gong-Übungen können sie aber auch – unabhängig von der Form – als Vorsorge durchgeführt werden. Die rhythmischen, sich ständig wiederholenden Bewegungen von „Mit Erdenergie fluten" sind etwa ein hervorragendes Mittel gegen Stress. In allen Übungen wird danach gestrebt, Qi oder Lebensenergie (siehe S. 26–27) zu entwickeln. Das Kapitel endet mit einer Darstellung der Wege, die das Qi durch unseren Körper nimmt.

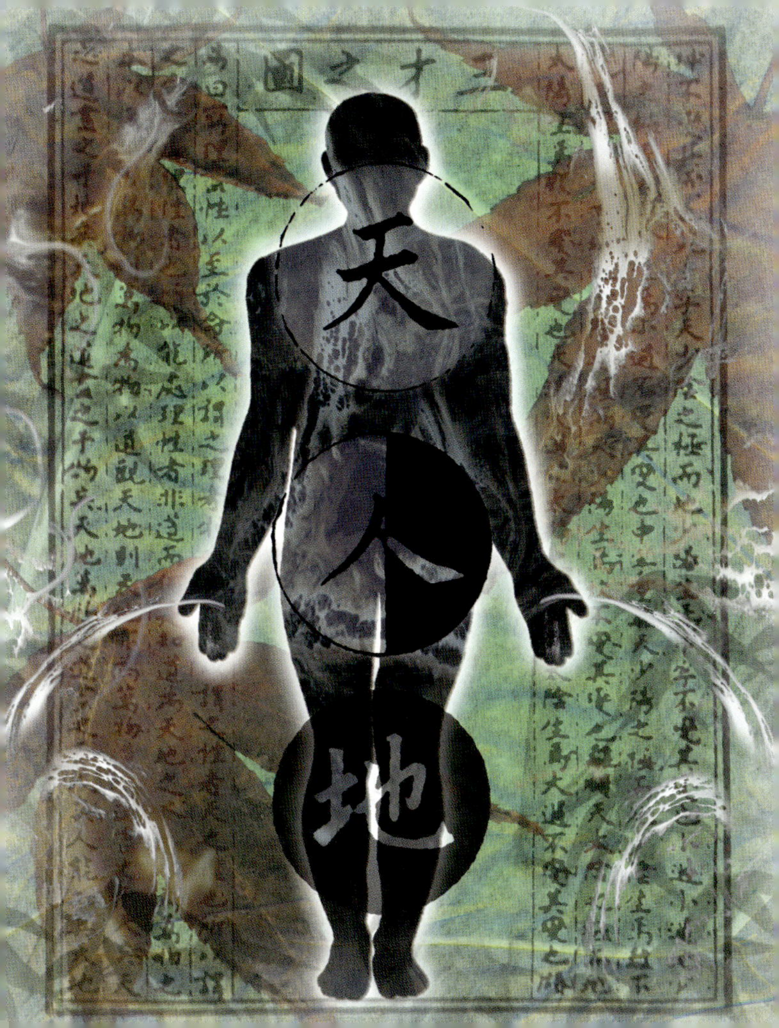
三才之圖
天
人
地

Lockern

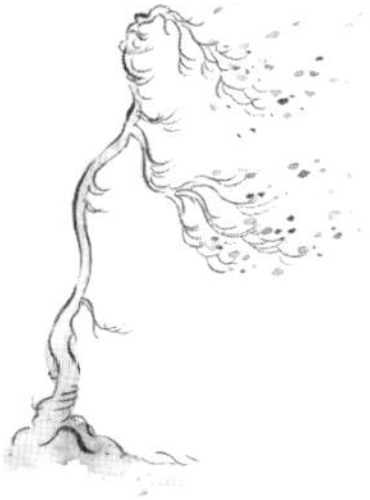

Im Wind wehen

Stellen Sie sich vor, wie die Zweige eines Baums im Wind wehen. Imitieren Sie die Bewegungen mit dem Körper. Bewegen Sie sich aus der Hüfte heraus.

Obwohl Qi Gong kein Sport ist, sind ein paar Aufwärmübungen ratsam. Lockerungsübungen dehnen Muskeln und Sehnen und machen sie geschmeidiger für die eigentlichen Qi-Gong-Übungen. Aus dem Hochleistungssport ist bekannt, dass das Aufwärmen Verletzungen vorbeugt. Ältere Menschen neigen ohne Aufwärmen besonders zu Zerrungen. Durch die Übungen auf den S. 58–59 und 62–63 proben Sie einige der Bewegungen, die Sie später bei der Form auch machen werden. Das bereitet Sie geistig vor, sodass Ihre Bewegungen flüssiger und koordinierter sind.

Den Geist aufwärmen

Zum Aufwärmen gab es bisher nur wenige Studien, sodass es nicht wissenschaftlich bewiesen ist, dass das Aufwärmen die Leistung der Muskeln verbessert. Die psychologischen Vorteile werden jedoch nicht angezweifelt. Leichtes Aufwärmen vor den Übungen,

Vorteile des Aufwärmens

Physiologen sehen bei sanften Aufwärmübungen die folgenden Vorteile:

- Die höhere Körpertemperatur beschleunigt die Nervenimpulse. Die Reaktionszeit der Muskeln auf die Anweisungen des Gehirn wird verringert.
- Der Widerstand gegen Bewegungen wird in den Muskeln verringert.
- Die höhere Körpertemperatur verbessert die Sauerstoffversorgung.
- Die höhere Temperatur in den Muskeln führt zu einem Weiten der Blutgefäße. Mehr Blut fließt in das Gewebe, das dadurch besser mit Sauerstoff und Nährstoffen versorgt wird.

das die Körper- und Muskeltemperatur erhöht, verleiht Ihnen mehr Sicherheit und Zuversicht.

Lockern Sie Ihren Geist durch die Übungen auf diesen beiden Seiten. Wenn Sie Ihrer Vorstellungskraft freien Lauf lassen, entwickeln Sie spontane, flüssige Bewegungen, ohne sich anzustrengen. Stellen Sie ein eigenes Bewegungsprogramm auf. Machen Sie Musik an und bewegen Sie sich dazu. Improvisieren Sie!

Programm

Beim Aufwärmen können Sie improvisieren. Wenn Sie lieber ein festes Programm haben, ist dies eine gute 10-minütige Einführung zu Kapitel vier. Üben Sie auf Wunsch zu Musik.

1 Ausschütteln (s. S. 58)	2 Minuten
2 Kopfkreisen (s. S. 59)	30 Sekunden
3 Beinschwingen (s. S. 62)	1 Minute
4 Klatschen (s. S. 211)	30 Sekunde
5 Sonnenaufgang (s. S. 63)	2 Minuten
6 Sonnenuntergang (s. S. 63)	2 Minuten
7 „Mit Erdenergie fluten" (s. S. 70–71)	2 Minuten

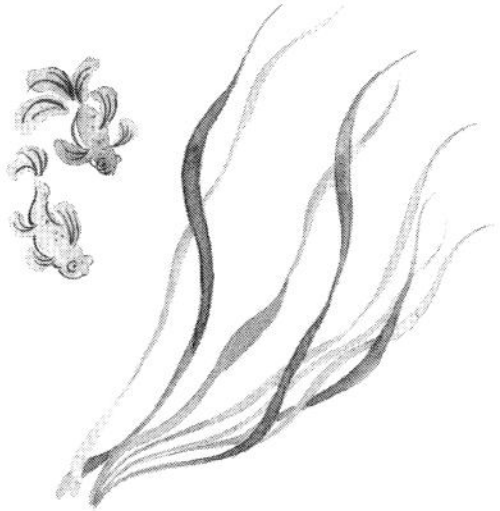

Unter Wasser

Bewegen Sie sich, als wären Sie eine Wasserpflanze, die mit den Wurzeln im Flussbett steht. Ihre Blätter wiegen sich sanft in der Strömung.

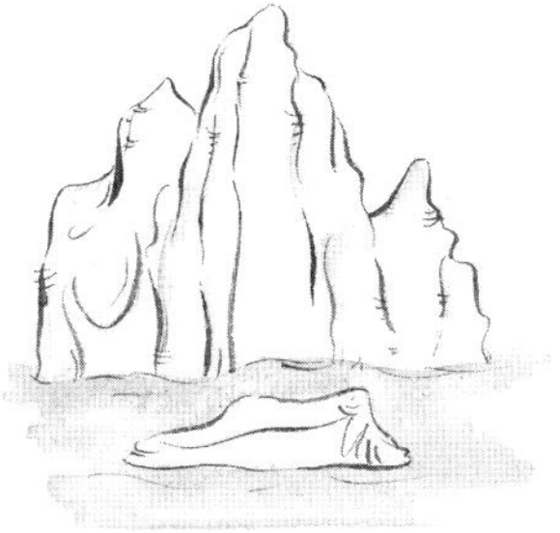

Ozeanreise

Treiben Sie wie ein Eisberg majestätisch auf der Oberfläche des Ozeans dahin. Sie werden von den Strömungen gezogen und von den Wellen angeschoben.

AUFWÄRMÜBUNGEN 1

Kapitel 3 beginnt mit einer Reihe von Übungen, die sich gut zum Aufwärmen eignen, bevor Sie mit der Form anfangen. Sie bewegen den gesamten Körper, dehnen Muskeln und Gelenke, regen das Nervensystem an, fördern den Blut- und Lymphkreislauf sowie den Fluss des Qi. Die Übungen auf diesen Seiten drehen Kopf, Hals und Körper. Sie dehnen und bewegen alle Gliedmaßen. Die Übungen auf S. 62 63 konzentrieren sich auf Ganzkörperbewegungen. Die Kombination aus beiden entspannt und gibt Antrieb.

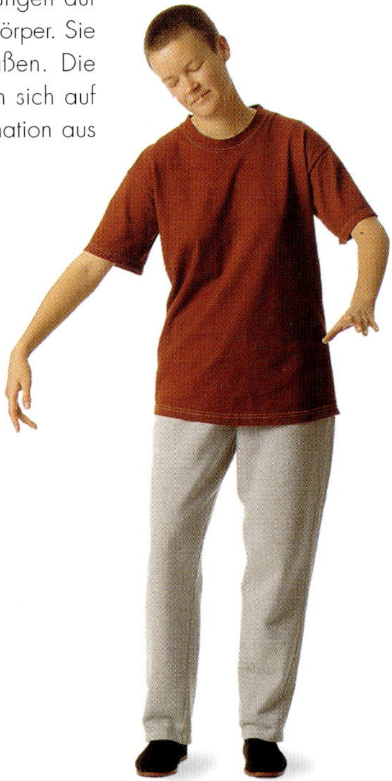

Ausschütteln

Schütteln Sie Ihren ganzen Körper von den Füßen aufwärts aus. Beugen und strecken Sie dabei die Beine. Das wärmt Sie an einem kalten Tag auf. Üben Sie bei Musik.

1 *Stehen Sie hüftbreit. Beginnen Sie, indem Sie jedes Bein anheben und zuerst den Fuß, dann das ganze Bein schütteln.*

2 *Halten Sie die Arme etwas vom Körper weg. Schütteln Sie die Hände aus den Handgelenken, dann die Arme aus den Schultern heraus.*

3 *Schütteln Sie – mit beiden Füßen auf dem Boden – den ganzen Körper bis hoch zum Kopf. Machen Sie weiter und beugen und strecken Sie dabei die Beine. Machen Sie dann eine Pause.*

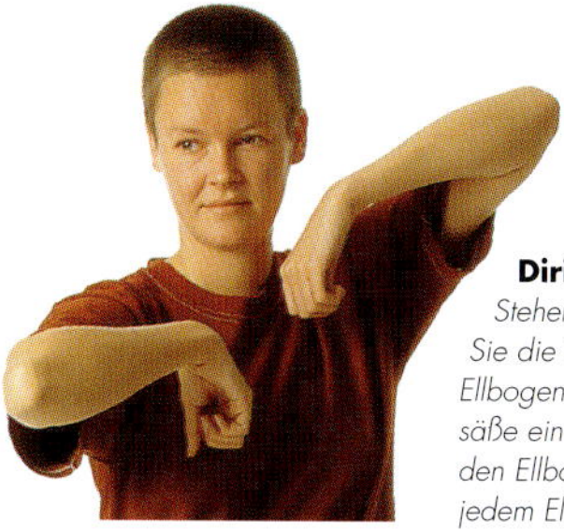

Dirigent

Stehen Sie hüftbreit, beugen Sie die Ellbogen und legen Sie die Finger auf die Schultergelenke. Bewegen Sie die Ellbogen vor und zurück. Stellen Sie sich vor, vor Ihnen säße ein Orchester. Dirigieren Sie es 30 Sekunden mit den Ellbogen. Schreiben Sie jetzt abwechselnd mit jedem Ellbogen Ihren Namen in die Luft.

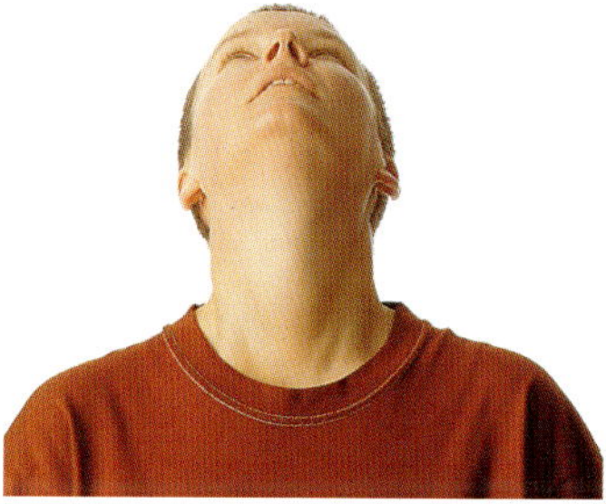

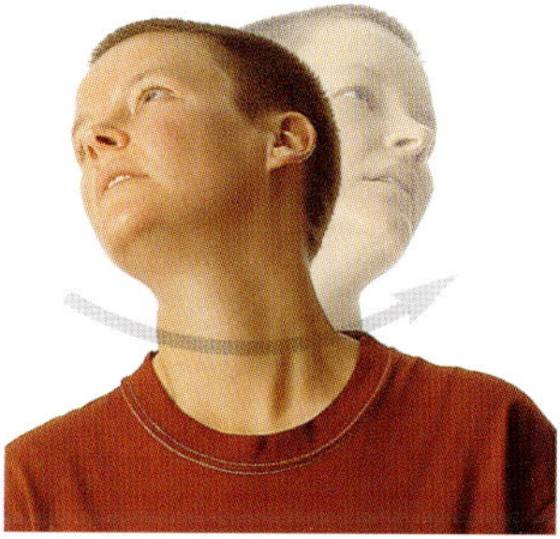

Nackendehnungen

Diese Übung eignet sich gut zur Linderung von Nackenschmerzen. Heben Sie vor Beginn die Schultern und lassen Sie sie in ihre natürliche Position fallen. Halten Sie Schultern und Rücken die ganze Zeit entspannt und gerade. Atmen Sie normal.

1 *Stehen Sie gerade, Füße nicht ganz hüftbreit, Arme an den Seiten. Normal atmen. Drehen Sie den Kopf so weit wie möglich nach rechts und links. Zweimal wiederholen. Drehen Sie den Kopf nach vorne.*

2 *Strecken Sie den Kopf mit offenem Mund so weit wie möglich nach hinten. Heben Sie ihn wieder an und drücken Sie das Kinn auf die Brust. Zweimal wiederholen. Schauen Sie wieder nach vorne.*

Kopfkreisen

Stehen Sie wie bei der anderen Übung. Bewegen Sie den Kopf langsam und ruhig, atmen Sie normal. Wenn Ihnen schwindlig wird, hören Sie sofort auf.

1 *Malen Sie mit dem Kopf im Uhrzeigersinn einen großen Kreis in die Luft. Zweimal wiederholen. Drehen Sie danach den Kopf dreimal gegen den Uhrzeigersinn.*

2 *Wenn Sie die ersten Kreise beendet haben, bleiben Sie eine Minute ruhig mit geschlossenen Augen stehen.*

Himmel und Erde

In der Vergangenheit haben Qi-Gong-Meister den Köper und seine Bewegungen sehr genau beobachtet. Sie waren auf der Suche nach Haltungen und Bewegungen, die den Körperaufbau am besten unterstützen und lebenslange Beweglichkeit erhalten. Ruhige Übungen betonen die Körperhaltung. Um den Körper aufrecht zu halten, muss die Wirbelsäule immer ganz natürlich ausgerichtet werden. Das bedeutet nicht „kerzengerade", da sie drei natürliche Kurven aufweist. Die stehenden Haltungen dehnen sie kräftig vom Kreuzbein bis zum Atlas, auf dem der Schädel sitzt.

Die dynamischen Übungen basieren auf dem Wissen, dass Wirbelsäule und Gliedmaßen regelmäßig bewegt werden müssen, um bis ins hohe Alter beweglich zu bleiben. Eine Sequenz von Qi-Gong-Übungen, wie bei der Form in Kapitel vier, trainiert sanft alle beweglichen Gelenke des Körpers.

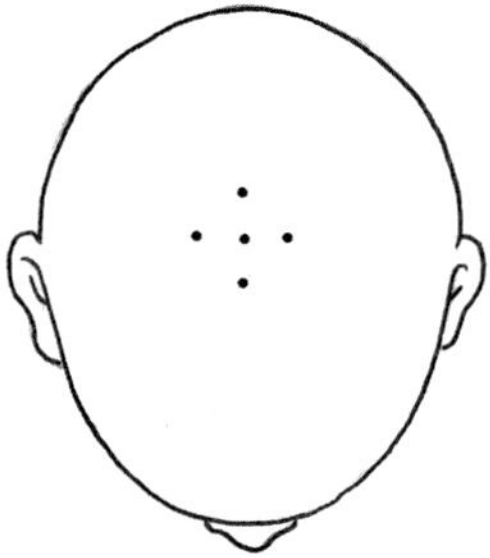

Tor zum Himmel

Kosmische Energie gelangt durch das Pai-Hui-Tor im Scheitel (dargestellt durch die fünf Punkte) in den Körper. Es sitzt am Treffpunkt von acht Meridianen: drei links, drei rechts sowie Lebermeridian und Gouverneursgefäß.

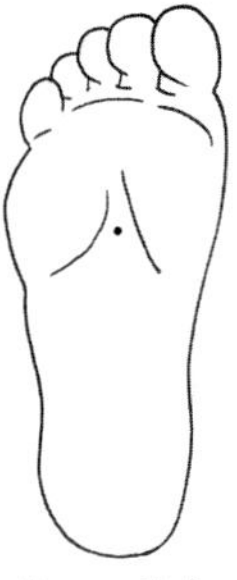

Tor zur Erde

Erdenergie dringt durch das Tor Yongquan in den Körper ein. Es sitzt im Mittelfuß.

Haltung und Bewegung

Qi Gong verbindet die Haltung und die Bewegung mit dem Konzept der Daoisten. Diese sahen im aufrechten Körper – die Füßen fest auf dem Boden und der Kopf in der Luft – einen natürlichen Energieleiter zwischen Erde und Kosmos. Durch Übungen versuchten sie, diese natürliche Ausrichtung zu erhalten und zu verstärken. Beim Qi Gong ist der Körper immer fest verankert, was man als „Erden" bezeichnet. Sein Aufwärtsstreben wird durch den nach oben gereckten Kopf verstärkt. Indem Sie die geöffneten Arme nach oben strecken, laden Sie kosmische Energie ein, durch Ihren Kopf und Körper zu fließen. Durch das feste Auftreten und Stehen zapfen Sie die reichhaltigen Energievorräte der Erde an. Diese dringen durch Ihre Füße in den Körper ein.

Auf den folgenden Seiten werden die Konzepte des Erdens und Anhebens in praktischen Übungen wie beim Stehen oder bei rhythmischen Bewegungen angewendet. Üben Sie diese täglich ein paar Minuten.

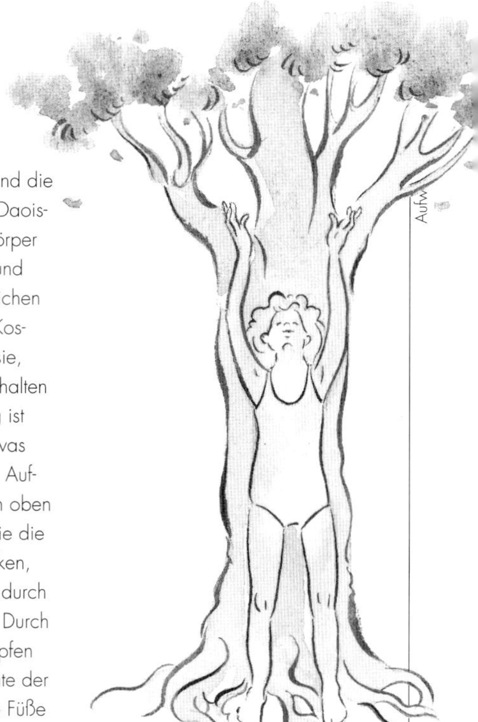

Wurzeln und Stamm

Die Wirbelsäule ist wie ein Baumstamm, durch den Sie aufrecht stehen, sodass Ihre Hände mit der kosmischen Energie Verbindung aufnehmen können. Wenn Sie stehen und fest auftreten senden Ihre Füße Wurzeln in die Erde, welche die Erdenergie anzapfen.

Aufw

AUFWÄRMÜBUNGEN 2

Lockern Sie alle beweglichen Gelenke (Nacken, Schultern, Ellbogen, Handgelenke, Hüften, Finger, Knie). Schütteln Sie die Gelenke aus, bewegen Sie sie vor, zurück, nach oben sowie nach unten und drehen Sie sie, wenn möglich. Heben Sie abwechselnd die Beine und probieren Sie, auf wie viele Arten Sie sie bewegen können. Auf diesen beiden Seiten konzentrieren wir uns auf die Wirbelsäule und den unteren Teil des Körpers. Die Übung „Sonnenaufgang" öffnet die Lunge, vertieft die Atmung und hebt die Stimmung. Die Gegenübung „Sonnenuntergang" wirkt beruhigend. Beide Übungen sind ein guter Abschluss des Aufwärmens, bevor Sie mit der stehenden Meditation am Anfang der Form beginnen.

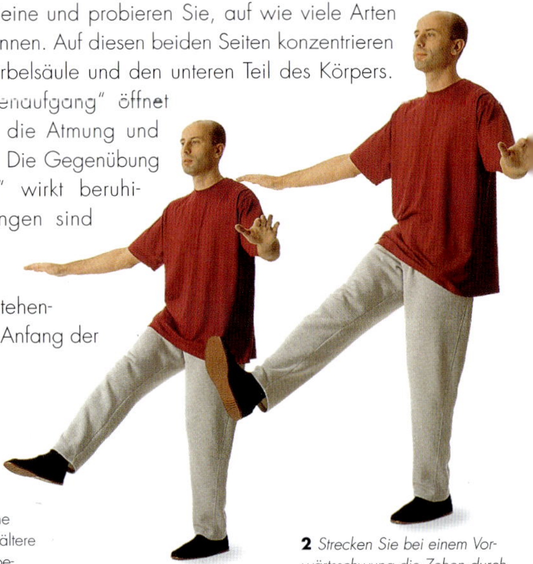

Beinschwingen
Lockern Sie Hüfte und Knöchel durch das Beinschwingen. Es ist auch eine hervorragende Übung für ältere Menschen, da die Hüfte beweglich gehalten wird. Wenn Sie beim Üben Probleme mit dem Gleichgewicht haben, stützen Sie sich an der Wand ab oder halten Sie sich am Tisch fest.

1 *Stehen Sie aufrecht, die Arme sind leicht nach außen gestreckt. Schwingen Sie das rechte Bein vor und zurück.*

2 *Strecken Sie bei einem Vorwärtsschwung die Zehen durch, beim nächsten ziehen Sie sie an.*

3 *Wiederholen Sie das Gleiche mit dem linken Bein. Dann setzen Sie das Bein ab und stehen wieder aufrecht.*

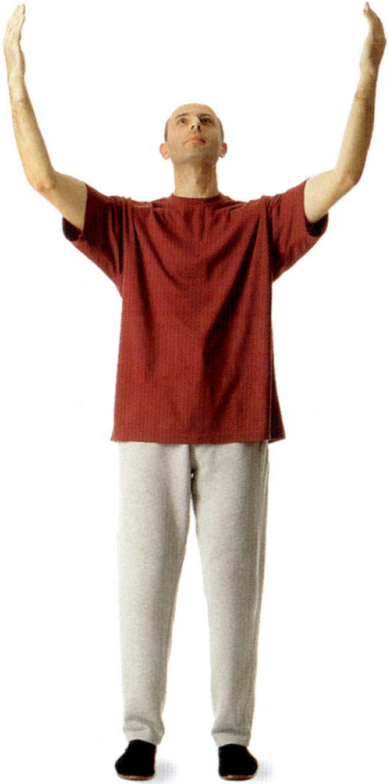

Sonnenaufgang

1 *Stehen Sie hüftbreit, Arme an den Seiten, Knie entspannt. Heben Sie langsam die Arme auf Schulterhöhe, drehen Sie die Handflächen zu sich. Stellen Sie sich vor, wie die Sonne den Körper ausfüllt und eine Aura um Sie herum erzeugt. Heben Sie die Arme über den Kopf und heben Sie Ihr Gesicht zur Sonne.*

2 *Führen Sie die Hände im Bogen nach unten. Öffnen Sie die Arme weit und senken Sie das Gesicht. Strahlen Sie Wohlwollen aus. Zentrieren Sie sich und bringen Sie die Hände zurück an die Seiten. Übung zweimal wiederholen.*

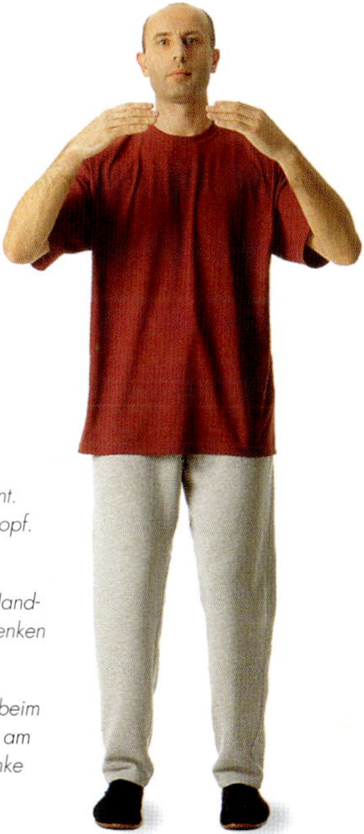

Sonnenuntergang

1 *Stehen Sie hüftbreit, Arme an den Seiten, Knie entspannt. Führen Sie die Arme in einem großen Bogen über Ihren Kopf. Die Handflächen zeigen zueinander.*

2 *Beugen Sie die Ellbogen und senken Sie die Hände, Handflächen nach unten, Finger ca. 5 cm vom Kinn entfernt. Senken Sie die Hände langsam bis zum Bauchnabel.*

3 *Schritte 1 und 2 wiederholen. Stellen Sie sich vor, wie beim Senken der Arme auch die Sonne sinkt. Die Hände ruhen am unteren Dantian. Strecken Sie die Beine, heben Sie die linke Hand zur Mitte der Brust und ruhen Sie sich aus.*

Vorbereitungen für die Qi-Gong-Übungen

Das Aufwärmen ist eine wichtige Vorbereitung vor jeder Übung, selbst vor den sanften Qi-Gong-Bewegungen. Neben den körperlichen Vorteilen entspannt es Sie. Das ist besonders wichtig, damit Qi Gong wirklich effektiv ist. Viele sind zu Beginn angespannt. Die Konzentration auf die Visualisierungen fällt ihnen schwer und ihre Bewegungen wirken mechanisch. Auch vor einer stehenden Meditation sollten Sie sich mindestens fünf Minuten aufwärmen. Die Form beginnt immer mit einer stehenden Meditation. Beenden Sie das Aufwärmen und stehen Sie ein paar Sekunden ganz ruhig. Wenn Sie schließlich anfangen, werden Sie merken, dass Sie entspannt und Ihre Bewegungen flüssig sind.

Wo soll man üben?

Für Qi Gong sind kaum Vorbereitungen nötig. Sie können überall üben, aber Sie sollten einen Ort wählen, der so ungestört wie möglich ist. Ideal ist es,

Richtlinien

VERMEIDEN SIE Üben direkt nach dem Essen oder essen direkt nach dem Üben. Warten Sie vorher und nachher je eine halbe Stunde.

VERSUCHEN SIE, sich vor und nach dem Training ein paar Minuten auszuruhen. Qi-Gong-Meister empfehlen eine Ruhezeit von bis zu einer halben Stunde nach dem Üben. Rennen Sie nach Beendigung der Form also nicht gleich wieder los.

VERSUCHEN SIE, die Übungen nicht zu unterbrechen, auch nicht, um auf die Toilette zu gehen. Erledigen Sie das vorher oder nachher. Hängen Sie bei Bedarf ein „Bitte nicht stören"-Schild an Ihren Übungsraum. Schalten Sie das Telefon und ähnliche Geräte aus.

ÜBEN SIE die Form („Weißer Kranich", siehe S. 78–177) nicht, wenn Sie sehr müde sind. Es ist sinnvoller, in diesem Moment ein paar Aufwärm- und Atemübungen, gefolgt von ein paar beruhigenden Bewegungen wie „Mit Erdenergie fluten" (s. S. 70–71) zu machen. Entspannen Sie sich danach und gehen Sie schlafen.

VERSUCHEN SIE, sich jeder Qi-Gong-Sitzung immer voll und ganz zu widmen. Halbherziges Üben ist sinnlos.

draußen an der frischen Luft zu trainieren, möglichst in der Nähe von Bäumen und Wasser. Dort ist die Luft mit Qi durchsättigt. Für viele Menschen ist das jedoch nicht immer möglich. Ein regelmäßiges Training ist aber wichtiger als ein idealer Trainingsort. Machen Sie ein paar Qi-Gong-Übungen, wenn Sie sich in der freien Natur aufhalten. Es ist eine wunderbare Erfahrung und fördert Ihre Gesundheit. Sie sollten aber darauf achten, bei Wind nicht im Freien zu üben. Der Wind zerstreut inneres Qi und bläst frisches Qi fort. Sollten Sie in der Stadt leben, können Sie vielleicht in einem Garten oder Park üben. Wenn Sie jedoch drinnen üben müssen, öffnen Sie das Fenster, um frische Luft in den Raum zu lassen.

Sie brauchen für Qi Gong keinerlei Ausrüstung. Eine Matte oder Decke zum Hinlegen ist ausreichend. Tragen Sie bequeme Kleidung, die Sie nicht einengt, und leichte, bequeme Schuhe ohne Absatz.

WIE EINE SÄULE STEHEN

Auf den nächsten vier Seiten lernen Sie eine stehende Meditation kennen. Das ist eine Übung, bei der die Kraft von Körper und Geist zum Aufbau von Energie kombiniert wird. Bei „Wie eine Säule stehen" lösen Sie mit Ihrem Geist den Energiefluss durch den Körper aus. Das erreichen Sie durch Konzentration auf drei der sieben Hauptenergiezentren. Die Einbeziehung des Geistes in körperliche Übungen ist ein wichtiger Teil von Qi Gong. Auf diesen beiden Seiten lernen Sie die körperlichen Aspekte dieser wichtigen Übung, auf den nächsten beiden die geistigen.

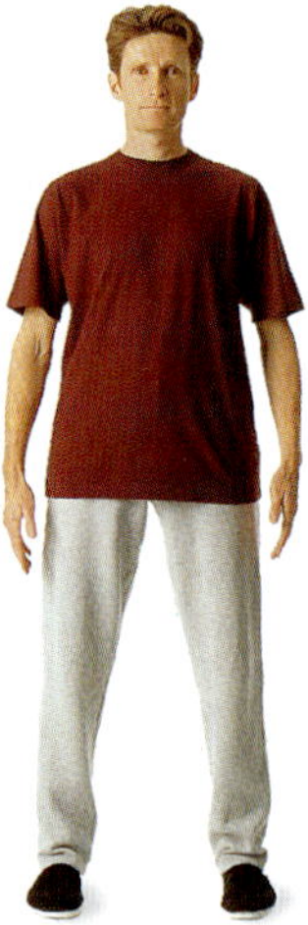

Verbindungen herstellen
Durch die stehende Meditation stellen Sie eine Verbindung zu den Hauptenergiezentren her.

1 *Stehen Sie hüftbreit, das Gewicht gleichmäßig verteilt. Die Schultern sind entspannt, die Hände an den Seiten, die Handflächen zeigen nach innen.*

2 *Beugen Sie leicht die Knie, heben Sie die Hände und drehen Sie die Handflächen im 45°-Winkel zum Körper. Lassen Sie sie jeweils gegenüber des unteren Dantian ruhen, die Fingerspitzen ca. 5 cm auseinander. Ihre Wirbelsäule hebt den Kopf in den Himmel. Entspannen Sie den Kopf und die Vorderseite Ihres Körpers.*

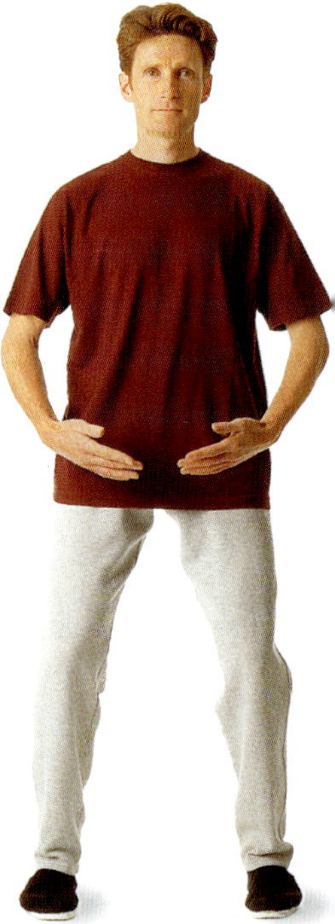

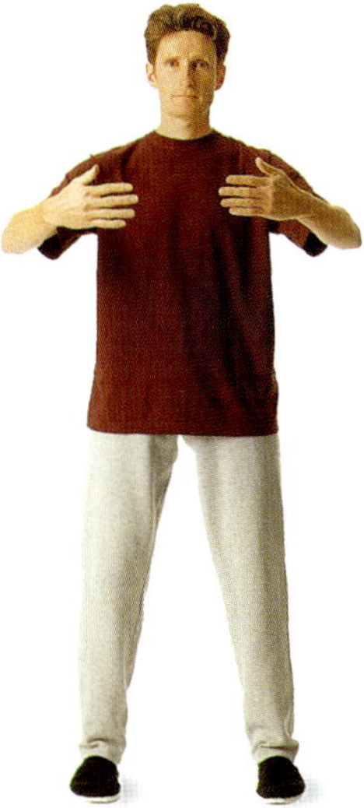

3 Heben Sie die Hände bis zur oberen Brust an, die Handflächen zeigen nach innen. Bewegen Sie sie aufeinander zu, bis die Mittelfinger ca. 15 cm voneinander entfernt sind. Stehen Sie aufrecht, die Füße fest auf dem Boden, den Kopf angehoben. Schultern, Arme und Hände bilden einen Kreis. Verharren Sie bis zu 10 Minuten in dieser Stellung und atmen Sie in das untere Dantian.

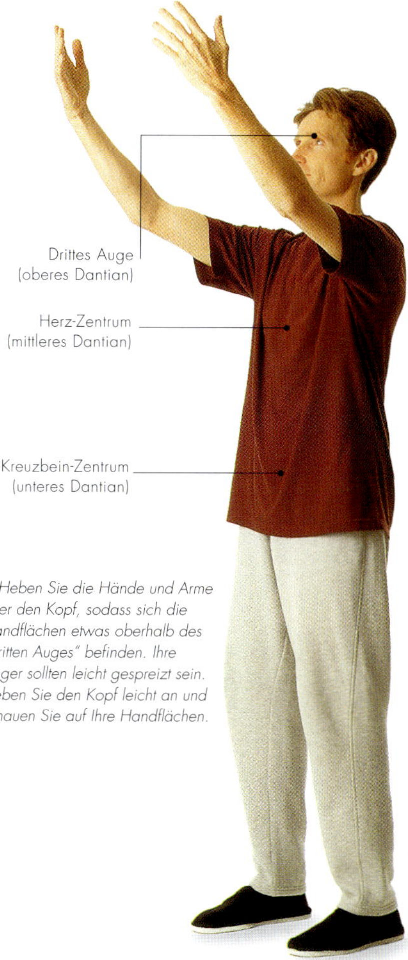

4 Heben Sie die Hände und Arme über den Kopf, sodass sich die Handflächen etwas oberhalb des „dritten Auges" befinden. Ihre Finger sollten leicht gespreizt sein. Heben Sie den Kopf leicht an und schauen Sie auf Ihre Handflächen.

Den Geist aktivieren

„Wie eine Säule stehen" auf S. 66–67 aktiviert Ihr Qi, obwohl Sie ruhig stehen. Dafür nutzen Sie die Kraft Ihres Geistes. Im ersten Schritt konzentrieren Sie sich auf das untere Dantian. Es ist der Ausgangspunkt für die Zirkulation der Lebensenergie. Schließen Sie die Augen. Stellen Sie sich die Energie als einen mit warmer, goldener Flüssigkeit gefüllten Teich vor. Während Sie in Schritt 2 Ihre Hände zum unteren Dantian heben, drehen Sie die Handflächen halb nach außen. So verhindern Sie, dass Qi aus dem Teich fließt.

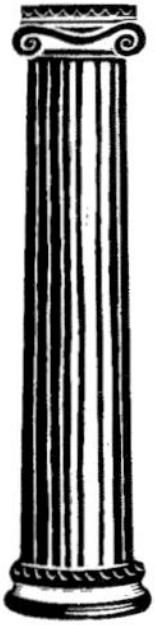

Eine Säule umarmen

Stellen Sie sich vor, Sie stehen vor einer Säule, während Sie in Schritt 3 auf S. 67 die Arme heben und ausstrecken, als wollten Sie diese umarmen. Spüren Sie, wie sich der Stein anfühlt.

Die Vorstellungskraft benutzen

Während Qi in Ihrer Wirbelsäule aufsteigt, heben Sie Ihre Hände zum Herz-Zentrum, um dort den Energiefluss anzuregen. Stellen Sie sich vor, wie eine Säule zwischen Ihren Füßen und durch die gestreckten Arme hindurch in den Himmel wächst. Umarmen Sie die Säule und drücken Sie sie an Ihre Brust. Die Füße bleiben fest auf dem Boden. Die Säule transportiert Qi aus der Erde hinauf und aus dem Kosmos hinab, um Sie zu nähren. Entspannen Sie die Energietore in Ihrem Kopf und in den Füßen.

Bleiben Sie in dieser Position so lange Sie mögen stehen. Anfangs werden Sie nach kurzer Zeit in die Grundhaltung zurückkehren. Je mehr Sie den Wert dieser Meditation zu schätzen lernen, desto länger werden Sie in der Position verharren.

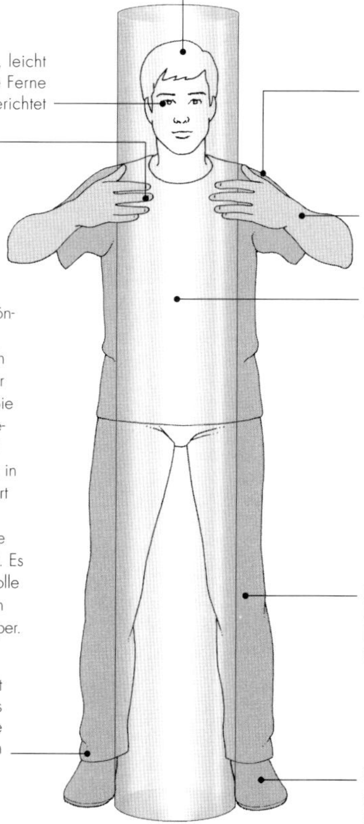

Kontrolle des Geistes

Sobald Sie sich vorstellen können, dass Sie die Säule umarmen, versuchen Sie sich vorzustellen, dass Sie von ihr absorbiert werden. Stellen Sie sich vor, wie sich Ihr Energiekreislauf ausdehnt, während irdisches und kosmisches Qi in Sie eindringen. Bei dieser Art der Änderung einer Visualisierung wechselt Ihre Energie von äußerem zu innerem Qi. Es ist der erste Schritt zur Kontrolle des Energieflusses auf seinen inneren Pfaden in Ihrem Körper.

MIT ERDENERGIE FLUTEN

Wie die ruhige Übung auf den letzten vier Seiten verwendet auch „Mit Erdenergie fluten" Visualisierung. Sie wird hier jedoch mit Bewegungen kombiniert. Obwohl es eine sehr einfache Einführungsübung ist, vermittelt sie doch das Wesen von Qi Gong. Jede dynamische Qi-Gong-Übung wird von der Vorstellungskraft angetrieben. Die Vorteile dieser Vorgehensweise werden schnell deutlich. Schon nach einer oder zwei Minuten fühlen Sie sich entspannter. Sie merken, wie Ihre Energie stärker wird. Diese rhythmische, beruhigende Übung ist ein wunderbares Mittel gegen Frustration und Anspannung.

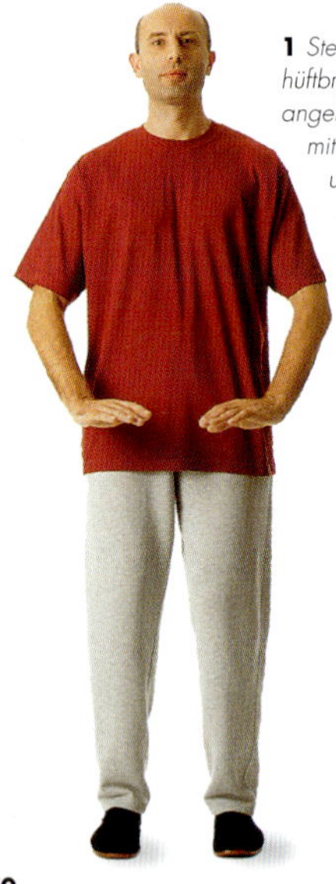

1 *Stehen Sie aufrecht, die Füße hüftbreit. Die Arme sind etwas angehoben, die Hände ruhen, mit den Handflächen nach unten kurz unterhalb des unteren Dantian.*

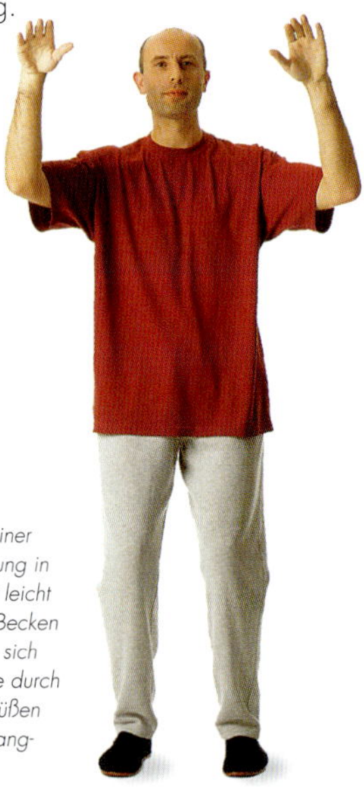

2 *Heben Sie die Hände in einer langsamen, flüssigen Bewegung in die Höhe. Beugen Sie dabei leicht die Beine und lassen Sie Ihr Becken nach unten fallen. Stellen Sie sich vor, wie Energie aus der Erde durch Ihren Körper flutet, von den Füßen bis zum Kopf, während Sie langsam die Hände heben.*

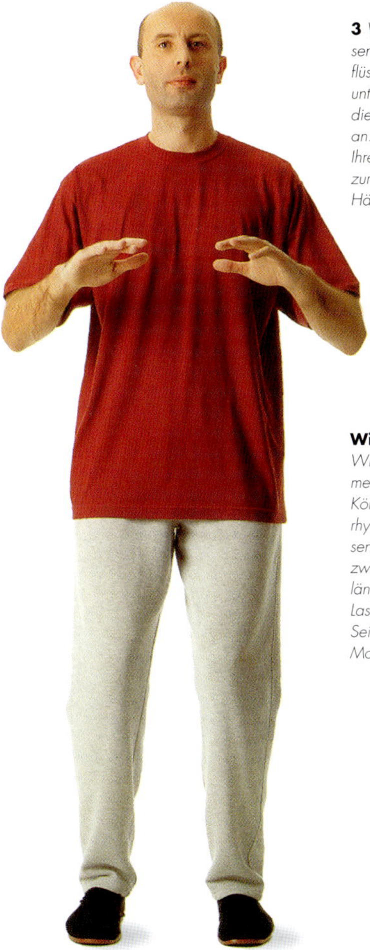

3 *Wenn die Arme auf Kopfhöhe sind, senken Sie sie mit einer gleichmäßigen, flüssigen Bewegung wieder bis zum unteren Dantian. Gleichzeitig strecken Sie die Beine durch und heben das Becken an. Stellen Sie sich vor, wie Energie von Ihrem Kopf nach unten zu Ihren Füßen und zurück in die Erde flutet, während Ihre Hände sinken.*

Wiederholen und ausruhen

Wiederholen Sie die Schritte 2 und 3 mehrfach, sodass Ihre Arme und Ihr Körper sich in einer gleichmäßigen, rhythmischen Bewegung heben und senken. Führen Sie die Übung ca. zwei Minuten lang durch – oder länger, wenn es Ihnen Spaß macht. Lassen Sie danach die Arme an die Seiten fallen und verharren Sie einen Moment in der Grundhaltung.

Die Vorstellungskraft nutzen

Während Sie am Anfang von „Mit Erdenergie fluten" auf S. 70–71 aufrecht stehen, spüren Sie die Verbindung zur Erde durch Ihre Hände und Füße. Sie beugen die Knie und beim Biegen der Wirbelsäule heben Sie die Hände. Dann kehren Sie die Bewegung um. Die Lebensenergie, die sich eben aus der Erde bis zu Ihrem Kopf erhoben hat, fließt durch Ihren Körper wieder zurück in die Erde.

Entspannung

Bei „Mit Erdenergie fluten" lernen Sie die Grundlagen der Qi-Gong-Bewegungen in der praktischen Anwendung. Ihre Arme müssen sich gleichmäßig bewegen. Die Abwärtsbewegung muss der Aufwärtsbewegung ohne Unterbrechung folgen. Kleine Bewegungen Ihres Schultergürtels sorgen für das Heben und Senken der Arme. Je entspannter Ihre Schultern sind, desto mehr schweben Ihre Arme nach oben

Sonnenbaden

Machen Sie diese Visualisierungsübung, wenn Ihnen kalt ist. Gelingt es Ihnen, sich den wärmenden Effekt der Sonne vorzustellen, wird Ihnen nach kurzer Zeit warm werden.

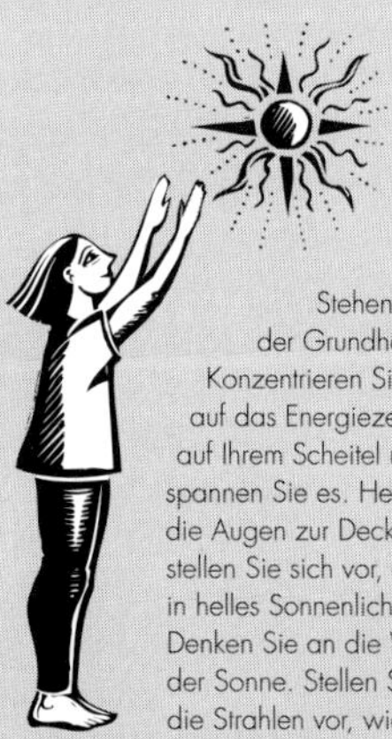

Stehen Sie in der Grundhaltung. Konzentrieren Sie sich auf das Energiezentrum auf Ihrem Scheitel und entspannen Sie es. Heben Sie die Augen zur Decke und stellen Sie sich vor, dass Sie in helles Sonnenlicht schauen. Denken Sie an die Wärme der Sonne. Stellen Sie sich die Strahlen vor, wie sie vom Himmel auf Sie herabscheinen. Heben Sie die Hände mit den Handflächen nach außen zur Sonne. Aus der Sonne fließt warmes, goldenes Qi durch Ihr Scheitel-Zentrum bis in Ihre Füße. Spüren Sie, wie die Wärme des Qi Sie von innen wärmt und Ihre Gliedmaßen in helles Licht taucht.

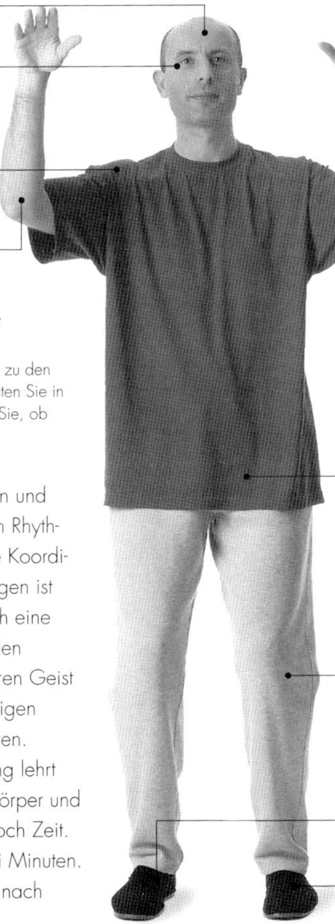
Kopf angehoben
Augen offen, sie fixieren keinen Punkt
Schultern entspannt
Arme werden aus den Schulern angehoben
Finger führen, Handgelenke folgen
Ellbogen leicht gebeugt
Das Becken sinkt in Richtung Boden, wenn sich die Arme heben
Knie beugen sich, wenn sich die Arme heben
Gewicht gleichmäßig verteilt
Füße fest auf dem Boden

„Mit Erdenergie fluten" analysieren

Koordination ist der Schlüssel zu den anmutigen Bewegungen. Halten Sie in der Bewegung und schauen Sie, ob Sie alle Details erfüllen.

und nach unten. Beugen und strecken Sie die Knie im Rhythmus mit der Armen. Die Koordination dieser Bewegungen ist einfacher, wenn Sie sich eine Welle. Hören Sie auf den Rhythmus, lassen Sie Ihren Geist die ruhigen, gleichmäßigen Bewegungen absorbieren.

Diese einfache Übung lehrt die Koordination von Körper und Geist. Das braucht jedoch Zeit. Üben Sie anfangs zwei Minuten. Steigern Sie die Dauer nach und nach.

DER MIKROKOSMISCHE ORBIT

In alten chinesischen Manuskripten wird dargestellt, dass Qi auf Pfaden durch den Körper fließt. Diese Pfade nennt man Kreisläufe, Zyklen oder Orbits. Der höchste von ihnen ist der himmlische Zyklus, der mehrere Meridiane umfasst. Durch Bewegung, Visualisierung und Atmung wird der Fluss des Qi entlang der Pfade verstärkt. Anfänger lernen zunächst die Aktivierung des mikrokosmischen Orbits. Er wird auch „kleiner Energiekreislauf" genannt, da er nur zwei Meridiane umfasst. Konzentrieren Sie sich auf das untere Dantian. „Wie eine Säule stehen" leitet den Fluss des Qi entlang dieses Pfades ein. Jetzt muss der gleichmäßige Qi-Fluss in diesem Kreislauf angeregt werden. Dazu folgen Sie dem Qi in Gedanken. Jeder Teil der Form „Weißer Kranich" beginnt mit einer stehenden Meditation zur Anregung des Qi-Flusses entlang des mikrokosmischen Orbits. Ein starker Fluss in diesem Kreislauf wird von Qi-Gong-Meistern als äußerst wichtig angesehen. Vermutlich spielt er eine große Rolle bei der Vorbeugung von Krankheiten.

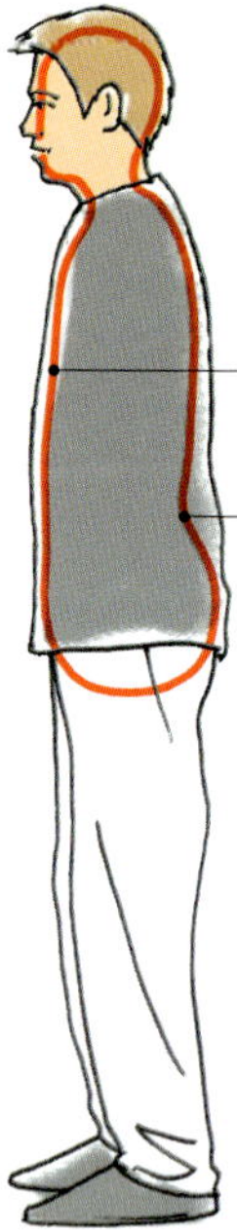

Energiekreisläufe im Körper
Der mikrokosmische Orbit ist ein natürlicher Energiekreislauf. Er ist der Hauptpfad für die Zirkulation von Qi im Oberkörper und verbindet die zwei wichtigsten zweitrangigen Meridiane zu einem durchgehenden Kreislauf: Der Ren Mai (Empfängnisgefäß) beginnt am Perineum, steigt durch den Oberkörper in den Hals und endet am Gaumen. Der Du Mai (Gouverneursgefäß) verläuft vom Perineum entlang der Wirbelsäule, kreist um den Kopf und trifft am Gaumen auf den Ren Mai.

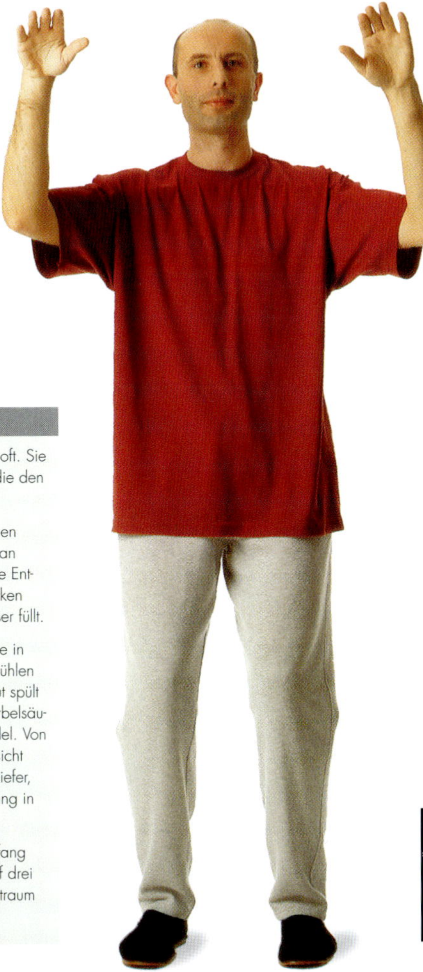

Die Kreisläufe anschalten

Das Heben und Senken der Arme, wie bei „Mit Erdenergie fluten", aktiviert die Zirkulation von Qi entlang des mikrokosmischen Orbits. Er lässt das Qi entlang der Wirbelsäule steigen und führt es über die Vorderseite des Körpers zum unteren Dantian.

Meridian-Pflege

Machen Sie diese Übung möglichst oft. Sie aktiviert und reinigt die Meridiane, die den mikrokosmischen Orbit formen.

1 Stimulieren Sie den mikrokosmischen Orbit, indem Sie in das untere Dantian atmen. Konzentrieren Sie sich auf die Entstehung und Sammlung von Qi. Denken Sie an einen See, der sich mit Wasser füllt.

2 Wenn der See voll ist, schauen Sie in Gedanken auf Ihre Leistengegend. Fühlen Sie, wie das Wasser durch Ihre Haut spült Es fließt durch das Perineum die Wirbelsäule hoch und dann durch Ihren Schädel. Von Ihrem Scheitel fließt es durch Ihr Gesicht zum Gaumen, dann durch Zunge, Kiefer, Kinn und Hals den Oberkörper entlang in das untere Dantian zurück.

3 Wiederholen Sie Schritt 2 am Anfang zwei Minuten. Steigern Sie dann auf drei Minuten. Später können Sie den Zeitraum auf bis zu 10 Minuten ausdehnen.

Energiekreisläufe aktivieren

Vermutlich fanden Sie es nicht einfach sich vorzustellen, wie Energie durch Ihren Körper fließt. Die Fähigkeit zur Visualisierung ist eine wichtige Technik. Sie erlaubt es Ihnen später, sich auf „Befehl" zu entspannen.

Sobald Sie in der Lage sind, sich alles vorzustellen, müssen Sie lernen, den Fluss der Energie auch zu spüren. Empfindungen werden oft durch körperliche Anspannung blockiert. Es ist wichtig, das Entspannen der Vorderseite des Körpers zu üben. Sie sind dann in der Lage, Qi im unteren Dantian zu fühlen. Durch rhythmische Atmung, bei der Sie länger aus- als einatmen, entspannen sich die Bauchmuskeln. Dadurch beginnt das Qi zu fließen und begibt sich auf seine Reise auf dem mikrokosmischen Orbit.

Fließende Energie erkennen

Manche Menschen spüren die mikrokosmische Energie zuerst am Ende der Wirbelsäule. Andere spüren Anzeichen des fließenden Qi als warmes Gefühl unterhalb des Bauchnabels. Wieder andere sehen Lichter vor den Augen oder spüren ein Kribbeln.

Den Fluss der Energie zu visualisieren und zu fühlen ist ein wichtiger Schritt. Später sind Sie so in der Lage, Ihren Geist und Qi jederzeit in jeden Körperteil zu senden. Als Hilfestellung wurden die Dantian-Pfade geschaffen. In den Übungen auf diesen Seiten lernen Sie, den beiden Pfaden in Gedanken zu folgen und Ihren Geist mit dem Qi zu verbinden.

Die Konzentration auf die Dantian-Pfade aktiviert drei Dantian-Energiezentren (siehe S. 30–31). Der untere Kreislauf aktiviert das untere Dantian und das Yongquan-Tor, das den Energiefluss in den Beinen stimuliert. Es balanciert die Energien des unteren Körpers aus und erhöht die Kernstabilität. Beim Qi Gong meint man damit das „Erden" (siehe S. 56). Der obere Kreislauf aktiviert die Laogong-Punkte in den Handflächen, das Yin-Dang-Zentrum auf der Stirn und das Herz-Zentrum. Außerdem hält er die Energien des Oberkörpers im Gleichgewicht.

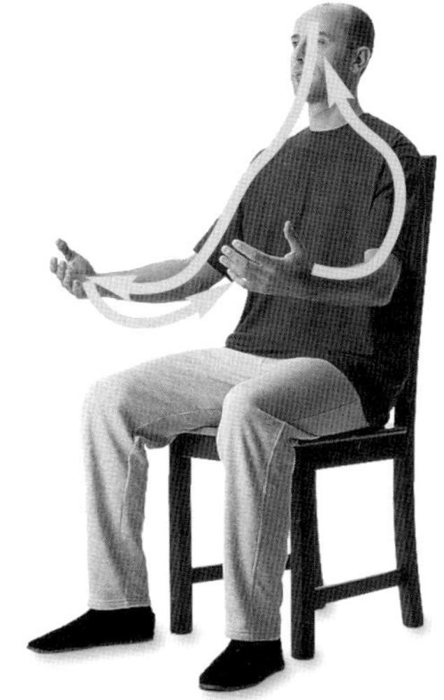

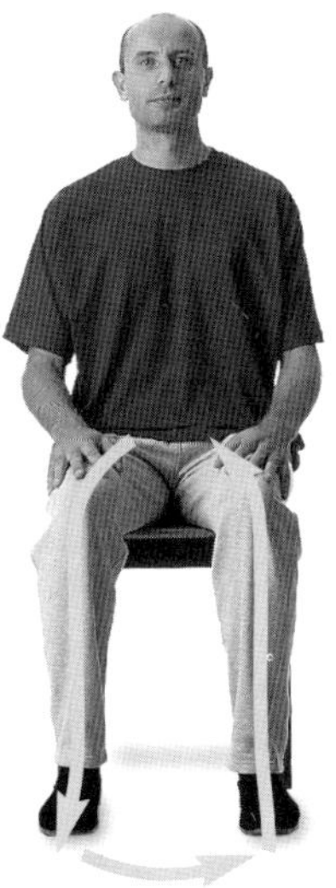

Oberer Dantian-Pfad

Der Kreislauf beginnt im Laogong-Zentrum der linken Handfläche. Er verläuft den Arm entlang, über die Schulter hoch zum Hals. Von dort verläuft er durch die linke Schläfe zum Yin-Dang-Zentrum in der Stirnmitte. Er endet in der rechten Handfläche.

1 *Setzen Sie sich auf einen Stuhl und heben Sie die Hände mit den Handflächen nach oben an. Stellen Sie sich einen Ball aus goldenem Licht in Ihrer linken Handfläche vor. Verfolgen Sie ihn entlang des beleuchteten Pfades zur Stirnmitte. Dort sehen Sie einen Ball aus silbernem Licht.*

2 *Ihr inneres Auge gleitet nun durch die rechte Schläfe Hals, Schulter und Arm hinab. In der Handfläche sehen Sie ein goldenes Licht. Spannen Sie einen Bogen zur linken Hand und setzen Sie den Kreislauf fort. Üben Sie 3–5 Minuten. Steigern Sie die Dauer dann auf 15 Minuten.*

Unterer Dantian-Pfad

Dieser Kreislauf verläuft vom unteren Dantian aus durch das rechte Bein, fließt durch die Erde in das linke Bein und von dort aus zurück zum Dantian.

1 *Setzen Sie sich auf einen Stuhl und stellen Sie sich einen Sonnenuntergang über einem See vor. Der See liegt auf Höhe des unteren Dantian. Er fließt über und goldene Flüssigkeit ergießt sich über Ihren rechten Oberschenkel, das Knie und den Unterschenkel.*

2 *Die Flüssigkeit fließt durch das rechte Yongquan-Tor ab. Sie verläuft unterirdisch, bevor sie durch Ihr linkes Yongquan-Tor in den Fuß eindringt. Sie fließt hoch bis zum Dantian und füllt den See wieder auf. Diese Visualisierung sollte zunächst 3 Minuten dauern. Steigern Sie dann auf 10 Minuten.*

WEISSER KRANICH

In diesem Kapitel wird eine Folge von Qi-Gong-Übungen beschrieben. Man nennt das eine „Form". Die hier dargestellte Form heißt „Weißer Kranich", da viele Übungen die Bewegungen des Vogels imitieren, z. B. seine einbeinige Haltung bei der Futtersuche, das Hervorschnellen des Kopfes, wenn er seine Beute fängt, und die Wellenbewegung der Flügel beim Fliegen. „Weißer Kranich" ist eine der vielen Qi-Gong-Formen, die auf der Imitation von Vögeln oder anderen Tieren beruhen. Diese Form ist für Anfänger besonders gut geeignet, da sie hierbei die Grundlagen der Bewegungen und des geistigen Bewusstseins von Qi Gong kennen lernen. Wenn Sie sich regelmäßig die Zeit zum Üben nehmen, werden Ihnen die Bewegungen schnell in Fleisch und Blut übergehen.

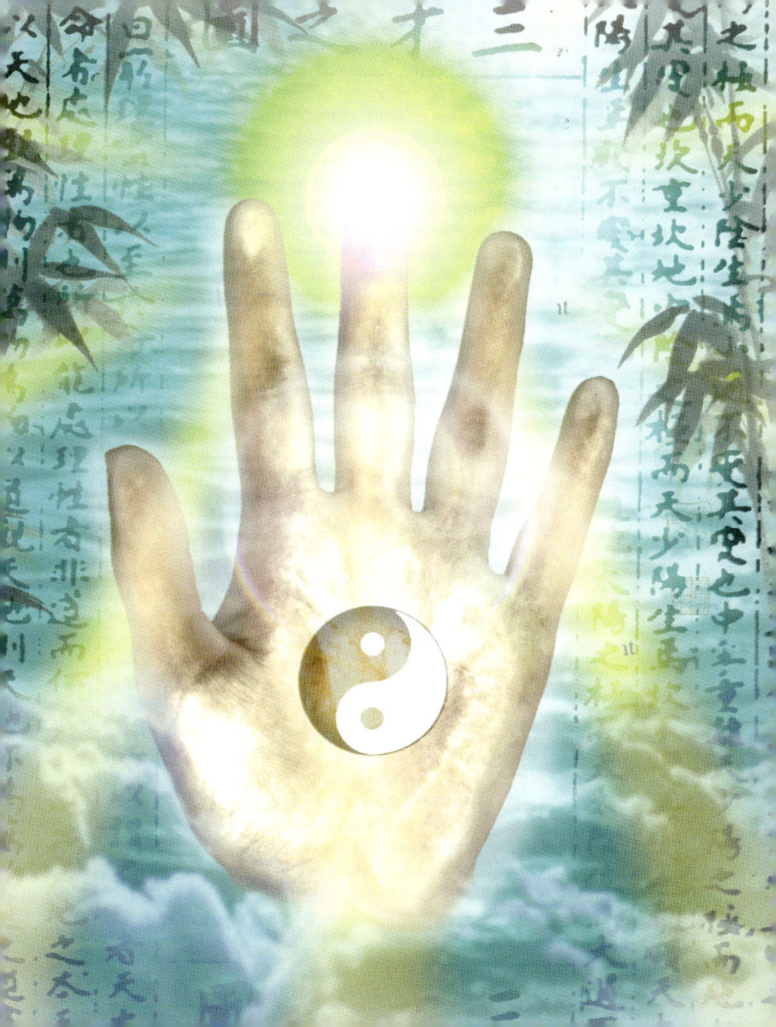

Vorstellung der Form

Eine Form ist eine Folge von festgelegten Bewegungen, die gelernt und immer in dieser Reihenfolge ausführt werden. Die Übungen folgen einem Muster und sind daher leicht erlernbar. Durch die Choreografie der Bewegungen hat eine Form immer eine bestimmte Länge. Diese Form besteht aus 128 Bewegungen, die in fünf Abschnitte unterteilt sind. Auf den folgenden Seiten werden die Bewegungen jedes Abschnitts in einzelne Übungen aufgeteilt. Diese lernen Sie in jeweils halbstündigen Sitzungen. Auf den farbigen Seiten wird jede Übung Schritt für Schritt erklärt. Die Details dieser Übung werden anschließend auf den schwarzweißen Seiten analysiert. Bei regelmäßiger Übung wird es ca. drei Monate dauern, bis Sie die gesamte Form beherrschen. Danach nimmt das Training etwa 30–40 Minuten in Anspruch.

Es gibt verschiedene Versionen des „Weißen Kranichs". Die hier vorgestellte ist für Anfänger besonders gut geeignet, da die Bewegungen vielfältig und ausgeglichen sind.

Übungszeit

Eine Qi-Gong-Form sollte in der Regel 30–40 Minuten dauern. Damit hat man genug Zeit, das Bewusstsein zu schärfen. Obwohl es ideal wäre, jeden Tag zu trainieren, haben Sie vermutlich weder Lust noch Zeit, jedes Mal die ganze Form zu üben. Machen Sie täglich ein paar Übungen oder eine stehende Meditation. So bleiben Atmung und Körper locker und der Geist scharf. Dadurch werden Sie entspannter und konzentrierter.

Kontinuität ist wichtig. Wenn Sie die Form beherrschen, sollten Sie sie mindestens einmal pro Woche vollständig durchgehen.

Bewusstsein & Visualisierung

Die Form trainiert den gesamten Körper und lenkt das Bewusstsein von den Händen zum Kopf und zu den Füßen. Beim Qi Gong ist das Wissen um den Energiefluss genauso wichtig wie die körperlichen Bewegungen. Daher wird jede Übung nicht nur analysiert, sondern Sie erhalten auch Richtlinien zu den begleitenden Visualisierungen. Viele Visualierungen sind bebildert, um Anfängern zu helfen.

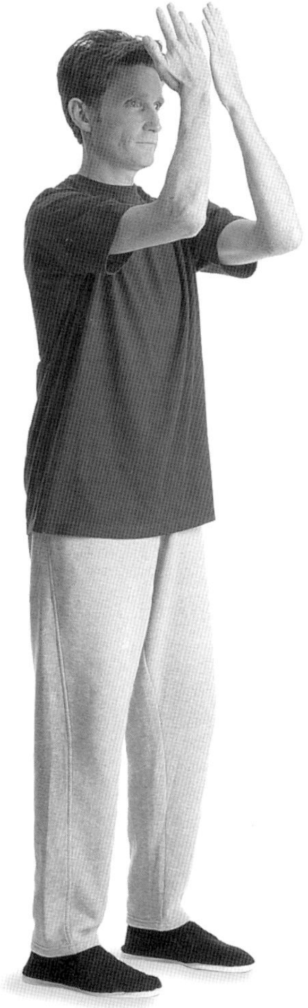

Drittes Auge

Die zweite der drei Positionen der Form „Drittes Auge" (s. S. 126–127) leitet Qi in die Stirnmitte.

Bewegungsreihenfolge

Bei Qi-Gong-Bewegungen sollten Ihre Hände flüssig von der Hüfte zum Kopf und zurück bewegt werden.

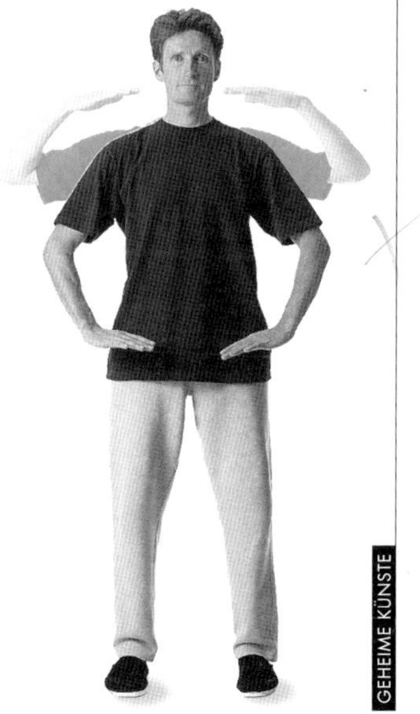

WEISSER KRANICH, TEIL 1

Die Form beginnt mit dem Dehnen und Trainieren des Oberkörpers sowie mit der Vertiefung der Atmung. Die Wellenbewegung der Arme auf den ersten Seiten ist winzig und flüssig. Arbeiten Sie an der richtigen Ausführung. Der Schlüssel zu anmutigen Bewegungen ist die Entspannung. Stellen Sie sich die Bewegungen vor und verlassen Sie sich nicht auf die rein körperliche Anstrengung. Bei „Nach hinten drücken und werfen" stoßen Sie angestaute Energie mit einem kräftigen Wurf nach vorne aus. Die Armbewegungen sind größer, aber Sie dürfen nie die Kontrolle verlieren. Damit dieser Wurf nicht ruckartig aussieht, bedarf es einer guten Koordination. Halten Sie diese auch aufrecht, wenn Sie die Hände heben um Qi in das Scheitel-Zentrum zu drücken (S. 98–99), sowie bei „Zur Erde drücken" (S. 102–103). Bei den letzten Übungen dehnen, beugen und drehen Sie sich, bevor Sie die Übung mit einer stehenden Meditation beenden.

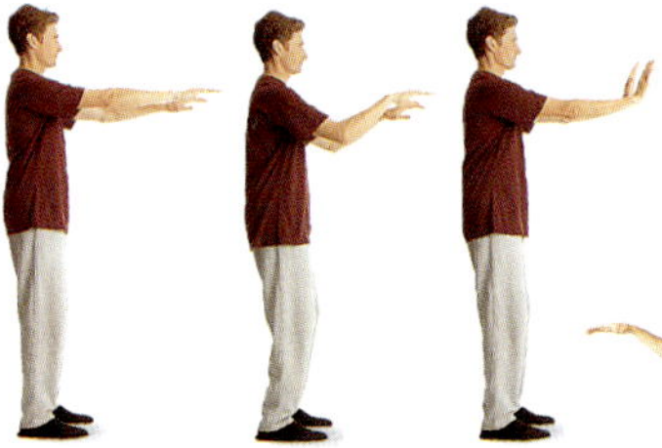

Wellenbewegung der Arme 1
S. 86–89

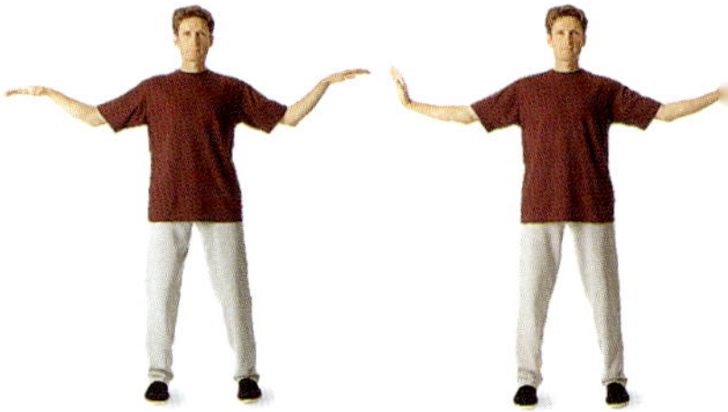

Wellenbewegung der Arme 2
S. 90–93

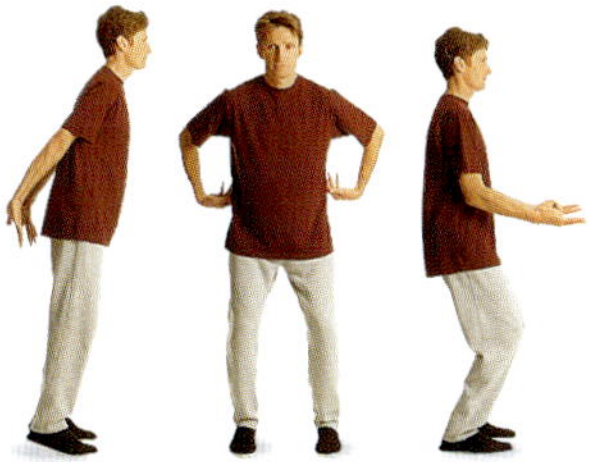

Nach hinten drücken und werfen
S. 94–97

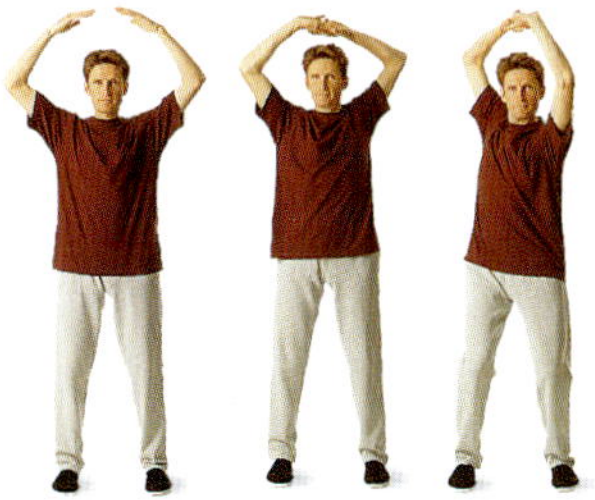

Die Wirbelsäule wecken
S. 98–101

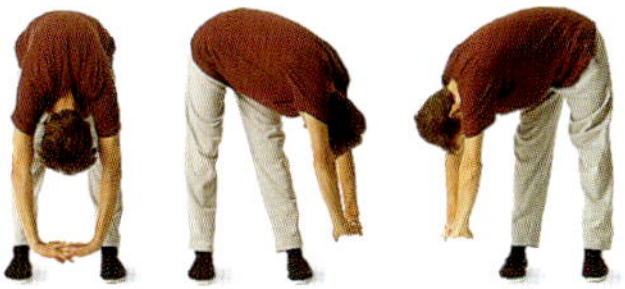

Zur Erde drücken
S. 102–105

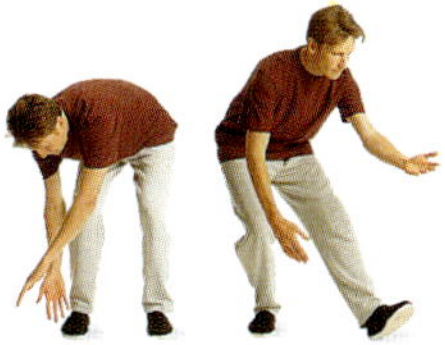

Der kreisende Ball
S. 106–109

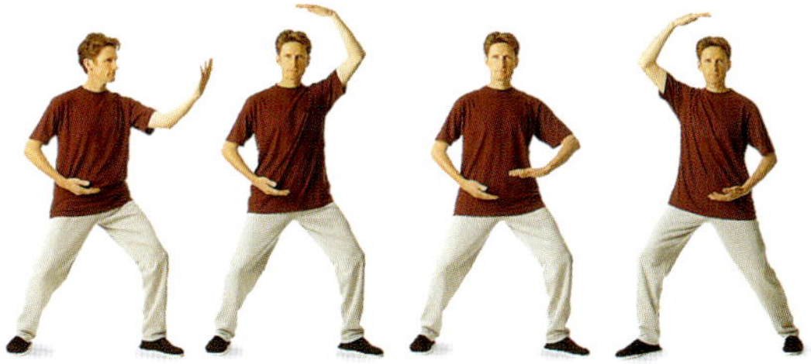

Hineinziehen
S. 110–113

Stehende Meditation

Jeder Teil einer Form beginnt und endet mit einer einfachen, stehenden Haltung, der stehenden Meditation. Sie dauert mindestens eine Minute. Es ist ein wichtiger Moment in der Form, da sie den Übergang zwischen der äußeren Welt Ihres täglichen Lebens und der inneren Welt des Qi Gong bildet.

Die stehende Meditation erlaubt es Ihnen, sich auf die Atmung zu konzentrieren und den mikrokosmischen Orbit zu spüren. Ihre Bewegungen können nur fließend sein, wenn Ihr Körper entspannt ist. Nehmen Sie sich einen Augenblick Zeit und entspannen Sie die Schultern. Dehnen Sie sich und entspannen Sie den Rücken. Heben Sie den Kopf und schauen Sie nach vorne, die Augen offen und entspannt, auf keinen bestimmten Punkt fixiert.

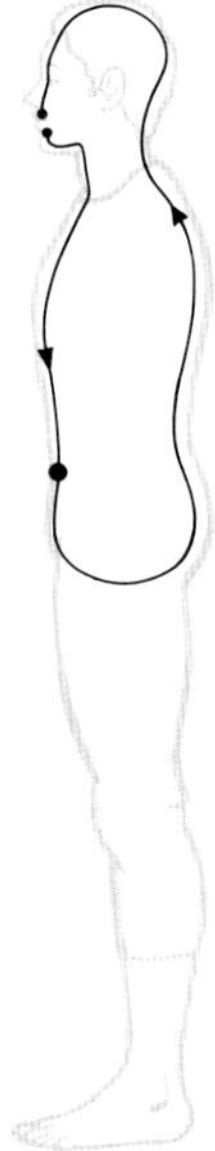

Der mikrokosmische Orbit

Verbringen Sie die ersten Momente von Teil 1 in einer stehenden Meditation. Stellen Sie sich den mikrokosmischen Orbit vor. Ihr inneres Qi fließt aus dem unteren Dantian die Wirbelsäule hoch bis zu Ihrem Scheitel und über Ihr Gesicht und die Vorderseite des Körpers wieder nach unten. Verfolgen Sie diesen Kreislauf drei- bis viermal in Gedanken.

Energie visualisieren

Durch Qi Gong soll der Energiefluss im Körper gepflegt werden. Während der stehenden Meditation müssen Sie sich auf die Pfade konzentrieren, auf denen das Qi fließen wird, wenn Sie die Übungen beginnen. Konzentrieren Sie sich auf das untere Dantian. Dort beginnt der mikrokosmische Orbit. Atmen Sie in das Dantian hinein. Fühlen Sie, wie die Energie auf den Pfaden fließt. Die Bewegungen, die Sie gleich ausführen werden, verstärken diesen Fluss und vergrößern den Energievorrat im Körper. Denken Sie an den Umriss Ihres Körpers und stellen Sie sich vor, wie Qi aus Ihrem Körper ausstrahlt und eine Aura um Sie herum bildet. Dies ist eine Schnittstelle zwischen dem inneren Kreislauf des Qi und dem Qi der Außenwelt, das Sie umgibt.

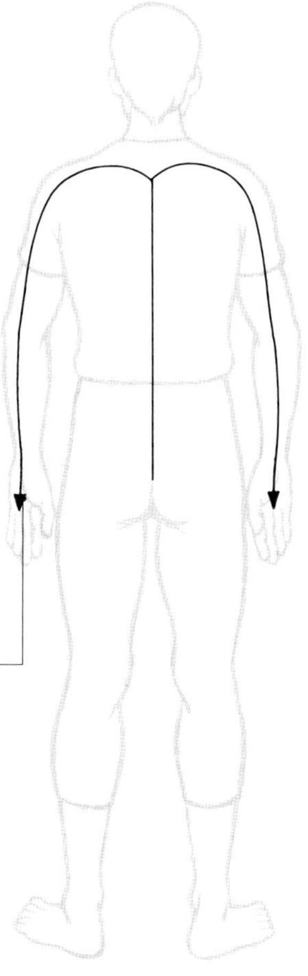

Wenn die Handflächen offen sind, nehmen die Laogong-Tore Energie von außen auf.

Abzweigendes Qi

Wenn Sie ein Gefühl für den Verlauf des Qi entlang des mikrokosmischen Orbits haben, stellen Sie sich vor, wie das Qi abzweigt, wenn es das obere Ende der Wirbelsäule erreicht. Es fließt quer über Ihre Schultern und die Arme hinab zu den Laogong-Punkten in Ihren Handflächen.

WELLENBEWEGUNG DER ARME 1

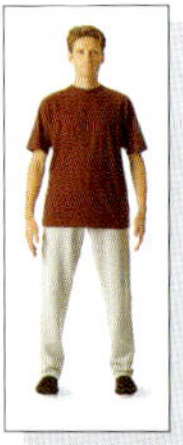

Die Form beginnt mit einigen kleinen Bewegungen zur Anregung des Qi-Flusses. Beginnen Sie in der Grundhaltung: Füße hüftbreit, Arme an den Seiten, Handflächen nach innen. Im ersten Schritt lernen Sie kleine, anmutige, rhythmische Armbewegungen, mit denen Sie die Kommunikation zwischen der Wirbelsäule und den Gliedmaßen aktivieren. Die wellenartigen Bewegungen der Ellbogen, Handgelenke und Hände dehnen den Oberkörper von der Wirbelsäule bis zu den Fingerspitzen.

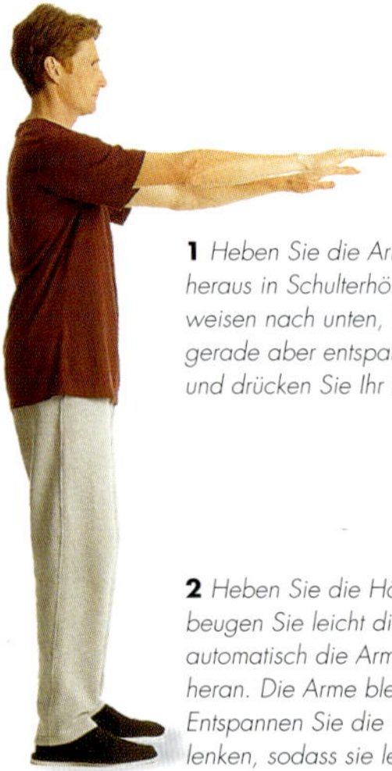

1 *Heben Sie die Arme aus der Grundhaltung heraus in Schulterhöhe. Die Handflächen weisen nach unten, Finger und Ellbogen sind gerade aber entspannt. Beugen Sie die Knie und drücken Sie Ihr Becken leicht nach unten.*

2 *Heben Sie die Hände ein Stück an und beugen Sie leicht die Ellbogen. Sie ziehen automatisch die Arme ein Stück zur Brust heran. Die Arme bleiben dabei entspannt. Entspannen Sie die Hände an den Handgelenken, sodass sie leicht herabhängen.*

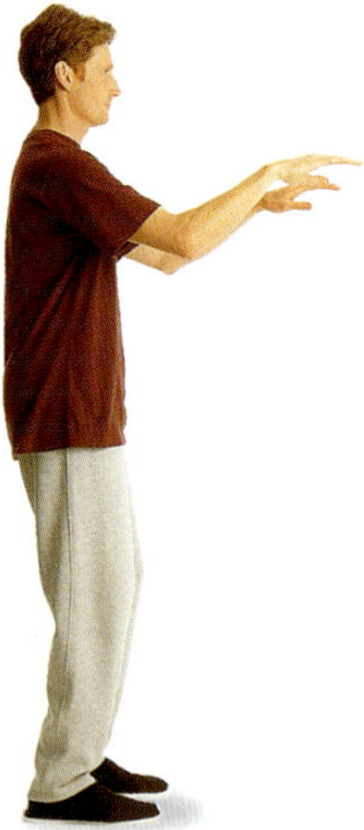

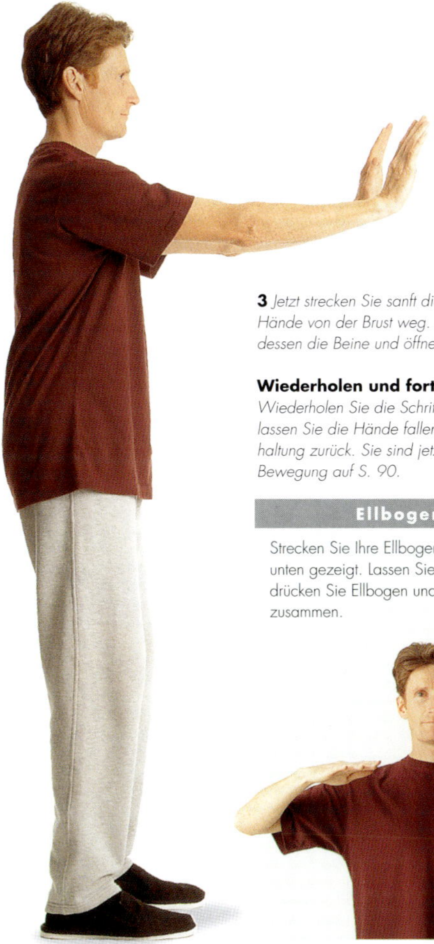

3 *Jetzt strecken Sie sanft die Arme aus und drücken die Hände von der Brust weg. Strecken Sie währenddessen die Beine und öffnen Sie die Handflächen.*

Wiederholen und fortfahren

Wiederholen Sie die Schritte 2 und 3 zweimal. Dann lassen Sie die Hände fallen und kehren in die Grundhaltung zurück. Sie sind jetzt bereit für die erste Bewegung auf S. 90.

Ellbogen gerade

Strecken Sie Ihre Ellbogen nicht zur Seite, wie unten gezeigt. Lassen Sie sie entspannt und drücken Sie Ellbogen und Unterarme leicht zusammen.

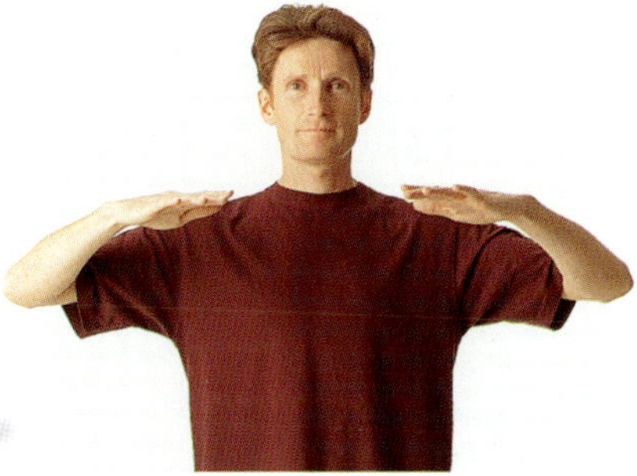

Der Anfang

Während Sie in Schritt 1 auf S. 86 die Arme heben, konzentrieren Sie sich auf das untere Dantian. Stellen Sie sich vor, wie die Intensität Ihres Bewusstseins den Kreislauf des Qi ankurbelt. Aus dem unteren Dantian steigt Qi in die Wirbelsäule hinauf. Visualisieren Sie, wie es in Ihre Schultern abzweigt und bis in die Handflächen fließt, während Sie die Arme bewegen.

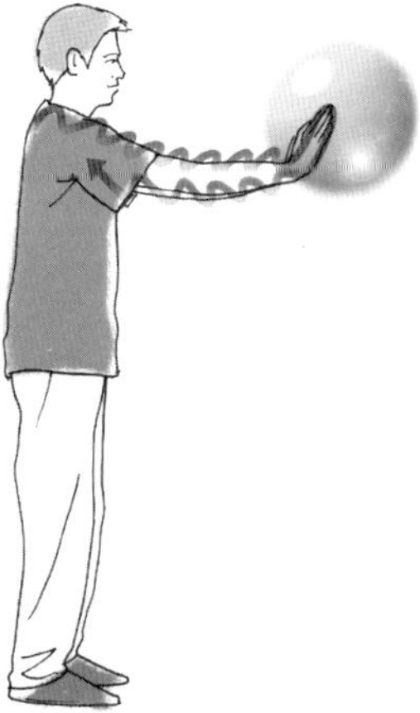

Rhythmus der Wellen

Qi wogt sanft und rhythmisch wie kleine Wellen von den Schultern aus durch Arme und Finger zurück in die Schultern. Schultern … Hände … Schultern … Hände. Ihre Arme baden in einer Welle von Energie.

Den Energiefluss anregen

Die rhythmischen Bewegungen sowie das stetige Heben und Senken der Wirbelsäule stimuliert den Energiekreislauf. Entspannung statt Anstrengung ist der Schlüssel zu den sanften Wellenbewegungen. Ziehen Sie Ihre Hände in Schritt 2 nicht ein, sondern entspannen Sie Ihre Schultern und Ellbogen. Durch die Abwärtsbewegung werden die Arme leicht gebeugt und die Hände herangezogen. Anstatt in Schritt 3 die Arme bewusst wegzustoßen, strecken Sie sanft die Ellbogen. Während Sie kaum merklich die Wirbelsäule anheben, öffnen Sie die Handflächen. Die sanften, fließenden Bewegungen fühlen sich an, als ob Qi durch Ihre Arme wogt. Machen Sie nach drei Bewegungen eine Pause. Strecken Sie die Arme mit den Handflächen nach unten aus.

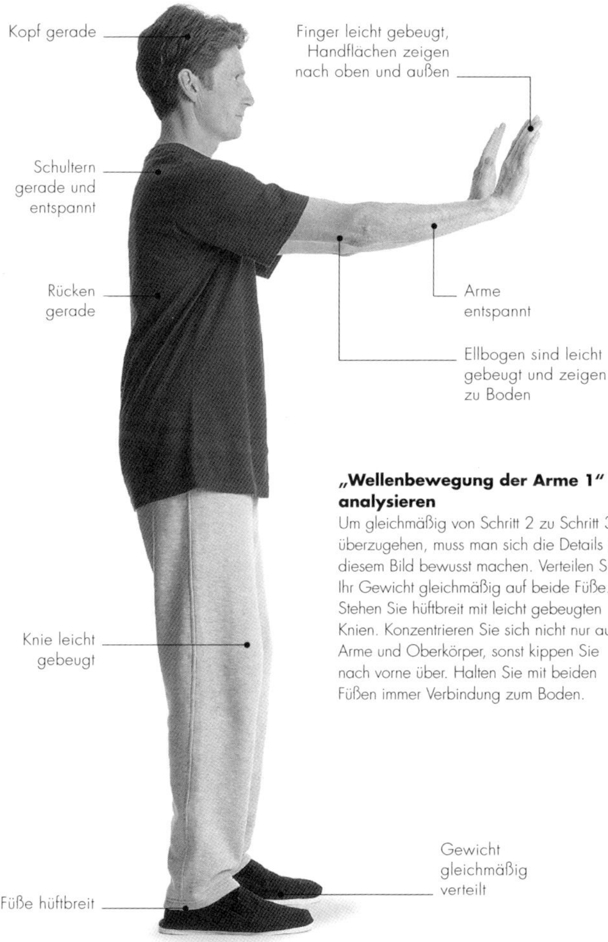
Kopf gerade
Finger leicht gebeugt, Handflächen zeigen nach oben und außen
Schultern gerade und entspannt
Rücken gerade
Arme entspannt
Ellbogen sind leicht gebeugt und zeigen zu Boden
Knie leicht gebeugt
Gewicht gleichmäßig verteilt
Füße hüftbreit

„Wellenbewegung der Arme 1" analysieren

Um gleichmäßig von Schritt 2 zu Schritt 3 überzugehen, muss man sich die Details auf diesem Bild bewusst machen. Verteilen Sie Ihr Gewicht gleichmäßig auf beide Füße. Stehen Sie hüftbreit mit leicht gebeugten Knien. Konzentrieren Sie sich nicht nur auf Arme und Oberkörper, sonst kippen Sie nach vorne über. Halten Sie mit beiden Füßen immer Verbindung zum Boden.

WELLENBEWEGUNG DER ARME 2

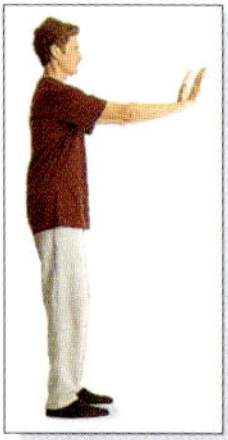

Die Form geht mit wellenartigen Bewegungen weiter. Dieses Mal strecken Sie die Arme zur Seite. Die Wellenbewegungen verstärken den Fluss des Qi entlang der Wirbelsäule und der Arme. Sie öffnen die Meridiane in Armen und Schultern. Außerdem trainieren sie die Schulter-, Ellbogen- und Handgelenke, ohne sie zu überanstrengen. Die Gelenke in der Hand werden gebeugt und gestreckt.

Ausgangsposition
Beginnen Sie aus der Position, in der Sie am Ende von Schritt 3 auf S. 87 standen.

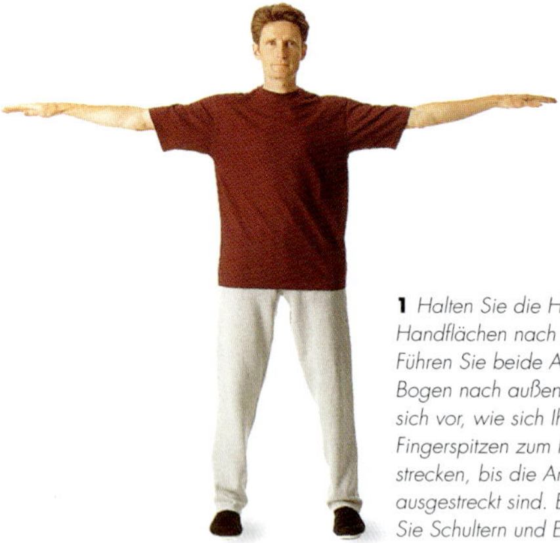

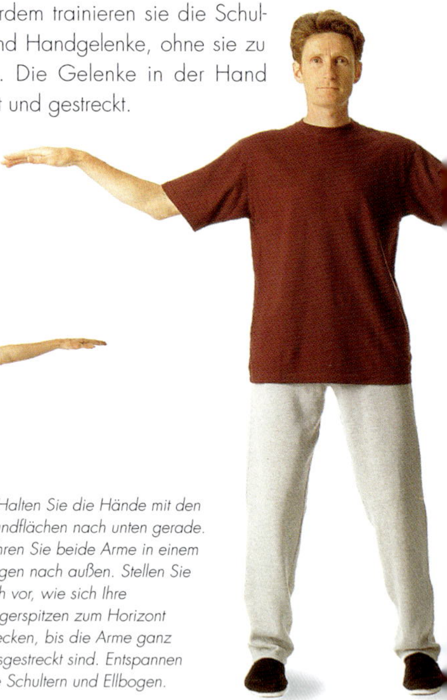

1 *Halten Sie die Hände mit den Handflächen nach unten gerade. Führen Sie beide Arme in einem Bogen nach außen. Stellen Sie sich vor, wie sich Ihre Fingerspitzen zum Horizont strecken, bis die Arme ganz ausgestreckt sind. Entspannen Sie Schultern und Ellbogen.*

3 *Strecken Sie die Arme sanft, die Hände bewegen sich von den Schultern weg. Gleichzeitig strecken Sie die Beine und heben die Wirbelsäule an. Heben Sie wieder die Hände, bis die Handflächen nach außen zeigen.*

Wiederholen und fortfahren

Wiederholen Sie Schritt 2 und 3 zweimal. Machen Sie gleichmäßige Wellenbewegungen mit den Armen. Dann lassen Sie die Arme fallen und kehren zu Schritt 1 zurück.

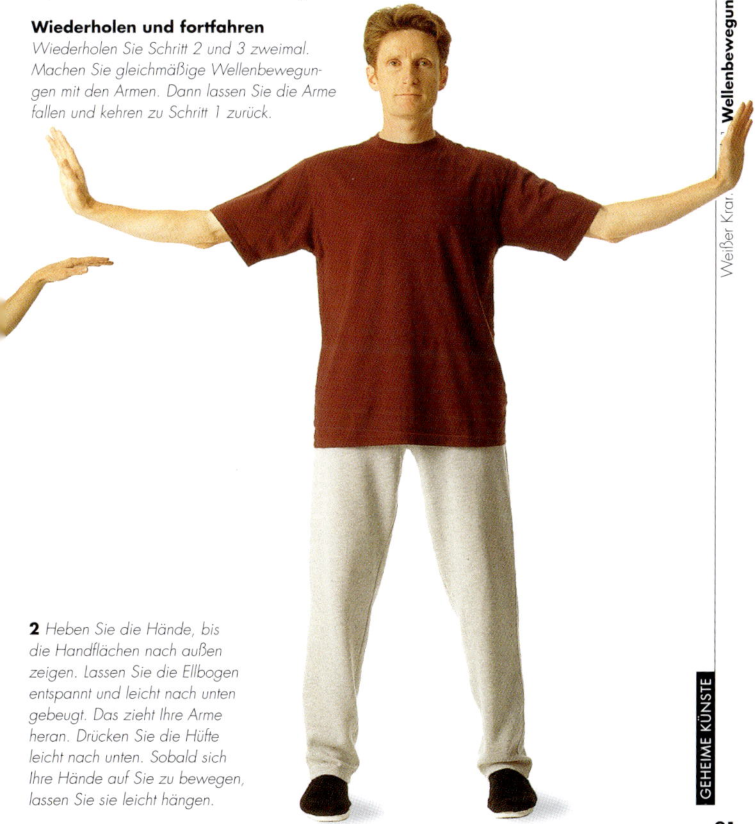

2 *Heben Sie die Hände, bis die Handflächen nach außen zeigen. Lassen Sie die Ellbogen entspannt und leicht nach unten gebeugt. Das zieht Ihre Arme heran. Drücken Sie die Hüfte leicht nach unten. Sobald sich Ihre Hände auf Sie zu bewegen, lassen Sie sie leicht hängen.*

Wellen erzeugen

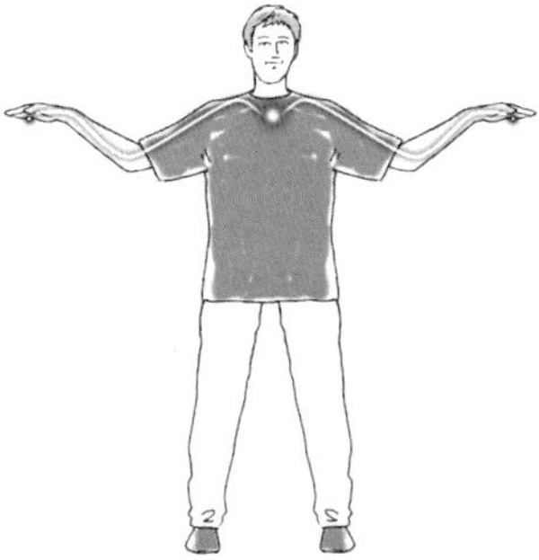

Leuchtende Energie
Drücken Sie in Schritt 3 die Hände nach außen, als wären dort Schatten, die sich auf Sie zubewegen. Visualisieren Sie die Wellen des Qi, wie sie durch die Arme wogen und in jeder Handfläche ein Licht entzünden.

Gehen Sie möglichst ohne Pause von den Wellenbewegungen auf S. 86–87 in die rhythmischen Seitwärtsbewegungen auf S. 90–91 über. Sie werden den fließenden Übergang vermutlich eine Weile üben müssen. Folgen Sie dem Pfad des Qi in Gedanken. Während Sie die Beine strecken und die Wirbelsäule leicht anheben, fließt Qi Ihre Wirbelsäule hinauf. Stellen Sie sich Qi als Flüssigkeit vor, die zwischen Ihren Schultern und Händen hin- und herfließt, während Sie die Arme bewegen. Beobachten Sie, wie ein Wellenkamm beim Strecken der Arme über die Fingerspitzen spült und wie die Strömung Ihre Hände zurück zum Körper zieht.

Belebende Handlungen

Die rhythmischen Bewegungen der Arme aktivieren die Kommunikation zwischen der Wirbelsäule und den Nerven, die durch die Gliedmaßen verlaufen. Die sanften Bewegungen beleben den gesamten Körper und sind voller belebendem Qi. Das Ausstrecken der Arme öffnet das obere Rückgrat – den Blitzableiter für die Energie des Körpers – und lässt Qi über die Meridiane zu den oberen Gliedmaßen fließen. Bei der dritten Wiederholung fühlt sich die Bewegung an, als hätten Arme, Ellbogen, Handgelenke und Handflächen ein Eigenleben entwickelt. Am Ende kehren Sie mühelos in die Ausgangsposition zurück.

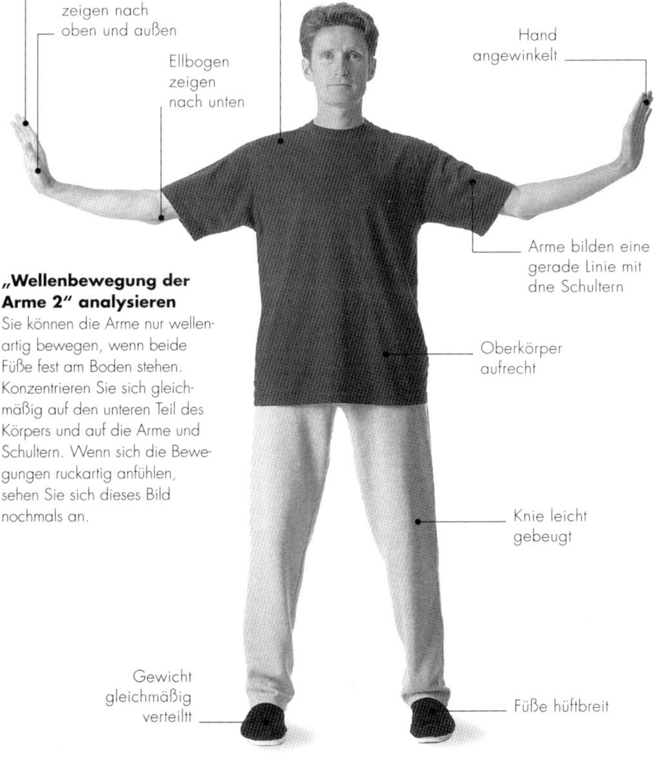

„Wellenbewegung der Arme 2" analysieren

Sie können die Arme nur wellenartig bewegen, wenn beide Füße fest am Boden stehen. Konzentrieren Sie sich gleichmäßig auf den unteren Teil des Körpers und auf die Arme und Schultern. Wenn sich die Bewegungen ruckartig anfühlen, sehen Sie sich dieses Bild nochmals an.

NACH HINTEN DRÜCKEN UND WERFEN

Diese dynamische Übung machen Sie zu einem Zeitpunkt, an dem der ganze Körper mit Energie aufgeladen ist. Sie soll abgestandenes Qi aus dem Körper ausstoßen. Dieses ist die erste von zwei Stellungen. Sie bereitet den Körper auf eine Bewegungsfolge vor, welche die Atmung anregt und gut gegen Herz- und Lungenbeschwerden sein soll.

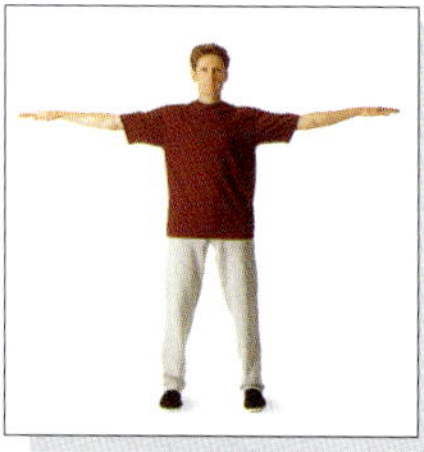

Ausgangsposition
Sie beginnen aus der Position, in der Sie am Ende der Übung auf S 90 standen.

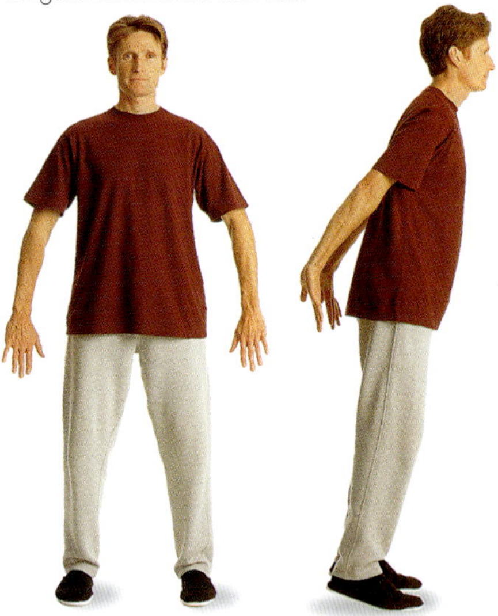

1 *Halten Sie Schultern und Arme gerade und entspannt. Senken Sie die Hände bis zu den Oberschenkeln und drehen Sie die Handflächen nach hinten.*

2 *Heben Sie leicht die Fersen und drücken Sie den Körper aus den Knöcheln nach vorne, als ob Sie gegen eine Wand aus Luft drückten. Strecken Sie Arme und Hände nach hinten aus.*

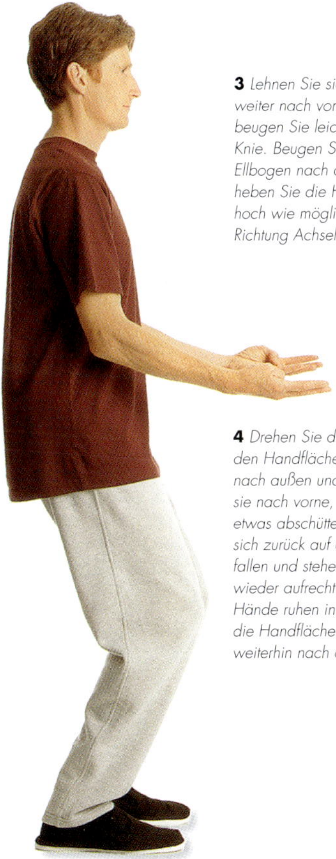

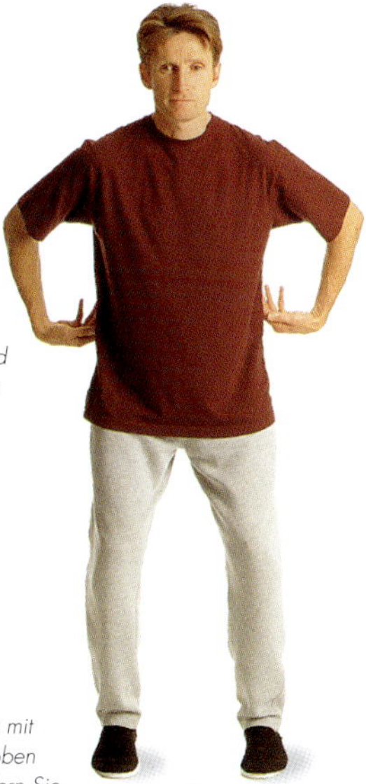

3 *Lehnen Sie sich weiter nach vorne und beugen Sie leicht die Knie. Beugen Sie die Ellbogen nach außen und heben Sie die Hände so hoch wie möglich in Richtung Achseln.*

4 *Drehen Sie die Hände mit den Handflächen nach oben nach außen und schleudern Sie sie nach vorne, als wollten Sie etwas abschütteln. Lassen Sie sich zurück auf den Boden fallen und stehen Sie wieder aufrecht. Die Hände ruhen in Hüfthöhe, die Handflächen zeigen weiterhin nach oben.*

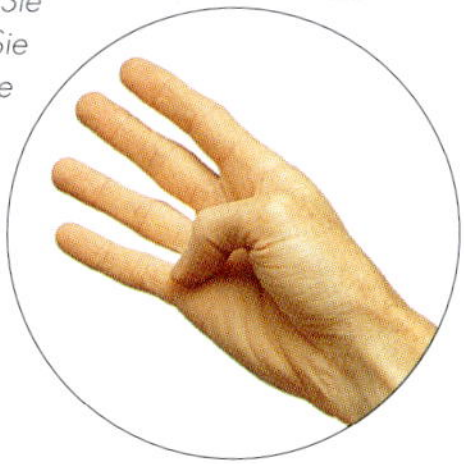

Während Sie die Hände in Schritt 3 aus den Achselhöhlen nach vorne schleudern, legen Sie die Daumen über die Handflächen, sodass sie den Ansatz des kleinen Fingers berühren. So wird verhindert, dass Qi aus den Laogong-Punkten herausfließt.

Abgestandenes Qi klären

Durch die belebende Wirkung der Armbewegungen in den vorangegangenen Bewegungen fühlen Sie sich als Ganzes, während Sie die Hände als Vorbereitung auf „Nach hinten drücken und werfen" zu den Seiten führen. Im zweiten Schritt neigen Sie sich vorwärts, als ob Sie sich gegen starken Wind stemmten. Das Gewicht wird dabei auf die Fußballen verlagert. Arme und Hände werden nach hinten an den Platz hinter den Nieren geführt.

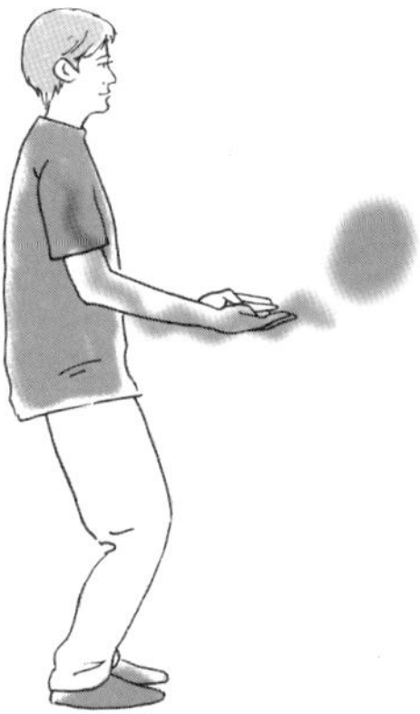

Das System reinigen
Während Sie sich auf den Wurf vorbereiten, stellen Sie sich vor, wie Sie Erschöpfung aus Ihrer Seele und Schadstoffe aus dem Gewebe schleudern. Sie befreien angestaute Emotionen und Energie, die in den Meridianen feststeckt. Spüren Sie, wie die Anspannung weicht, während Sie sie von sich schleudern.

Abgestandenes Qi ausstoßen

Die Nieren sind im Körper für die Ausscheidung von Abfallstoffen verantwortlich. Während Sie in Schritt 3 die Hände heben, stellen Sie sich vor, dass diese Bewegung altes, im Körper gefangenes Qi herauszieht und Sie es mit Schwung von sich wegschleudern. Stellen Sie sich die Armbewegungen hinter Ihrem Körper als das Sammeln von negativen Kräften und den Wurf als deren Ausstoß vor. Indem Sie den Daumen quer über die Handflächen legen, verhindern Sie das Entweichen von positivem Qi. Diese Übung baut Anspannung ab. Die belebende Wirkung aus den vorherigen Übungen kann sich im Körper ausbreiten. Außerdem stellt die Übung eine Verbindung zwischen dem inneren und äußeren Qi her.

„Nach hinten drücken und werfen“ analysieren

Alle hier gezeigten Details tragen zu flüssigen Bewegungen in den Schritten 2–4 bei. Ist der Körper verspannt und steif, sind die Bewegungen ruckartig, und es wird Ihnen schwerfallen, in Schritt 4 die Anspannung auszustoßen. Entspannen Sie den gesamten Körper, während Sie sich nach vorne lehnen und in Schritt 2 die Arme nach hinten drücken.

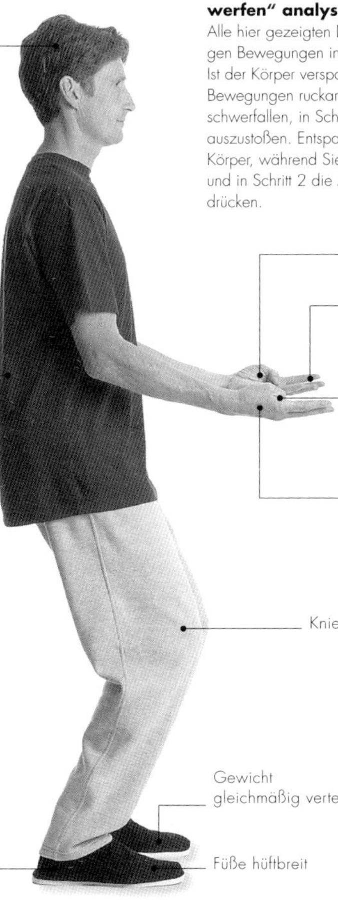

DIE WIRBELSÄULE WECKEN

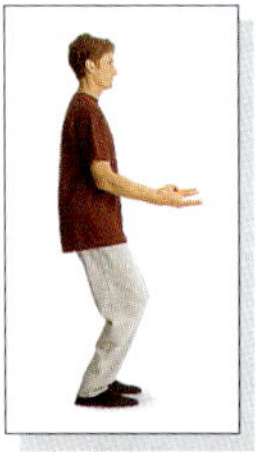

In dieser Übung werden die obere Wirbelsäule und die Schultern trainiert. Energie wird gesammelt und über den Kopf gehoben. Sie dringt durch das Scheitel-Zentrum in den Körper ein. Die folgenden Bewegungen dehnen den Schultergürtel und drehen und bewegen Nacken und Schultern. Die Stimulation des Oberkörpers kann – kombiniert mit der Konzentration auf die Wirbelsäule – positive Auswirkungen auf geistige Erschöpfung, Depressionen und Schlaflosigkeit haben.

Ausgangsposition
Sie beginnen so, wie Sie am Ende der letzten Übung auf S. 95 standen.

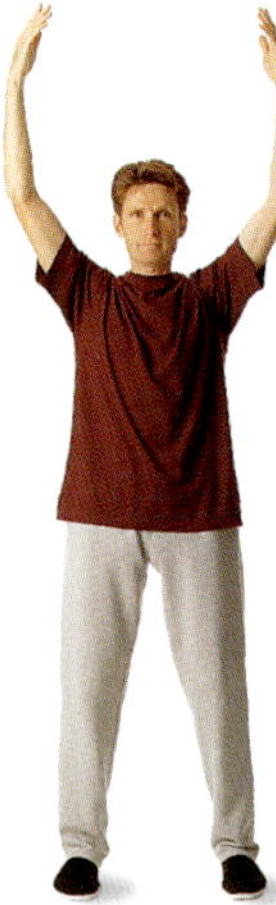

1 *Heben Sie die Hände hoch über den Kopf. Strecken Sie die Arme und ziehen Sie den Daumen vom kleinen Finger zurück.*

2 *Beugen Sie die Hände leicht und bringen Sie sie ein Stück nach vorne, sodass sie sich ca. 15 cm oberhalb Ihres Scheitels befinden. Entspannen Sie den Scheitel, während Sie Qi hineinfließen lassen.*

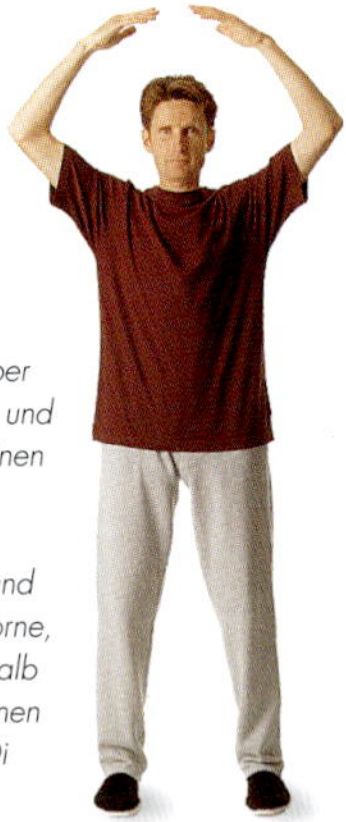

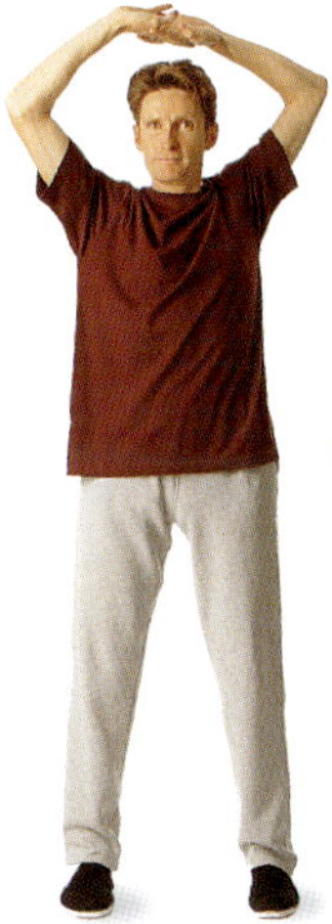

3 *Verschränkten Sie die Hände über dem Kopf, die Handflächen zeigen nach oben. Bewegen Sie die rechte Schulter vor und die linke Schulter zurück, dann links vor und rechts zurück und noch einmal umgekehrt.*

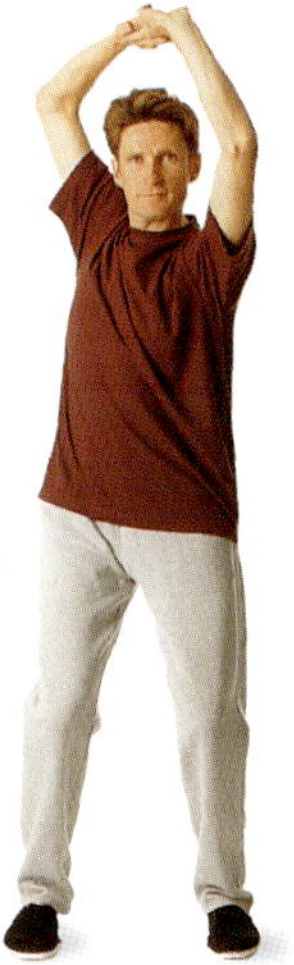

4 *Beugen Sie die Knie etwas, senken Sie die Wirbelsäule ca. 5 cm ab und strecken Sie die immer noch verschränkten Hände ca. 20 cm über Ihren Kopf. Bewegen Sie wieder die rechte Schulter vor und die linke zurück. Wiederholen Sie die Paddelbewegungen aus Schritt 3.*

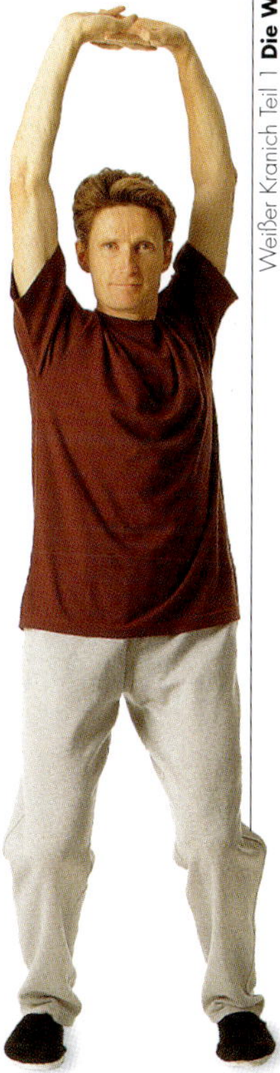

5 *Beugen Sie Ihre Knie noch weiter, senken Sie die Wirbelsäule ca. 10 cm und strecken Sie die verschränkten Hände ca. 30 cm hoch. Führen Sie die Paddelbewegungen dreimal aus.*

Wiederholen und fortfahren

Halten Sie jetzt beide Ellbogen wieder parallel zu den Ohren und dehnen Sie die Wirbelsäule einmal ordentlich, ohne sich dabei aufzurichten.

Energie auffüllen

Während Sie sich nach dem Wurf auf S. 95 ausruhen, liegen Ihre Daumen weiterhin an den kleinen Fingern. So halten Sie das gute Qi im Körper. Wenn Sie die Hände über den Kopf heben und die Daumen wegnehmen, können Sie Ihrem Körper frisches Qi zuführen. Halten Sie die Hände dicht über das Scheitel-Zentrum und lassen Sie Qi aus Ihren Händen zurück in den Körper fließen. Es zirkuliert durch Ihre Schultern und füllt sie mit Energie. Sie fühlen sich locker und entspannt an und sind nun bereit, die folgenden Paddelbewegungen auszuführen.

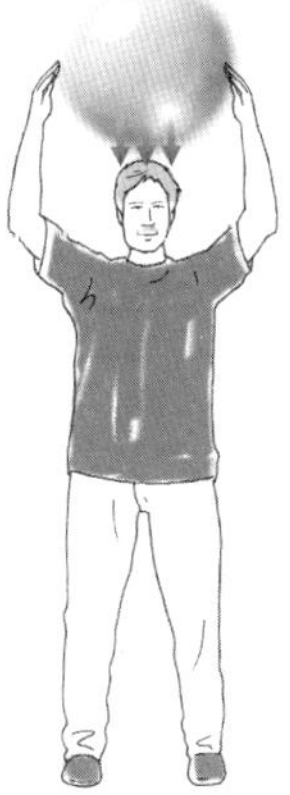

Ein goldener Energieball
Stellen Sie sich bei den Schritten 1 und 2 auf S. 98 vor, wie Sie einen glänzenden goldenen Energieball über den Kopf heben. Fühlen Sie, wie die warme Energie durch das Scheitel-Zentrum in Ihren Körper fließt und mit ihm verschmilzt.

Die Wirbelsäule drehen

Wenn Sie mit Ihren Augen einen Punkt direkt vor sich fixieren, wird durch die Paddelbewegungen in Schritt 2 auch der Hals bewegt. Konzentrieren Sie sich darauf. Konzentrieren Sie sich in Schritt 3 auf Ihre Schultern. Dieses Mal drehen Sie die Brustwirbel der oberen bis mittleren Wirbelsäule. In Schritt 4 konzentrieren Sie sich schließlich auf den unteren Rücken. Jetzt trainieren die Paddelbewegungen die Wirbelsäule vom unteren Rücken bis zum Kreuzbein. Konzentrieren Sie sich darauf, die Wirbelsäule immer tiefer zu senken und die Beine ein bisschen mehr zu beugen, um mehr Dehnung zu erreichen.

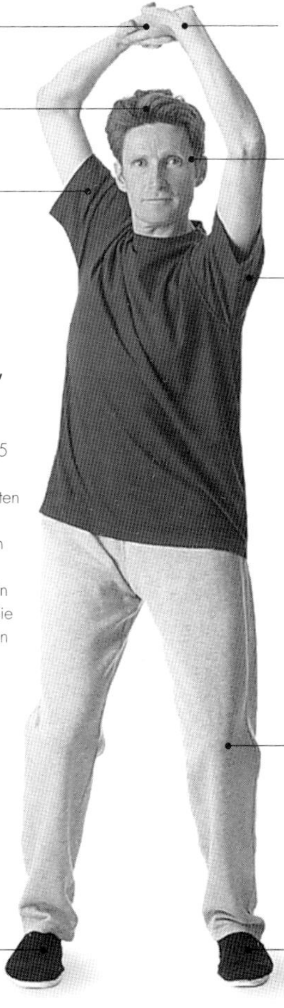
Finger verschränkt, Handflächen nach oben
Hände ca. 15 cm über dem Scheitel
Kopf aufrecht, in einer Linie mit der Wirbelsäule
Augen unbeweglich, auf einen festen Punkt gerichtet
Arme paddeln, der rechte Ellbogen zuerst
Schultern leiten die Armbewegungen ein
Knie gebeugt
Füße hüftbreit, fest aufgesetzt
Gewicht gleichmäßig verteilt

„Die Wirbelsäule wecken" analysieren

Für die sanften, flüssigen Paddelbewegungen in den Schritten 3–5 müssen Sie ein Gefühl für die korrekte Ausrichtung aller beteiligten Körperteile vom Scheitel bis zum Kreuzbein entwickeln. Sie müssen mit beiden Füßen fest auf dem Boden stehen und die Sitzbeine in Richtung Boden senken. Halten Sie den Kopf aufrecht und entspannen Sie sich von Kopf bis Fuß.

ZUR ERDE DRÜCKEN

Bei dieser Übung beugen Sie sich nach vorne, um angesammelte Energie in den Boden zu drücken. Sie sind dabei durch Hände und Füße mit der Erde verbunden. Die physische Wirkung der Übung ist die Dehnung des unteren Rückens und der Muskeln auf der Rückseite der Oberschenkel. Durch wenig Bewegung und eine schlechte Haltung werden sie leicht steif. Neben der Linderung von Rückenschmerzen soll diese Übung auch bei Verdauungsstörungen helfen. Das Beugen und Aufrichten massiert den Mastdarm.

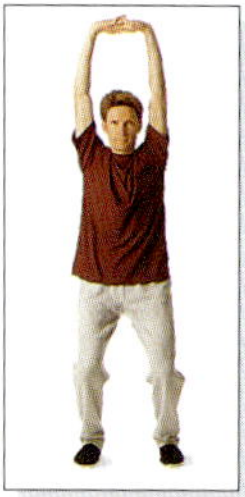

Ausgangsposition
Beginnen Sie mit gebeugten Knien, Kopf und Rücken gerade, Arme über den Kopf gestreckt, Finger verschränkt und Handflächen nach oben gedreht.

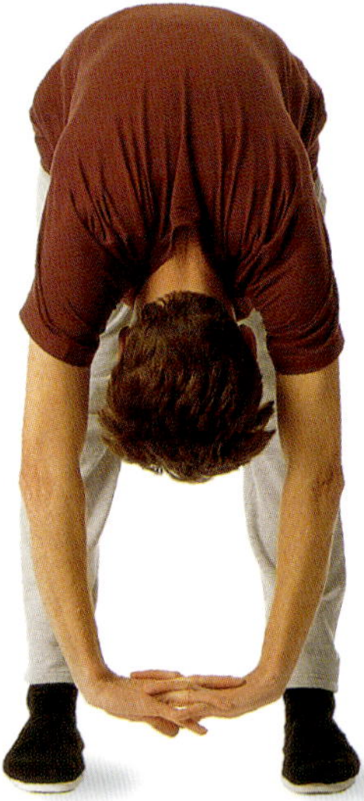

1 *Entspannen Sie die Ellbogen, strecken Sie die Beine durch und beugen Sie sich aus der Hüfte heraus nach vorne. Ziehen Sie den Kopf zwischen die Schultern. Beugen Sie sich so weit es geht nach unten, ohne sich unwohl zu fühlen.*

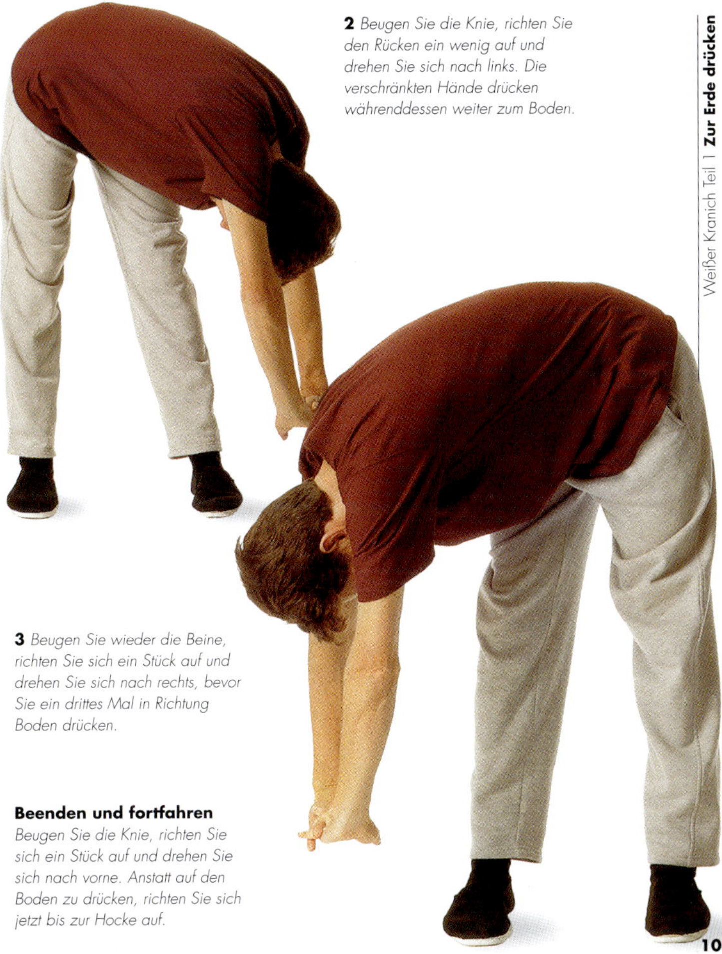

2 *Beugen Sie die Knie, richten Sie den Rücken ein wenig auf und drehen Sie sich nach links. Die verschränkten Hände drücken währenddessen weiter zum Boden.*

3 *Beugen Sie wieder die Beine, richten Sie sich ein Stück auf und drehen Sie sich nach rechts, bevor Sie ein drittes Mal in Richtung Boden drücken.*

Beenden und fortfahren

Beugen Sie die Knie, richten Sie sich ein Stück auf und drehen Sie sich nach vorne. Anstatt auf den Boden zu drücken, richten Sie sich jetzt bis zur Hocke auf.

Verbindung zur Erde

Bei der Ausführung der Bewegungen auf den S. 102–103 pflanzen Sie Qi, das in der Übung auf S. 98–99 durch das Scheitel-Zentrum in Sie hineinfloss, in den Boden. Anschließend drücken Sie die Erde rundherum fest. Stellen Sie sich vor, dass Sie in späteren Übungen an dieser Stelle eine Energie-Ernte einbringen können.

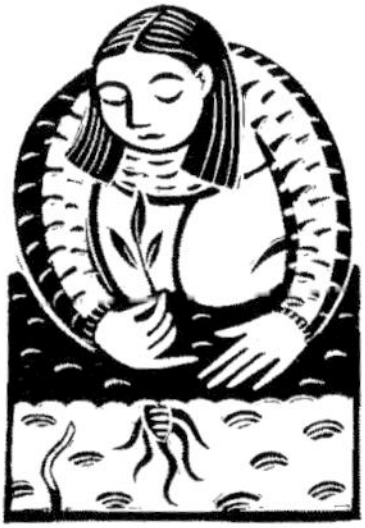

Qi pflanzen

Die Intensität der Dehnung zeigt sich in der Art, in der Sie die Hände auf den Boden drücken. Stellen Sie sich vor, dass Sie Erde um einen Keimling herum festdrücken.

Die Achillessehnen dehnen

Das Vorbeugen mit verschränkten Händen dehnt die langen, starken Achillessehnen, welche die drei große Muskeln an der Rückseite des Oberschenkels halten. Werden sie nicht regelmäßig gedehnt, verkürzen sie sich. Durch das Vorbeugen werden sie gedehnt und gelockert. Diese Übungen können auch Rückenschmerzen lindern. Besonders notwendig sind sie für Menschen, die oft und lange sitzen. Seien Sie aber vorsichtig, wenn Sie untrainiert sind. Beugen Sie sich aus der Hüfte vor und halten Sie den Rücken dabei gerade. Das Vorbeugen aus der Taille überanstrengt den oberen Rücken.

Versuchen Sie nicht, mit Macht die Hände auf den Boden zu drücken, da Sie sonst Zerrungen riskieren. Beugen Sie sich nur so weit vor, wie es angenehm für Sie ist. Ist Ihr Rücken sehr geschmeidig, sollten Sie Ihre Knöchel umfassen können. Bei einem steifen Rücken verbessert ein Training jeden zweiten Tag die Beweglichkeit. Bevor Sie sich aufrichten, müssen Sie immer daran denken, die Beine ein wenig zu beugen, sonst strapazieren Sie die Wirbelsäule.

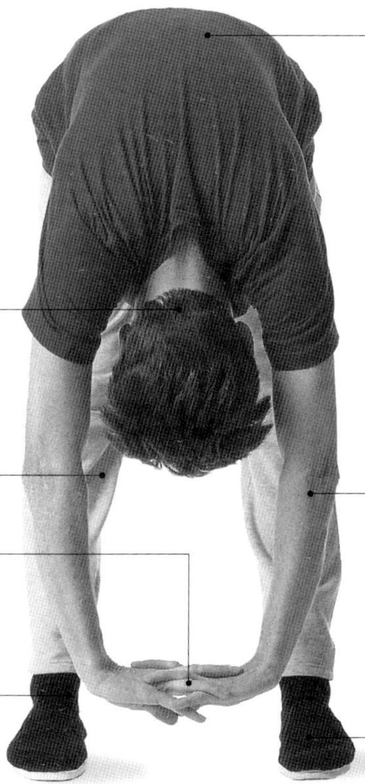
Hüfte gebeugt
Kopf hängt natürlich
Beine gerade, Knie entspannt
Arme gerade, Hände drücken nach unten
Finger verschränkt, Handflächen zur Erde
Füße hüftbreit und fest auf dem Boden
Gewicht gleichmäßig verteilt

„Zur Erde drücken" analysieren

Überprüfen Sie nochmals diese Bild, bevor Sie die Übung durchführen. Gehen Sie beim Üben die Schritte in Gedanken durch. Fragen Sie, wenn möglich, einen Freund oder Lehrer, oder überprüfen Sie im Spiegel, ob Ihr Rücken gerade ist und Sie sich nicht aus der Taille hinunterbeugen.

DER KREISENDE BALL

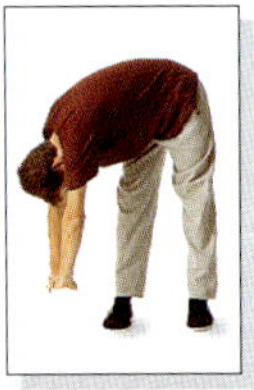

Während Sie die letzten Bewegungen von „Zur Erde drücken" noch ausführen, erscheint zwischen Ihren Händen ein Ball aus Energie. Sie beginnen den Ball zu drehen. Bewegen Sie den Körper von links nach rechts, drehen und biegen Sie dabei die Wirbelsäule. Diese Übung vervollständigt die Serie von Bewegungen zur Lockerung der Wirbelsäule. Sie öffnen sie für die später folgenden, umfangreicheren Übungen.

Ausgangsposition
Stehen Sie hüftbreit, die Beine gebeugt. Der Oberkörper beugt sich nach rechts, die Hände sind verschränkt und drücken nach unten.

1 *Nehmen Sie die verschränkten Hände auseinander. Führen Sie die linke Hand 30 cm vor die rechte Hand. Heben Sie den Energieball auf und beginnen Sie, ihn nach links zu drehen. Beugen Sie dabei das rechte Bein.*

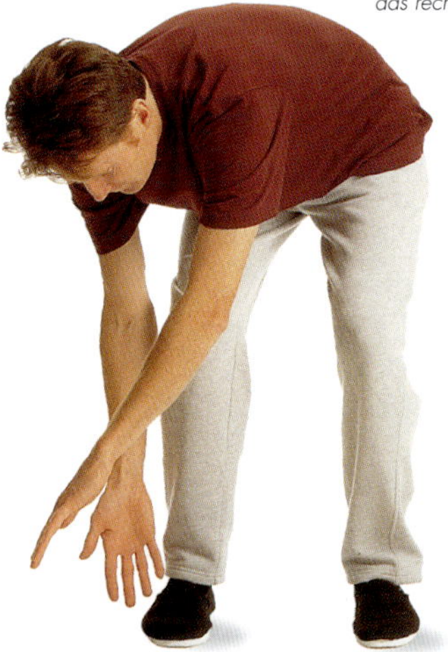

Die Richtung finden

Stellen Sie sich einen Kompass auf dem Boden Ihres Übungsraums vor. Beginnen Sie jede Serie von Bewegungen in Richtung Norden. Drehen Sie sich, während Sie den Ball drehen, in Richtung Nordwest.

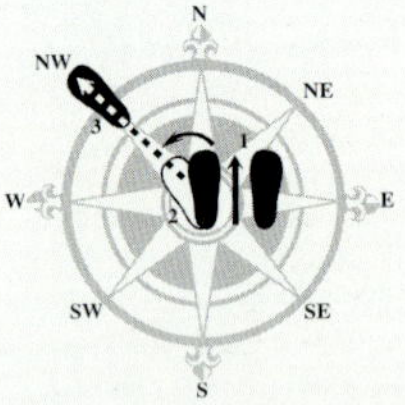

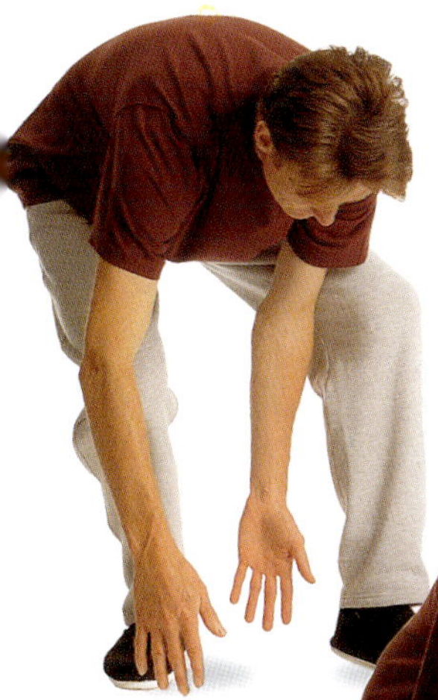

2 *Verlagern Sie die Hälfte Ihres Gewichts auf Ihr rechtes Bein, wenn Sie anfangen, den Ball zu drehen. Heben Sie jetzt Ihre linke Ferse an und drehen Sie sich langsam auf dem linken Ballen nach links.*

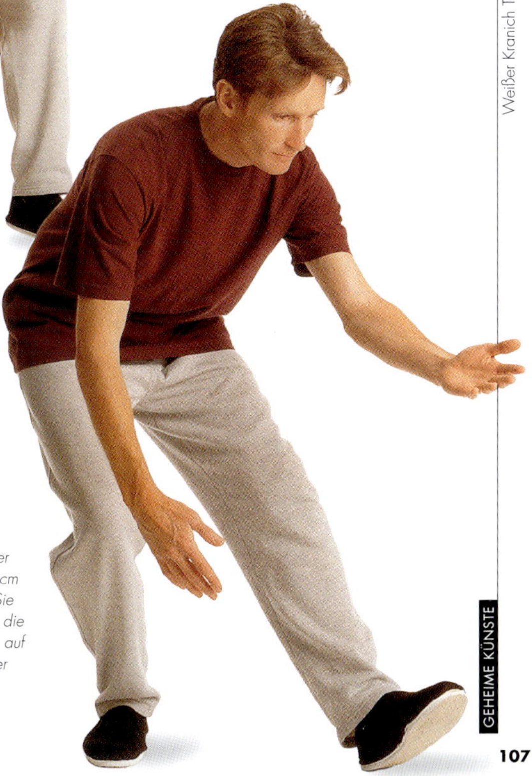

3 *Während Sie sich nach Nordwest drehen, wächst der Ball, bis Ihre Hände ca. 45 cm auseinander sind. Strecken Sie beim Beenden der Drehung die Beine und treten Sie mit links auf die Nordwest-Diagonale. Der rechte Arm beginnt sich zu heben, wenn die Ferse den Boden berührt.*

Qi bewegen

Bereiten Sie sich darauf vor, dass in Schritt 1 auf S. 106 ein goldener Energieball zwischen Ihren Fingern erscheint, sobald Sie die Hände auseinandernehmen. Bei „Zur Erde drücken" standen Ihre Handflächen mit der Erde in Verbindung. Vielleicht haben Sie den Energieball aus der Erde gezogen, als Sie sich aufrichteten? Der Ball wächst, sodass Sie Ihre Hände weiter öffnen müssen. Die linke Hand wird erst nach vorne geführt und kreist dann nach hinten, die rechte Hand kreist nach vorne, die Handflächen zeigen zueinander. Sie verlagern Ihr Gewicht auf Ihr gebeugtes rechtes Bein, während der Ball wächst. Der Ball berührt den Boden und Sie beginnen ihn zu drehen.

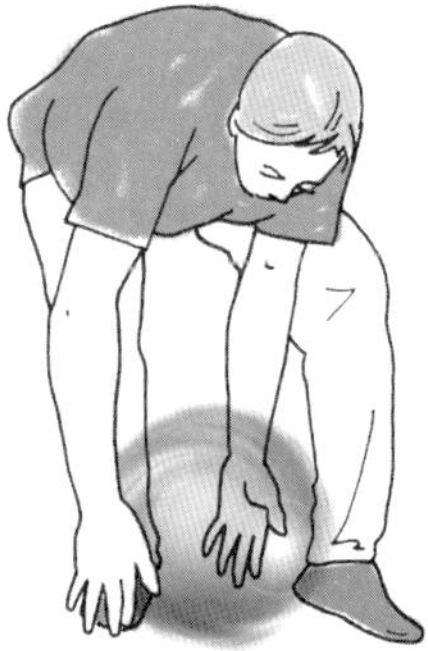

Kreisende Energie
Ihre Hände setzen den goldenen Energieball in Bewegung. Er dreht sich wie die Erde in Richtung Nord-Nordwest.

Kreisendes Qi

Während Sie auf dem rechten Bein hocken, schicken Sie den Ball in einem Bogen nach links. Sie drehen sich auf dem linken Fußballen, um dem Weg des Balls mit dem Oberkörper zu folgen. Wenn Sie fertig sind, zeigen Ihr linker Fuß, das Knie und der Oberkörper nach Nordwesten. Beobachten Sie den Ball und konzentrieren Sie sich darauf, während Sie ihn drehen. Wenn Sie die Bewegung vollenden, tritt Ihr linker Fuß auf die Nordwest-Diagonale. Ihre linke Hand liegt vor Ihrem linken Knöchel, die Handfläche zeigt nach Norden, die rechte Hand befindet sich direkt davor, die Handflächen zeigen wieder zueinander.

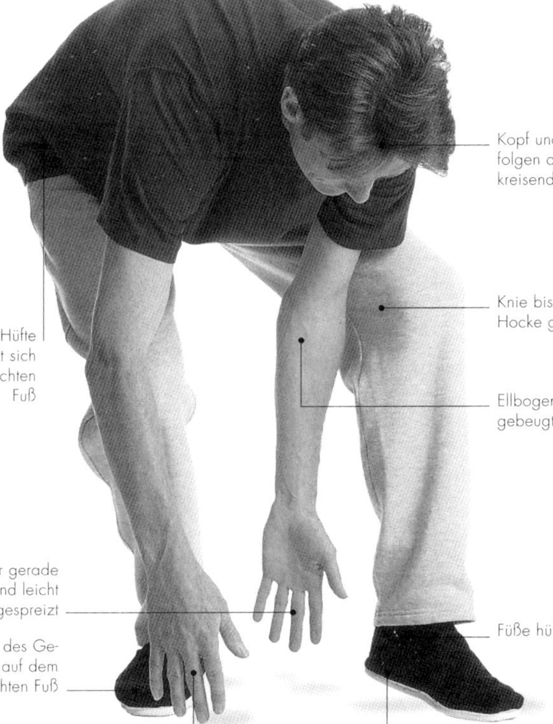

„Der kreisende Ball" analysieren

Gehen Sie sicher, dass Sie Ihren Körper fließend von rechts nach links drehen, wenn Sie den Ball kreisen lassen.

HINEINZIEHEN

Sie beenden den ersten Teil der Form, indem Sie den Energieball über den Kopf heben und die Energie durch das Scheitel-Zentrum in den Körper fließen lassen. Dort füllen Sie nun Ihre inneren Qi-Vorräte auf. Sie führen diese Bewegung einmal nach links und einmal nach rechts aus. Anschließend führen Sie die Hände zum unteren Dantian und stehen mit den Handflächen nach oben in der Grundhaltung.

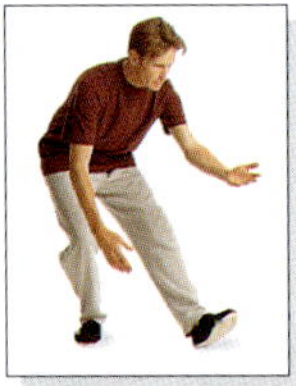

Ausgangsposition
Sie blicken nach Nordwesten, Ihr Gewicht liegt auf dem rechten Fuß. Die linke Ferse ist kurz davor aufgesetzt. Die rechte Hand ist zwischen Ihren Waden, die linke hebt sich.

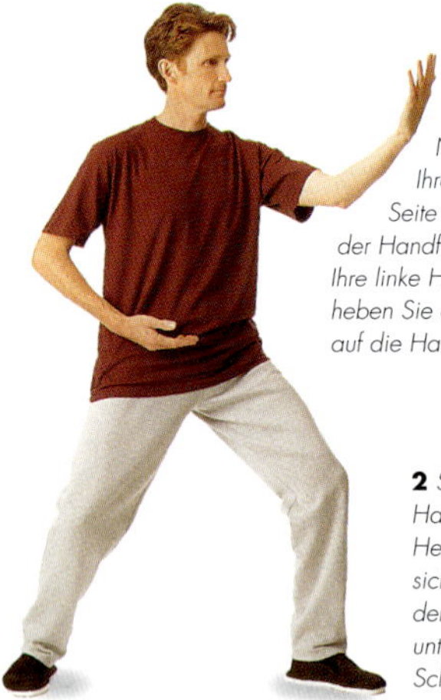

1 *Stellen Sie die Zehen des linken Fußes auf den Boden. Sie zeigen nach Nordwesten. Bringen Sie Ihre rechte Hand hoch zur Seite und halten Sie sie dort mit der Handfläche nach oben. Wenn Ihre linke Hand in Augenhöhe ist, heben Sie den Kopf und schauen Sie auf die Handfläche.*

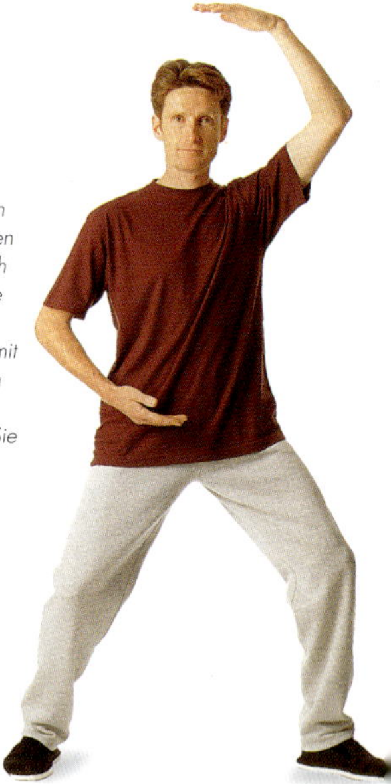

2 *Schauen Sie von der Hand weg nach Norden. Heben Sie den Arm, bis sich die linke Hand mit der Handfläche nach unten kurz über dem Scheitel-Zentrum befindet.*

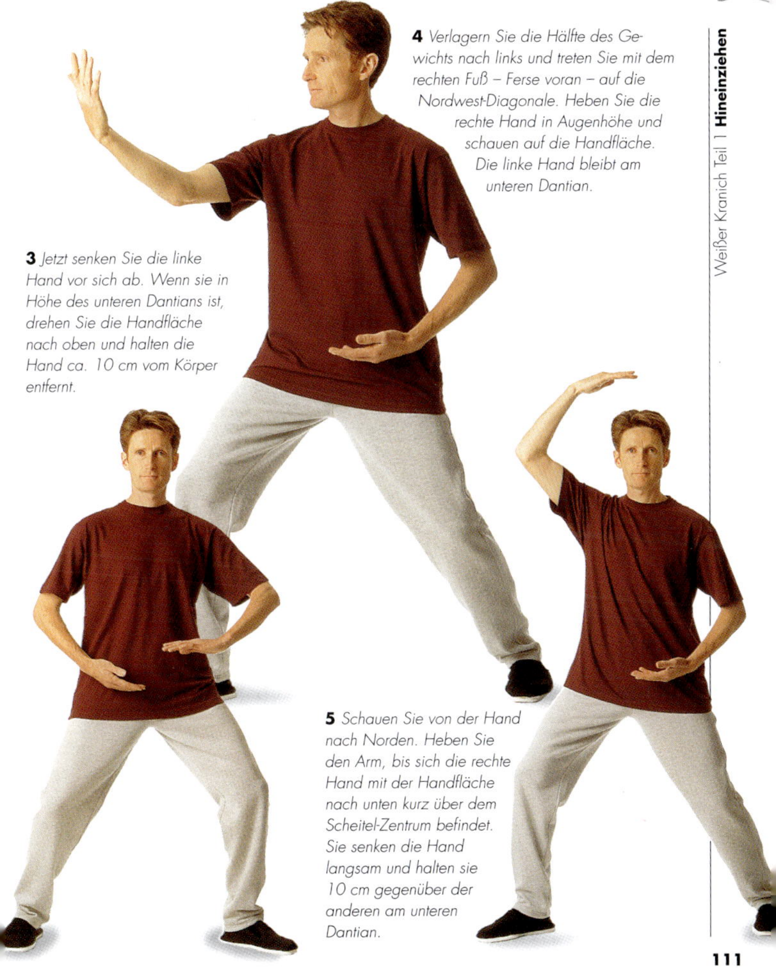

4 *Verlagern Sie die Hälfte des Gewichts nach links und treten Sie mit dem rechten Fuß – Ferse voran – auf die Nordwest-Diagonale. Heben Sie die rechte Hand in Augenhöhe und schauen auf die Handfläche. Die linke Hand bleibt am unteren Dantian.*

3 *Jetzt senken Sie die linke Hand vor sich ab. Wenn sie in Höhe des unteren Dantians ist, drehen Sie die Handfläche nach oben und halten die Hand ca. 10 cm vom Körper entfernt.*

5 *Schauen Sie von der Hand nach Norden. Heben Sie den Arm, bis sich die rechte Hand mit der Handfläche nach unten kurz über dem Scheitel-Zentrum befindet. Sie senken die Hand langsam und halten sie 10 cm gegenüber der anderen am unteren Dantian.*

Abschluss

Wenn Sie am Anfang der Bewegungsfolge auf S. 110 Ihre linke Hand anheben, führen Sie damit den kreisenden Ball aus Qi in Augenhöhe. Dort sehen Sie ihn an. Sie konzentrieren sich darauf, Qi in Ihre linke Handfläche fließen zu lassen. Dann heben Sie den Ball über Ihren Scheitel. Qi fließt vom Scheitel-Zentrum aus in Ihren Körper, wo Sie es in das untere Dantian hineinziehen. Sie machen diese Bewegung zuerst in Richtung der Nordwest-Diagonale, danach treten Sie mit dem

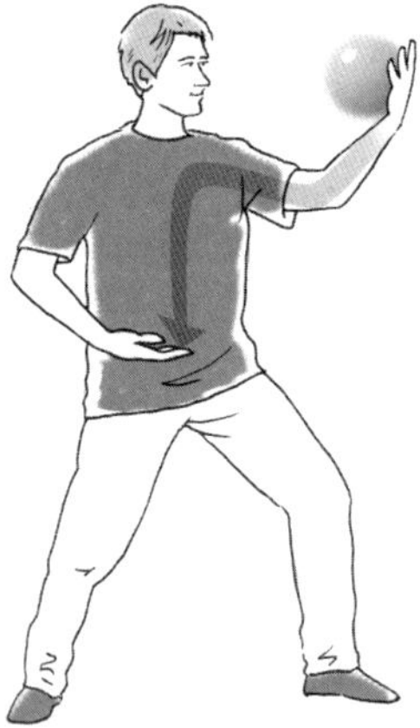

Mit Qi duschen

Stellen Sie sich vor, wie warmes Qi durch den Hauptenergiekanal strömt und Sie aufwärmt, während Sie in den Schritten 3 und 5 die Hände senken.

Fußarbeit

Am Ende von Schritt 3 zeigt Ihr linker Fuß nach Nordwesten. Ihr rechter Fuß ist einen Schritt dahinter und zeigt nach Norden. In Schritt 4 machen Sie mit rechts einen Schritt auf die Nordost-Diagonale und drehen den linken Fuß, bis er nach Norden zeigt. Am Ende des ersten Teils machen Sie mit links einen Schritt nach vorne, um ihn mit rechts auszurichten und drehen rechts nach Norden.

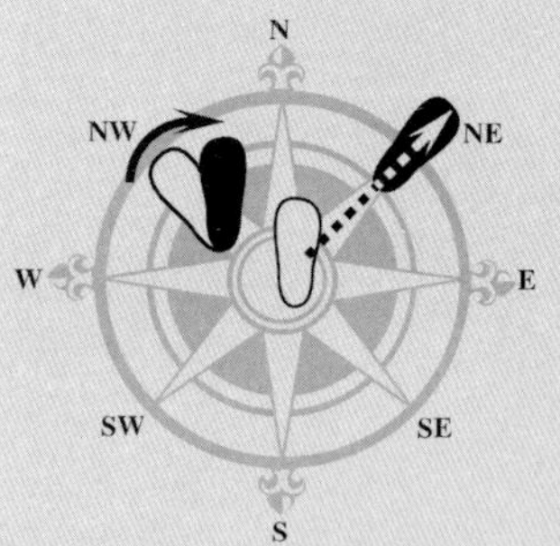

rechten Fuß auf die Nordost-Diagonale und heben das Qi mit der rechten Hand an.

Jede Hand führt das Qi durch den Hauptenergiekanal zum unteren Dantian und bleibt davor liegen. Sie beenden die Form in der Grundhaltung, mit den Hände dem unteren Dantian gegenüber, den Füßen parallel und den Augen geradeaus. Machen Sie eine kurze Pause und stellen Sie sich vor, wie sich Qi in Ihrem Körper sammelt und durch ihn zirkuliert.

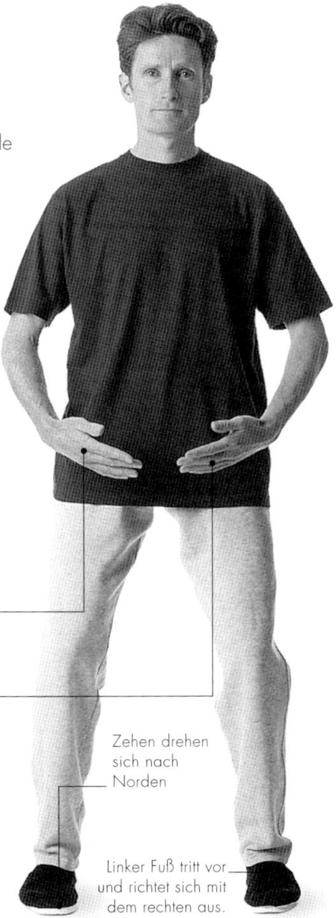

Rechte Hand ruht gegenüber der linken

Linke Hand ruht am unteren Dantian, Handfläche zeigt im 45°-Winkel nach oben.

Zehen drehen sich nach Norden

Linker Fuß tritt vor und richtet sich mit dem rechten aus.

Letzter Stand

Sie beenden die Folge, indem Sie den linken Fuß mit dem rechten ausrichten und die Hände am unteren Bauch ruhen lassen. Strecken Sie die Beine, richten Sie sich gerade auf und schauen Sie geradeaus.

WEISSER KRANICH, TEIL 2

Die Arbeit mit dem Oberkörper setzt sich auch im zweiten Teil fort. Jetzt werden sowohl die Hände als auch die Arme eingebunden. Am Anfang von „Zauberstab" zeigen die Finger in einer kraftvollen Geste nach vorne und leiten die Energie nach außen. In den folgenden Übungen konzentrieren Sie sich auf Ihre offenen Handflächen. Bei „Qi halten" werden die Handflächen zum Himmel gedreht, um frisches Qi zu absorbieren. Bei „Drittes Auge" scheinen sie sich mit dem Energiezentrum in der Stirn zu verbinden, während sie Qi hineinpressen und bei „Sammlung" berühren sie den Lungenmeridian und regen die Atmung an.

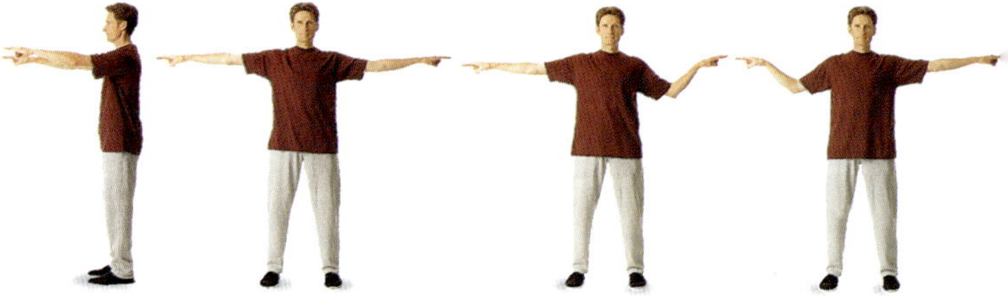

Zauberstab
S. 118–121

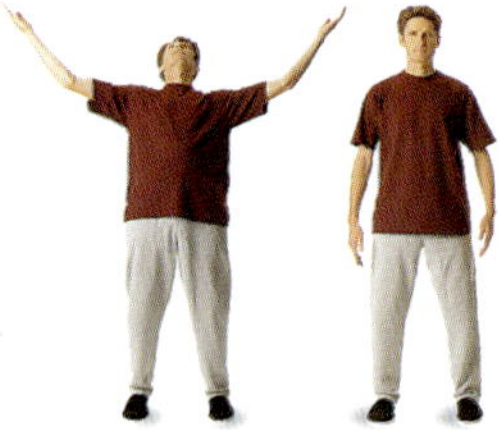

Qi halten
S. 122–125

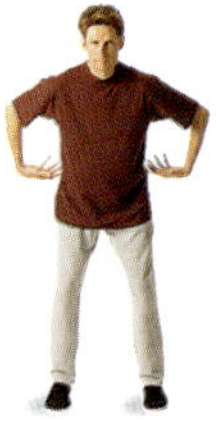

Nach hinten drücken und werfen
S. 126

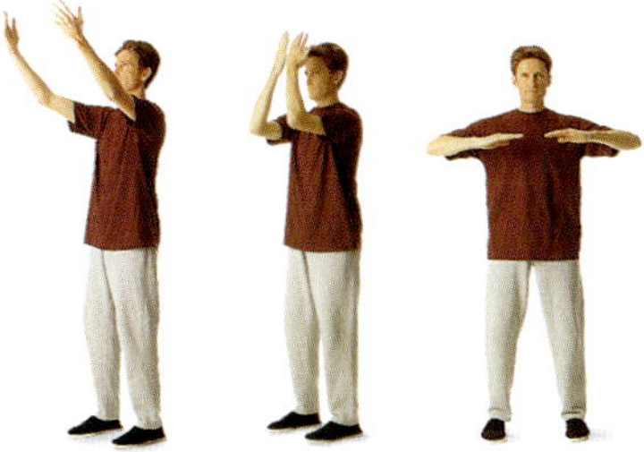

Das dritte Auge
S. 127–129

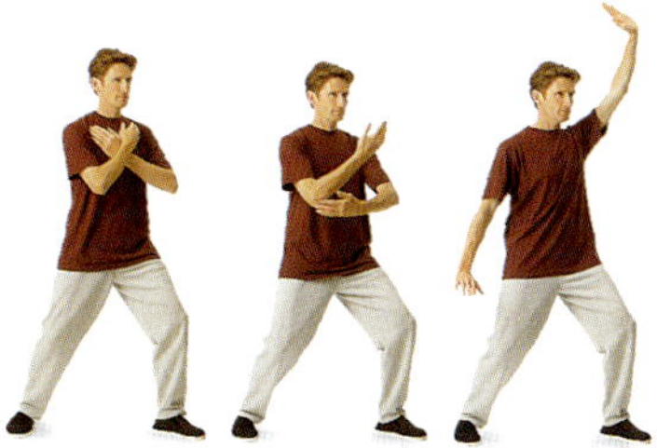

Sammlung: 1
S. 130–133

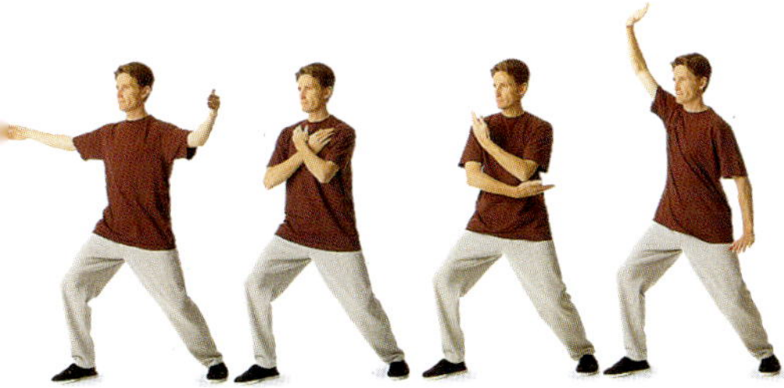

Sammlung: 2
S. 134–137

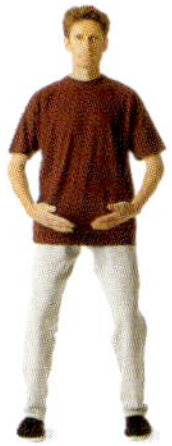

Abschluss
S. 136–137

Die Lunge öffnen

Das Hochstrecken der Arme und Zurücklehnen des Kopfs wie bei „Qi halten" auf S. 122–123 öffnet die Atemwege. Es öffnet die Nebenhöhle und dehnt die Vorderseite des Halses, wodurch sich der Mund öffnet. Sie atmen fast schon unfreiwillig tief ein. Beim Senken der Arme atmen Sie tief aus. Ein Hyperventilieren (schnelle, flache Atmung, bei der nur die obere Hälfte der Lunge benutzt wird) ist bei dieser Übung unmöglich.

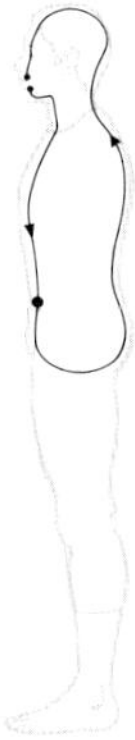

Mikrokosmischer Orbit
Beginnen Sie Teil 2 mit einer stehenden Meditation. Stellen Sie sich die Qi-Pfade im Körper vor. Auf dieser Abbildung folgen sie dem mikrokosmischen Orbit, wie bei der Vorbereitung auf Teil 1 (siehe S. 84).

Verbesserte Atmung

Durch Qi Gong wird die Atmung verbessert. Das Anheben, Strecken und Senken der Arme bei „Qi halten" und „Drittes Auge" stimuliert die Atmung von außen, „Sammlung" auf S. 130–137 wirkt ebenso von innen. Indem Sie den Lungenpunkt am Schultergelenk mit der Spitze des Mittelfingers berühren, aktivieren Sie den Lungenmeridian. Später führen Sie dem Meridian in der gleichen Übung frisches Qi zu, indem Sie die Handflächen auf die Schulterpunkte legen.

Unsere Lunge leidet täglich unter der schlechten Luftqualität, Umweltverschmutzung und unter flacher Atmung, ausgelöst durch Stress und mangelnde aerobische Übungen. Wenn Sie den zweiten Teil der Form jeden Tag üben, halten Sie Ihre Lunge gesund. Sofern Sie unter Asthma leiden, kann sich Ihr Zustand verbessern. Sie müssen sich nicht auf das Atmen konzentrieren. Wenn Sie sich ruhig und rhythmisch bewegen, passt sich Ihre Atmung automatisch an.

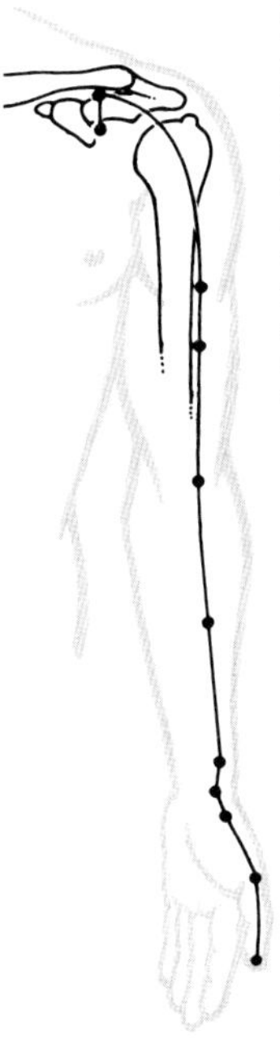

Lungenmeridian

Der Lungenmeridian befindet sich auf beiden Seiten des Körpers. Er beginnt in der oberen Brust gegenüber der Achselhöhle. Er verläuft um die Vorderseite der Schulter und entlang der Außenseite des Arms und endet auf dem Daumennagel.

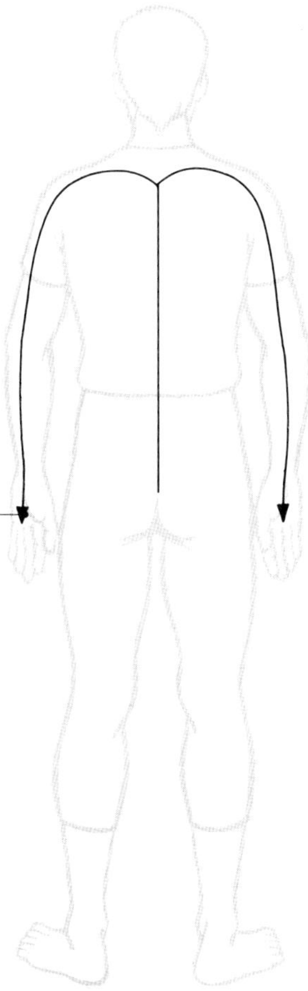

Stehende Meditation

Verbringen Sie einen Moment mit der Vorstellung, wie Qi auf dem mikrokosmischen Orbit zirkuliert. Stellen Sie sich dann vor, wie es vom oberen Ende der Wirbelsäule in die Schultern abzweigt, die Arme hinunter verläuft und in den Laogong-Punkten der Handflächen endet.

ZAUBERSTAB

Teil 2 der Form beginnt mit wellenförmigen Armbewegungen, die Qi durch die Schultern in die Arme und Hände senden. Dieses Mal werden sie jedoch nicht mit offenen Handflächen ausgeführt, sondern mit zwei ausgestreckten Fingern. Es ist eine kraftvolle Geste zur Leitung des Qi nach außen. Die Bewegungen sind sanft und rhythmisch, aber sie kräftigen die Muskeln in den Armen und den Schultern genauso gut wie Hanteltraining. Außerdem verbessern sie die Beweglichkeit des Schultergürtels.

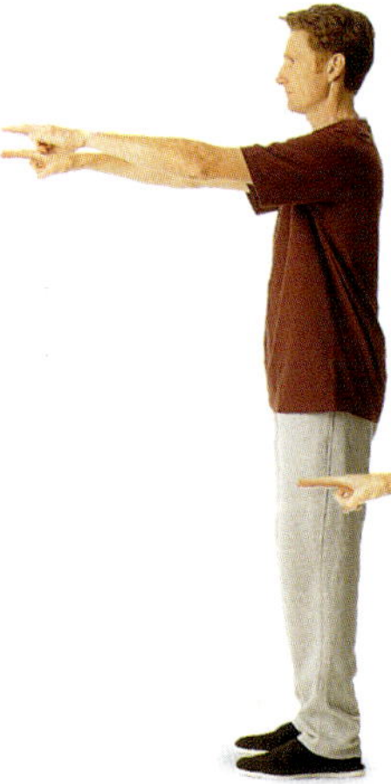

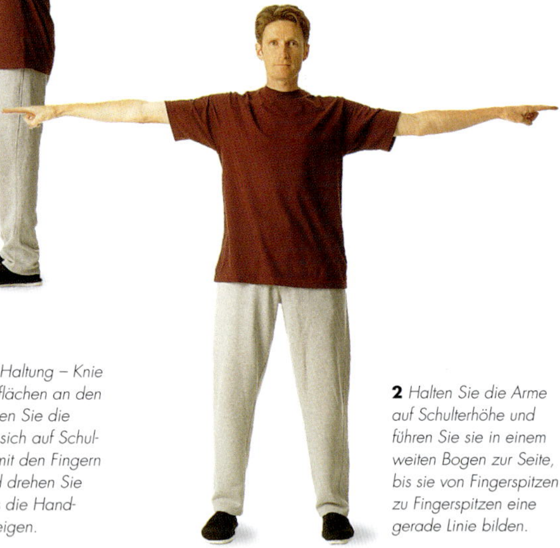

1 *Aus der stehenden Haltung – Knie leicht gebeugt, Handflächen an den Oberschenkeln – heben Sie die gestreckten Arme vor sich auf Schulterhöhe. Formen Sie mit den Fingern einen Zauberstab und drehen Sie die Handgelenke, bis die Handflächen nach unten zeigen.*

2 *Halten Sie die Arme auf Schulterhöhe und führen Sie sie in einem weiten Bogen zur Seite, bis sie von Fingerspitzen zu Fingerspitzen eine gerade Linie bilden.*

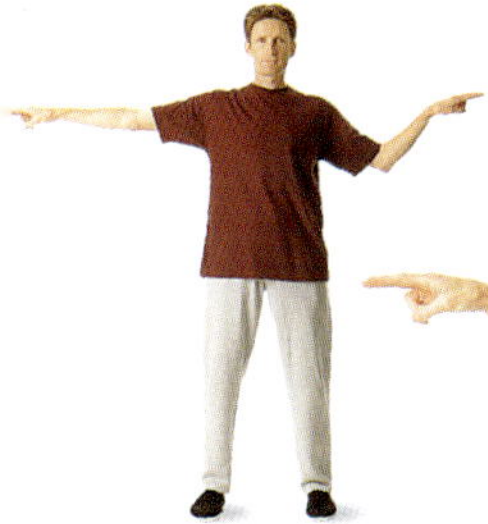

3 *Entspannen Sie die linke Schulter und senken Sie den Ellbogen leicht. So wird die Hand ein Stück herangezogen.*

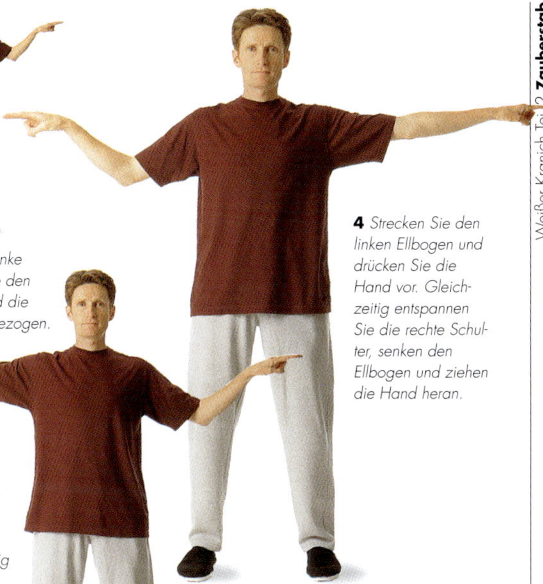

4 *Strecken Sie den linken Ellbogen und drücken Sie die Hand vor. Gleichzeitig entspannen Sie die rechte Schulter, senken den Ellbogen und ziehen die Hand heran.*

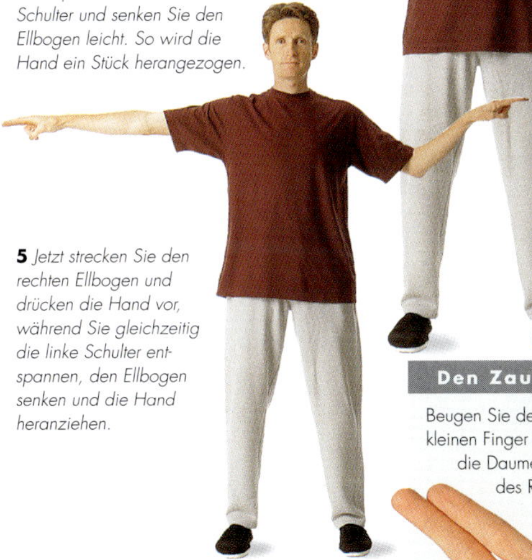

5 *Jetzt strecken Sie den rechten Ellbogen und drücken die Hand vor, während Sie gleichzeitig die linke Schulter entspannen, den Ellbogen senken und die Hand heranziehen.*

Den Zauberstab formen

Beugen Sie den Ringfinger und den kleinen Finger beider Hände. Legen Sie die Daumenspitze an die Spitze des Ringfingers und strecken Sie Mittel- und Zeigefinger aus.

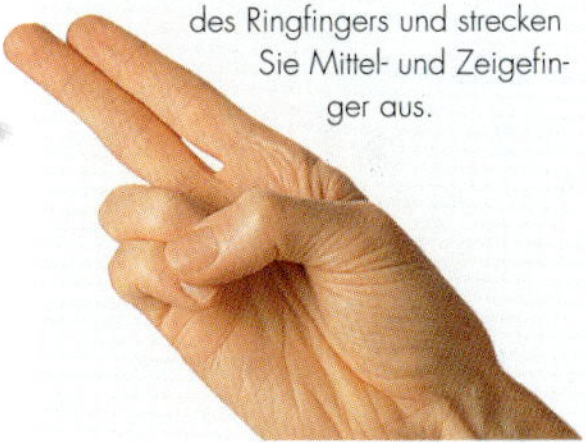

Wiederholen und fortfahren

Lassen Sie die Ellbogen entspannt, die Arme auf Schulterhöhe und die Finger gerade. Wiederholen Sie abwechselnd Schritt 4 und 5. Machen Sie fließende Wellenbewegungen mit den Armen. Schließlich strecken Sie die Arme aus und kehren Sie in Ihre Position aus Schritt 2 zurück.

Energie lenken

Stellen Sie sich vor, wie Ihre Arme durch ein Band aus Qi von Fingerspitzen zu Fingerspitzen verbunden sind, wenn Sie diese nach der Formung des Zauberstabs weit öffnen. Während Sie Arme und Hände bewegen, wird das Qi am Band von rechts nach links gezogen, ähnlich wie ein Handtuch beim Abtrocknen über den Rücken gezogen wird. Das Heranziehen und Wegdrücken der Hände öffnet die Meridiane und vitalisiert Ihre Arme, indem es den Qi-Fluss bis in die Hände anregt.

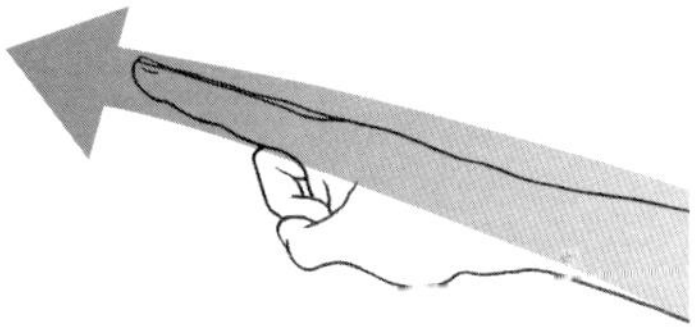

Den Zauberstab verwenden
Der Name dieser Übung stammt aus der Schwert-Form des Tai Chi Chuan. Dort sendet man mit der kraftvollen Geste der ausgestreckten Finger Energie an einen bestimmten Ort.

Steigende Energie

Seien Sie sich bewusst, dass Sie wie ein Baum fest mit der Erde verwurzelt sind. Die Erdenergie steigt durch Ihre Füße und Beine hoch in den Leib. Während Sie Ihre Arme bewegen, zweigt die Energie in die Arme ab und erreicht den Zauberstab, den Sie mit den Fingern gebildet haben. Sie sind jetzt dazu bereit, das Qi nach außen und an die Stellen, wo es benötigt wird, zu leiten.

Das Hin- und Herbewegen der Arme mag Ihnen schwieriger erscheinen, wenn die Handflächen sich nicht wie in Teil 1 heben und senken. Inzwischen sollte es Ihnen jedoch leichter fallen, Ihren gesamten Körper zu entspannen, bevor Sie die Bewegungen beginnen. Die Vorstellung, wie Qi in sanften Wellen in Ihren Armen hin- und herschwappt, vermittelt Ihnen, wie sich die Bewegung anfühlen sollte. Sie gestatten im Prinzip Ihren Armen und Händen, sich von selbst vor- und zurückzubewegen, anstatt sie anzuziehen und wegzustoßen.

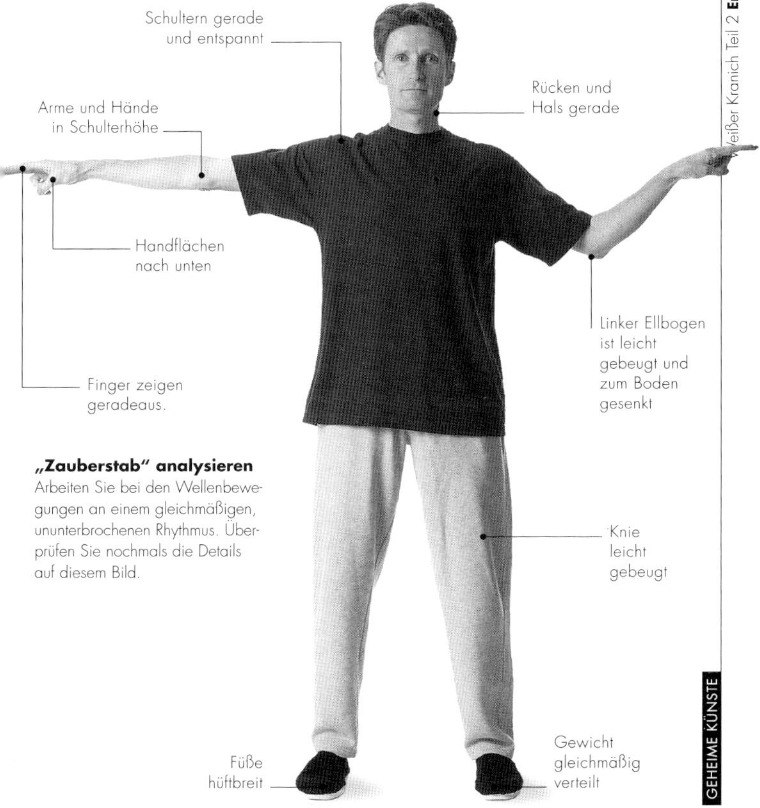

„Zauberstab" analysieren

Arbeiten Sie bei den Wellenbewegungen an einem gleichmäßigen, ununterbrochenen Rhythmus. Überprüfen Sie nochmals die Details auf diesem Bild.

QI HALTEN

Jetzt lösen Sie Ihre Finger aus dem Zauberstab (siehe S. 118–119) und heben Ihre ausgestreckten Arme hoch, um einen riesigen Energieball zu halten, der vom Himmel fällt. Beim Versuch, ihn festzuhalten, biegen Sie die Wirbelsäule vom Kreuzbein bis zum Atlas nach hinten. Das dehnt jeden Wirbel und hält die Wirbelsäule beweglich. Die freudige, aufnehmende Geste öffnet die Lunge und vertieft die Atmung. Dadurch wird die Sauerstoffzufuhr zum Gehirn verbessert, was wiederum die Stimmung hebt.

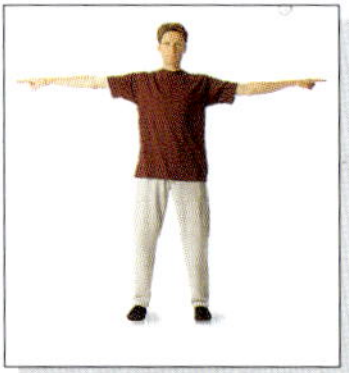

Ausgangsposition
Stehen Sie mit den Füßen parallel. Die Arme bilden mit den Schultern eine Linie. Ihre Hände formen den Zauberstab.

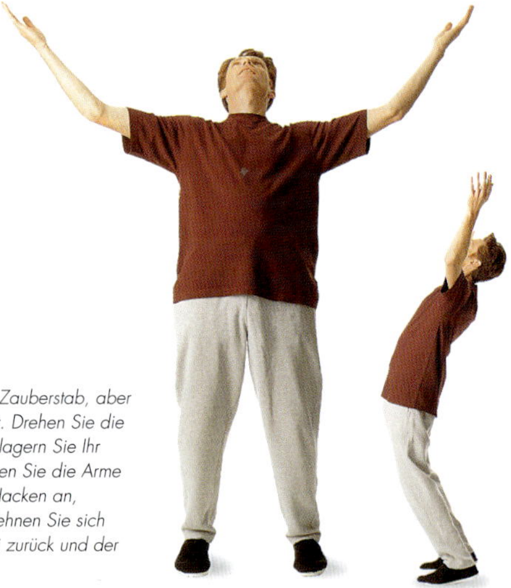

1 *Lösen Sie die Finger aus dem Zauberstab, aber lassen Sie die Arme ausgestreckt. Drehen Sie die Handflächen nach oben und verlagern Sie Ihr Gewicht auf die Fußballen. Heben Sie die Arme über den Kopf. Heben Sie die Hacken an, beugen Sie die Knie leicht und lehnen Sie sich nach hinten. Der Kopf fällt dabei zurück und der Mund öffnet sich.*

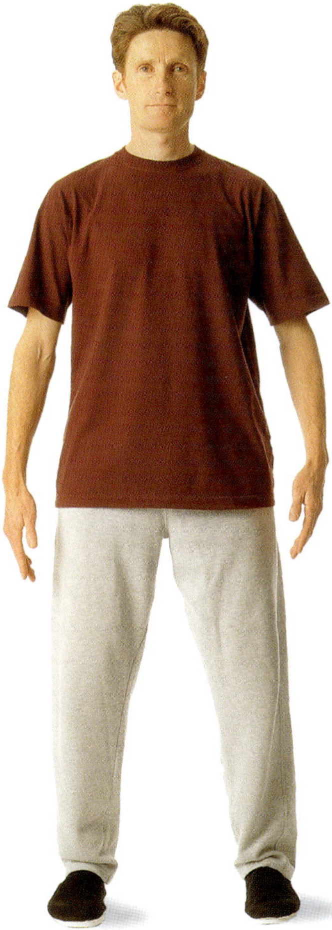

2 *Richten Sie sich wieder auf und setzen Sie die Fersen auf, sodass Sie gerade stehen. Gleichzeitig senken Sie die Hände zu den Seiten und drehen die Handflächen nach unten. Halten Sie die Hände ein Stück von den Oberschenkeln entfernt.*

Den Kosmos einsammeln

In „Qi halten" (S. 122–123) öffnen Sie Ihre Arme zum Himmel und sammeln kosmisches Qi in Form eines riesigen Balls ein. Das Halten des Balls öffnet die großen Energiezentren – das dritte Auge sowie das Kehlen- und Herz-Zentrum.

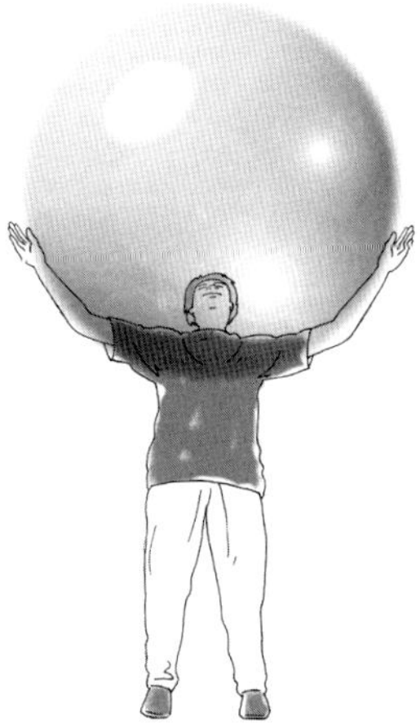

Kosmisches Qi einfangen
Stellen Sie sich vor, wie Sie die Arme öffnen, um einen riesigen Ball aus schimmerndem Qi zu halten. Warme Energie strahlt vom Ball aus, wärmt Hände und Kopf und fließt von dort aus durch Ihren Körper.

Nach hinten beugen

Um einen so großen Ball zu halten, müssen Sie Wirbelsäule, Schultern und Kopf nach hinten beugen und die Arme nach oben und außen heben. Sie müssen fest auf dem Boden stehen. Konzentrieren Sie sich daher zuerst auf Ihren Unterkörper. Verteilen Sie Ihr Gewicht gleichmäßig auf beide Beine. Wenn Sie das Gefühl haben, im Gleichgewicht zu sein, verlagern Sie es dann ein wenig nach vorne und heben die Fersen. Das Beugen der Knie und das Senken des Beckens gibt Ihnen das Gefühl, gut geerdet zu sein. Strecken Sie die Wirbelsäule, öffnen Sie die Arme weiter und nehmen Sie die Schultern zurück. Wenn Sie sich sicher fühlen, lassen Sie den Kopf nach hinten fallen und entspannen Hals und Kiefer. Spüren Sie, wie die Vorderseite Ihres Körpers gedehnt wird. Am Ende senken Sie die Arme zu den Seiten, drehen die Handflächen nach unten und lassen die Energie durch Ihren Körper spülen.

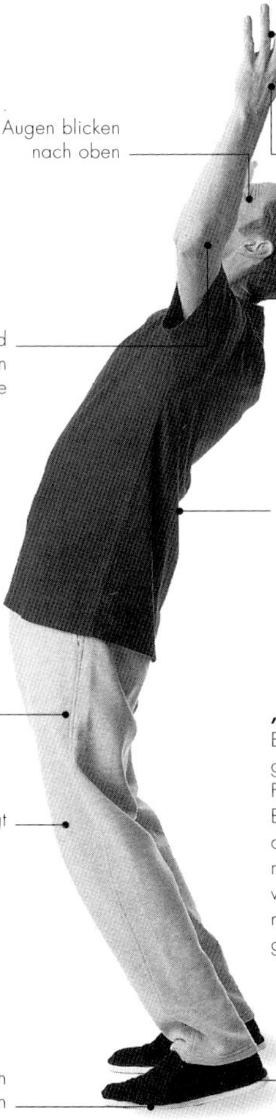

„Qi halten" analysieren

Bei „Qi halten" auf S. 122–123 muss der ganze Körper von den Füßen bis zu den Fingerspitzen gedehnt werden. Üben Sie die Bewegungen, indem Sie sich mit jedem Detail dieses Bildes vertraut machen. Ihr Unterkörper muss an Hüfte, Knie und Knöcheln gebeugt werden. Die Ellbogen sollten gerade, aber nicht steif sein und die Schultern sollten die ganze Zeit über entspannt bleiben.

DAS DRITTE AUGE

Auf das Heben und Halten von Qi folgt unmittelbar eine reinigende Bewegung – „Nach hinten drücken und werfen". Hierbei wird negatives Qi aus dem Körper geschleudert. Danach folgt eine auffüllende Übung, bei der Qi zum Yin-Dang (Stirn-Zentrum) geführt wird. Dieses Zentrum wird oft „drittes Auge" genannt, weil es sich in der Mitte der Stirn zwischen den Augenbrauen befindet. Die belebenden Armbewegungen in dieser Übung lindern Stress und wecken die Sinne.

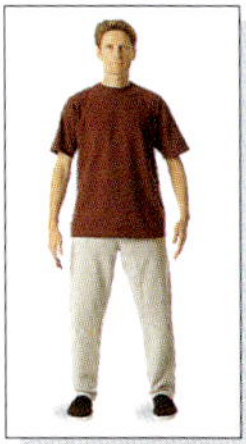

Ausgangsposition
Stehen Sie hüftbreit, Arme und Beine gerade, die Hände ruhen ein paar Zentimeter von den Oberschenkeln entfernt.

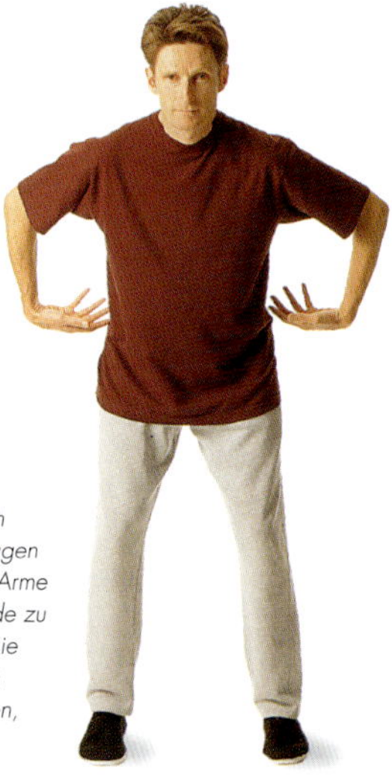

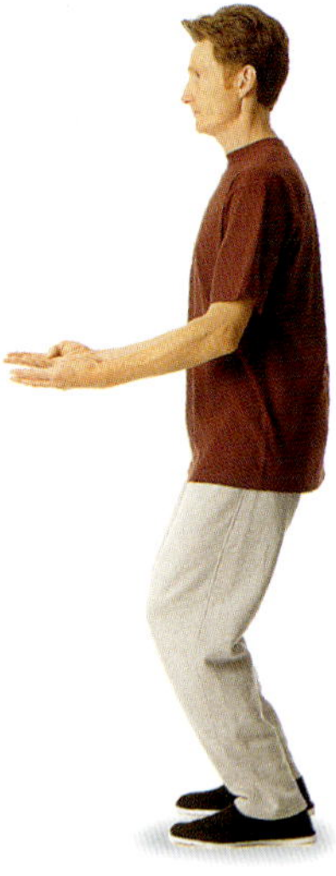

Nach hinten drücken und werfen
Drehen Sie die Handflächen nach hinten, heben Sie die Fersen, beugen Sie sich vor und strecken Sie die Arme nach hinten. Heben Sie die Hände zu den Achseln und schleudern Sie sie vor. Am Ende ruhen die Hände in Hüfthöhe, Handflächen nach oben, Daumen am kleinen Finger.

Das dritte Auge

1 *Aus der Ausgangsposition am Ende des Wurfs strecken Sie die Beine und heben die Hände zum Kopf. Beim Anheben strecken Sie die Arme und nehmen den Daumen vom kleinen Finger weg.*

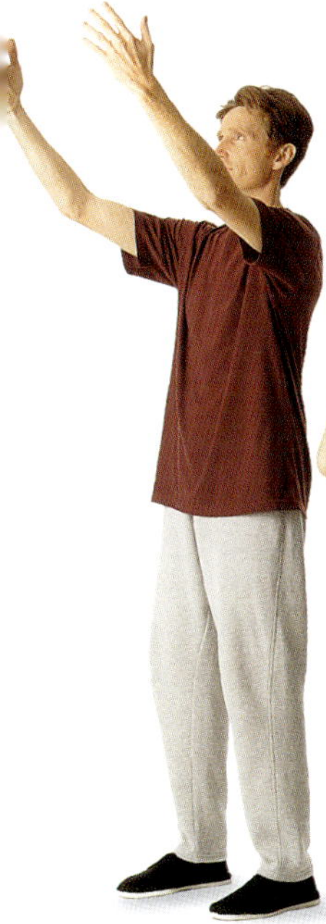

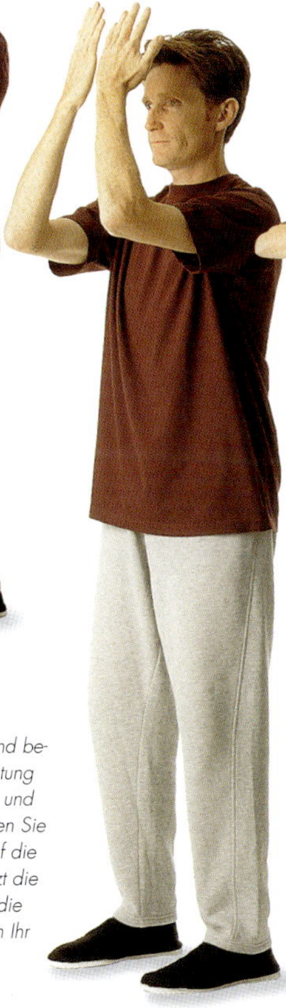

2 *Beugen Sie die Ellbogen und bewegen Sie die Hände in Richtung Augenbrauen, sodass Hände und Stirn ein Dreieck bilden. Heben Sie den Kopf und schauen Sie auf die Handflächen. Beugen Sie jetzt die Hände etwas und führen Sie die Ellbogen zusammen, um Qi in Ihr Stirn-Zentrum zu drücken.*

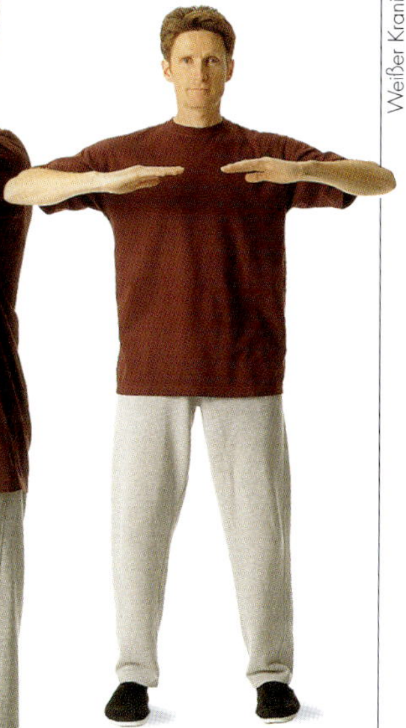

3 *Beenden Sie die Folge, indem Sie die Ellbogen zu den Seiten bewegen und Ihre Hände auf Schulterhöhe bringen. Drehen Sie die Handflächen nach unten und senken Sie die Hände zum unteren Dantian.*

Die Sehkraft aufwecken

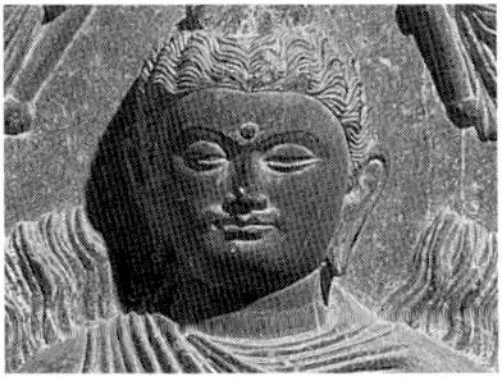

Die Sehkraft stimulieren
Stellen Sie sich vor, wie Sie Energie in ein drittes Auge pressen. Diese Energie badet, erfrischt und wärmt Ihre Augen und Ihr Gehirn. Vor Ihrem inneren Auge hat das dritte Auge eine dunkelblaue Iris. Es ist die Farbe dieses Energiezentrums.

Qi ist der Atem des Lebens. Genauso wie verbrauchte Luft aus der Lunge ausgeatmet werden muss, bevor frische Luft eindringen kann, so müssen Körper und Geist von verbrauchtem, negativem Qi gereinigt werden. Danach kann frisches Qi aus dem Kosmos gesammelt werden (siehe S. 122–123), um den Vorrat wieder aufzufüllen. Konzentrieren Sie sich am Anfang der Bewegungen auf S. 126–127 stark auf den Ausstoß aller negativen inneren Kräfte. Sie sammeln verbrauchtes Qi und schleudern es bei „Nach hinten drücken und werfen" kraftvoll von sich. Folgen Sie den Schritten auf S. 94–95 ganz genau und gehen Sie ohne Unterbrechung zu Schritt 1 von „Das dritte Auge" über.

Qi auffüllen

Wie die Satzzeichen in einem Satz taucht diese Übung in Laufe der Form immer wieder auf. Hier soll sie den Vorrat an innerem Qi auffüllen. Die Vorstellung, wie Sie das aus dem Kosmos gesammelte Qi anheben und durch das dritte Auge in den Körper führen, wo es dann durch die Wirbelsäule fließt, sollte Ihnen nun nicht mehr schwerfallen. Das dritte Auge wird mit dem Sehen und der Visualisierung in Verbindung gebracht. Durch das Zusammenführen der Ellbogen in Schritt 2 bringen Sie das Qi in Kontakt mit dem dritten Auge.

Am Ende dieser Übung ruhen Ihre Hände gegenüber des unteren Dantian, dem Ausgangspunkt der Qi-Zirkulation im Körper.

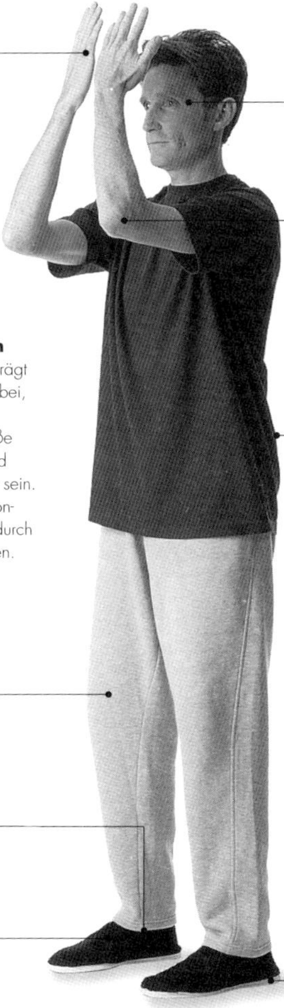
Hände ca. 15 cm von den Augenbrauen entfernt, Finger berühren sich fast
Auf die Handflächen schauen
Ellbogen gebeugt aufeinander zu bewegen
Rücken gerade
Knie leicht gebeugt
Füße hüftbreit und fest aufgesetzt
Gewicht gleichmäßig verteilt
Fersen fest auf dem Boden

„Das dritte Auge" analysieren

Jeder der Punkte in dieser Abbildung trägt zum Gefühl der richtigen Ausrichtung bei, die Sie in Schritt zwei von „Das dritte Auge" auf S. 127 benötigen. Ihre Füße müssen fest auf dem Boden stehen und Knie und Hüfte müssen leicht gebeugt sein. So können Sie sich auf die Energie konzentrieren, die Sie mit Ihren Händen durch das Stirn-Zentrum in Ihren Körper führen.

SAMMLUNG: 1

Der zweite Teil der Form endet mit einer Reihe von Bewegungen, die Qi aus dem Kosmos und aus der Erde sammeln. Die Übung wird erst nach links in Richtung der Nordwest-Diagonale ausgeführt (wie auf diesen Seiten gezeigt) und dann nach rechts in Richtung der Nordost-Diagonale (siehe S. 134–135). Indem Sie sich nach rechts und links drehen und eine Hand heben, während Sie die andere nach unten drücken, wird die Wirbelsäule stimuliert und die Lunge trainiert. Der ganze Körper wird mit Energie erfüllt und die geistige und körperliche Koordination verbessert sich.

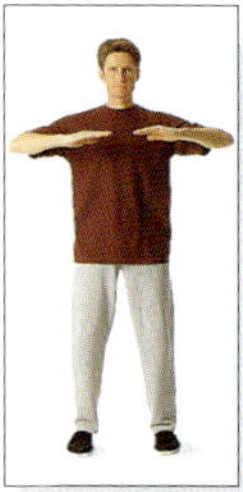

Ausgangsposition
Stehen Sie hüftbreit. Die Hände bewegen sich mit den Handflächen nach unten zum unteren Dantian.

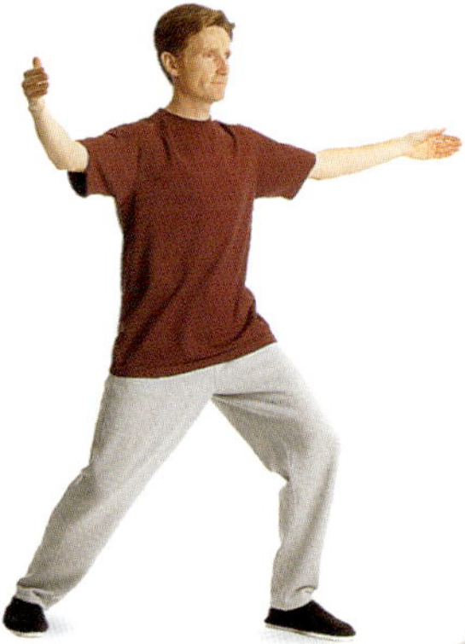

1 *Verlagern Sie Ihr Gewicht nach rechts, beugen Sie das Knie, heben Sie die Ferse und drehen Sie sich nach Nordwesten. Treten Sie mit dem linken Fuß mit der Ferse voran auf die Nordwest-Diagonale. Zur gleichen Zeit verlagern Sie Ihr Gewicht nach vorne, schwingen beide Hände nach unten vorne und drehen die Handflächen nach Norden.*

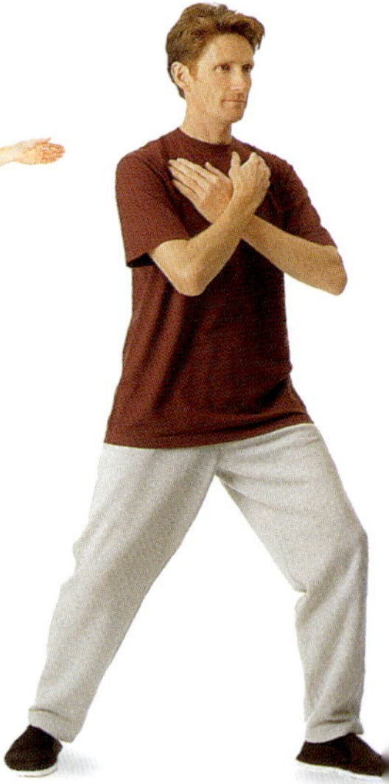

2 *Beugen Sie beide Hände ein wenig, schwingen Sie die linke Hand im Bogen über die Brust und legen Sie die Handfläche auf den Lungenpunkt am rechten Schultergelenk. Dann wiederholen Sie dies mit der rechten Hand.*

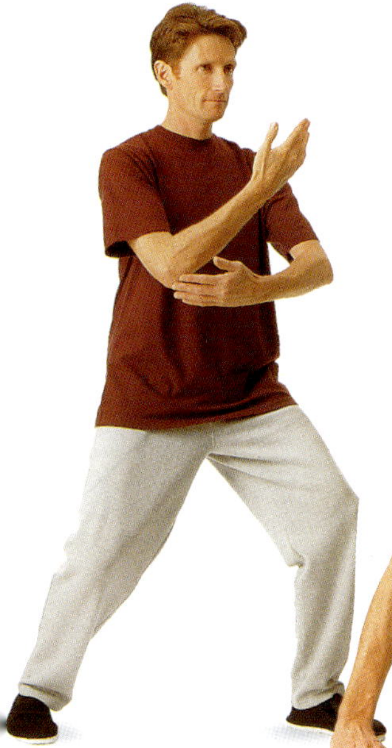

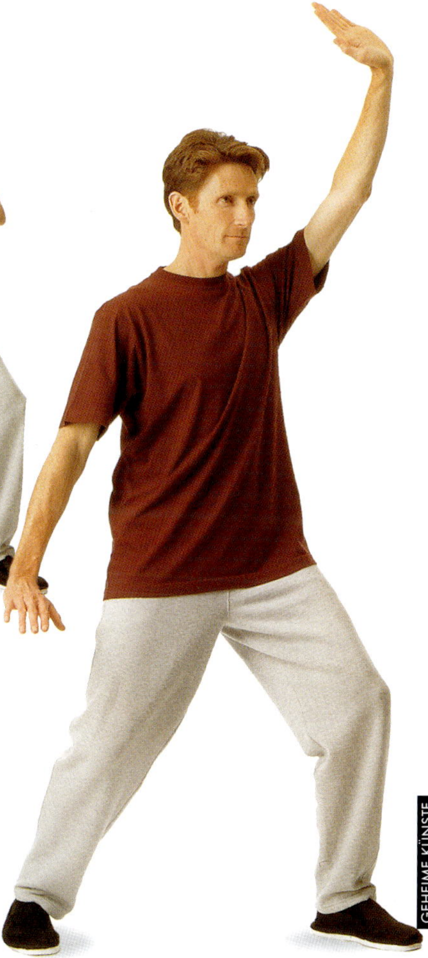

3 *Lassen Sie die linke Hand unterhalb des rechten Arms über die Brust und um den rechten Ellbogen gleiten. Wenn Ihre linke Hand am rechten Ellbogen vorbei ist, beginnt sich die rechte Hand zum rechten Oberschenkel zu senken.*

4 *Schwingen Sie den linken Arm nach vorne und oben und drehen Sie die Handfläche zur Diagonalen. Führen Sie die rechte Hand mit der Handfläche nach unten zum rechten Oberschenkel und lassen Sie sie dort ruhen.*

Vom Himmel zur Erde

Am Anfang der „Sammlung" auf S. 130 erscheint wieder der goldenen Energieball zwischen Ihren Händen, sobald Sie Ihre Arme nach vorne schwingen. Während Sie jede Hand beugen und über die Brust zu den Lungenpunkten bringen, führen Sie frisches Qi zu und vitalisieren Ihren ganzen Körper. Wenn Sie dann die linke Hand vom Lungenpunkt wegnehmen und um den Ellbogen herumführen, leiten Sie abgestandenes Qi aus dem Körper in die Umwelt zurück.

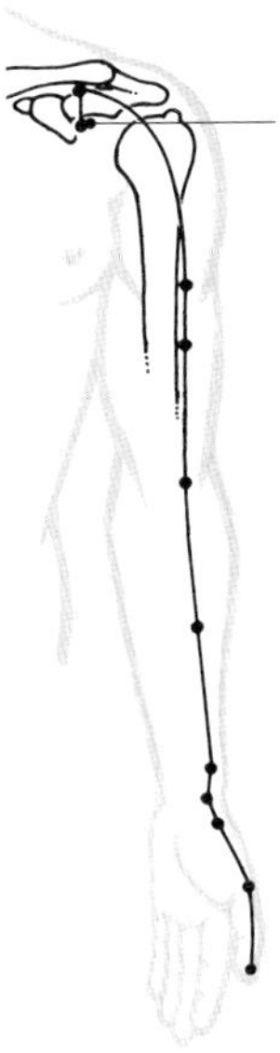

Lungenpunkt

Der Lungenpunkt liegt auf dem Lungenmeridian unterhalb des Schlüsselbeins am Schultergelenk in einer direkten Linie oberhalb der Brustwarze.

Himmel und Erde berühren

Die Übung kommt in Schritt vier zum Abschluss, indem Sie die linke Hand zum Himmel heben und die rechte in Richtung Boden drücken. Diese kräftige Dehnung verbindet Sie gleichzeitig mit dem Himmel und der Erde und führt Ihnen neue äußere Energie zu, die im Dantian aufgenommen wird.

Diese dynamische Übung endet aber noch nicht mit dieser Bewegung. Das Gleichgewicht ist ein natürlicher Teil von Qi Gong, daher müssen Sie die Übungen, nachdem Sie sie auf der linken Seite beendet haben, nochmals nach rechts ausführen, wie es auf den nächsten Seiten gezeigt wird.

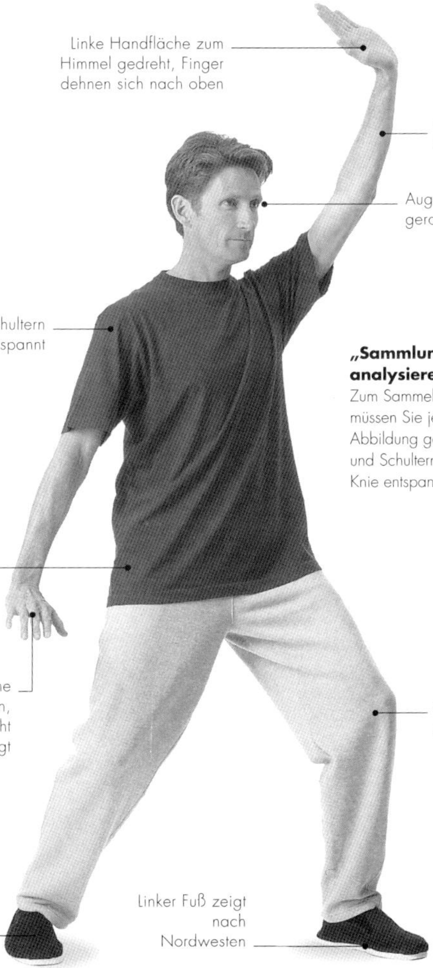
Linke Handfläche zum Himmel gedreht, Finger dehnen sich nach oben
Arm hoch gestreckt
Augen blicken geradeaus
Schultern entspannt
Steißbein nach unten gedrückt
Rechte Handfläche zeigt zum Boden, Finger leicht gebeugt
Knie leicht gebeugt
Füße fest aufgesetzt
Linker Fuß zeigt nach Nordwesten

„Sammlung 1" analysieren

Zum Sammeln neuer Energie müssen Sie jeden Punkt dieser Abbildung genau einhalten und Schultern, Hüften und Knie entspannt lassen.

SAMMLUNG: 2

Im zweiten Teil der Sammlung führen Sie die gleichen Bewegungen wie bei „Sammlung: 1" aus, nur dieses Mal mit der rechten Seite des Körpers in nordöstlicher Richtung. Obwohl Sie die einzelnen Bewegungen Schritt für Schritt erlernen, müssen sie fließend ineinander übergehen, vom ersten Schritt auf S. 130 bis zur letzten Haltung auf S. 137.

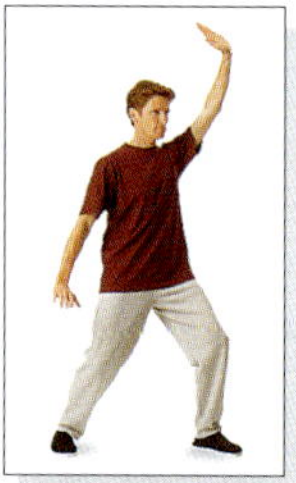

Ausgangsposition
Die linke Hand zeigt nach Nordwesten und die rechte zur Erde, mit den Fingern nach Norden. Das Gewicht liegt auf dem linken Bein, die Zehen zeigen nach Nordwesten.

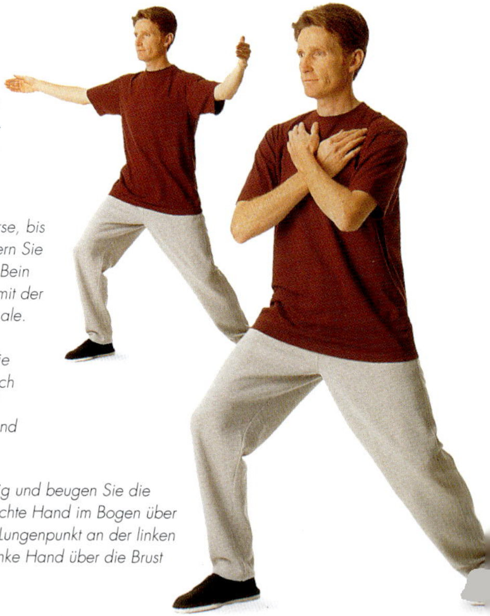

1 *Drehen Sie sich auf der linken Ferse, bis der Fuß nach Norden zeigt. Verlagern Sie Ihr gesamtes Gewicht auf das linke Bein und treten Sie mit dem rechten Fuß mit der Ferse voran auf die Nordost-Diagonale. Verlagern Sie dabei die Hälfte des Gewichts nach vorne. Heben Sie die rechte Hand mit der Handfläche nach außen zur Nordost-Diagonalen und senken Sie gleichzeitig die linke Hand zur Nordost-Diagonalen.*

2 *Schließen Sie die Finger ein wenig und beugen Sie die Hände leicht. Schwingen Sie die rechte Hand im Bogen über die Brust und legen Sie sie auf den Lungenpunkt an der linken Schulter. Schwingen Sie dann die linke Hand über die Brust zum rechten Lungenpunkt.*

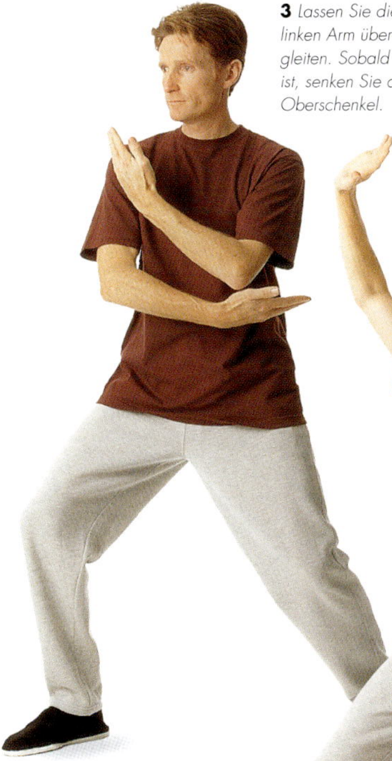

3 *Lassen Sie die rechte Hand jetzt unter dem linken Arm über die Brust und um den Ellbogen gleiten. Sobald die Hand am Ellbogen vorbei ist, senken Sie die linke Hand zum linken Oberschenkel.*

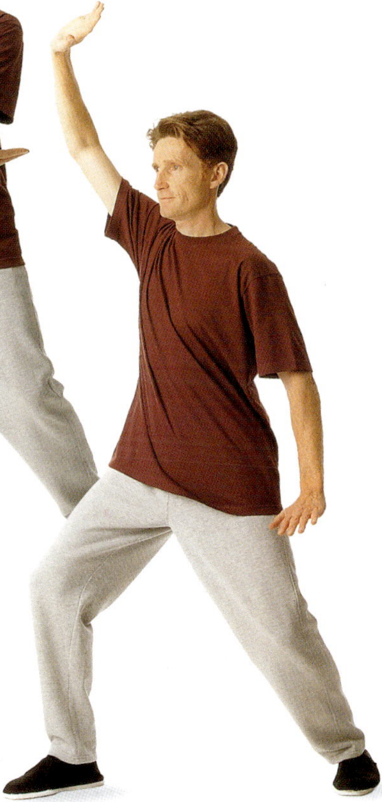

4 *Schwingen Sie die rechte Hand nach vorne und oben und drehen Sie die Handfläche zur Diagonalen. Lassen Sie die linke Hand mit der Handfläche nach unten neben dem Oberschenkel ruhen. Sie weist wie Ihr linker Fuß nach Norden.*

Abschluss

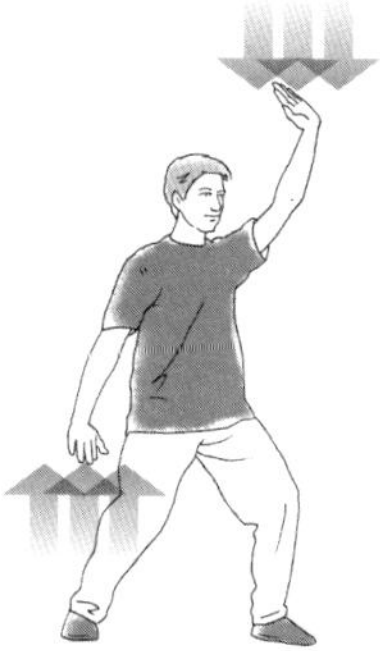

Eine Verbindung herstellen
Die gleichzeitige Verbindung zu Himmel und Erde lässt Qi durch die Arme zum Dantian-Energiezentrum wandern.

Verlagern Sie am Ende von „Sammlung: 1" nicht einfach nur Ihr Gewicht von links nach rechts. Verschieben Sie stattdessen Ihr Gleichgewicht nach rechts, sodass Sie bei der Drehung und dem Schritt auf die Nordost-Diagonale das Gefühl haben, auch die Ausrichtung Ihres Geistes zu verändern. Beim Drehen bewegen Sie die Arme und öffnen sie zu einer Umarmung nach Nordosten.

Der zweite Teil der Übung ist eine Spiegelung des ersten. Sie verändern die Richtung und bewegen sich mit der anderen Seite des Körpers.

Entspannen Sie sich, während Sie eine Hand zum Himmel und die andere zur Erde dehnen, um Qi zu sammeln.

Fußarbeit

Sie beginnen „Sammlung: 1" nach Norden. Nachdem Sie Ihren Oberkörper in Schritt 1 nach Nordwesten gedreht haben, heben Sie den linken Fuß und treten auf die Nordwest-Diagonale. Am Anfang von „Sammlung: 2" drehen Sie sich auf der linken Ferse wieder nach Norden, drehen sich dann nach Nordosten und treten mit dem rechten Fuß auf die Nordost-Diagonale.

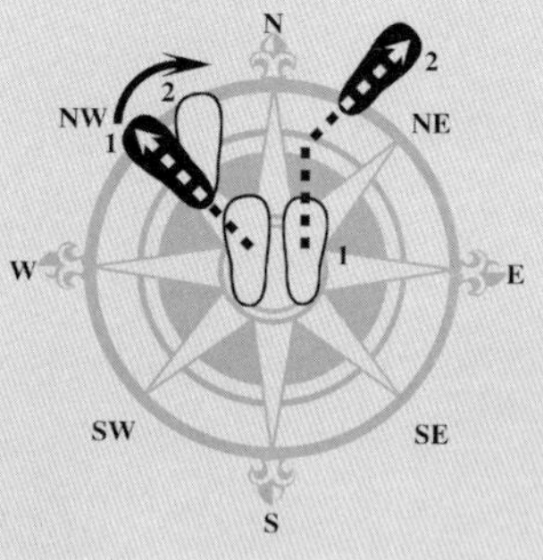

Spüren Sie, wie Sie eine Verbindung zu Himmel und Erde herstellen und deren Energien durch Ihren Körper leiten. Richten Sie am Ende von „Sammlung: 2" Ihre Aufmerksamkeit nach innen, während Sie die Hände zu den Seiten führen. Sie beenden diesen Teil der Form in der Grundhaltung: Füße ausgerichtet, Augen nach vorne auf nichts Bestimmtes gerichtet, Hände mit den Handflächen nach oben am Dantian. Denken Sie darüber nach, wie das äußere Qi, das Sie gerade gesammelt haben, durch Ihren Körper zirkuliert.

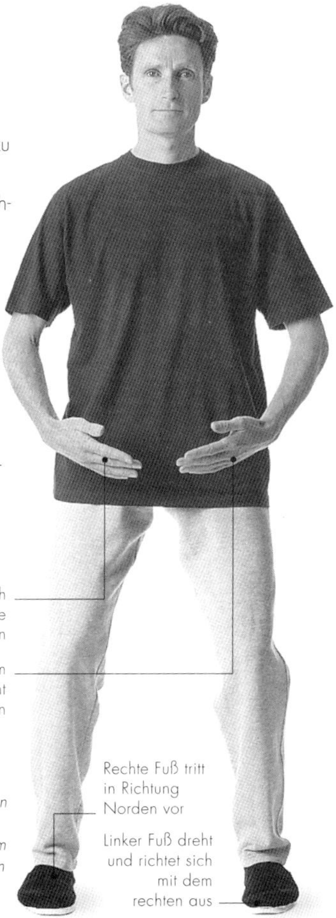

Teil 2 vollenden

Beenden Sie die Folge, indem Sie mit dem linken (hinteren) Fuß vortreten und beide Füße nach Norden ausrichten. Führen Sie beide Hände zum unteren Dantian und drehen Sie die Handflächen nach oben. Strecken Sie die Beine, richten Sie sich vollständig auf und schauen Sie geradeaus.

WEISSER KRANICH, TEIL 3

Der Schwerpunkt der Form verlagert sich jetzt von den Armen zur Wirbelsäule. Teil 3 beginnt mit Wellenbewegungen von Kopf und Hals, welche die Nahrungsaufnahme des Kranichs imitieren. Der Unterkörper spielt in den ersten Übungen eine versteckte, aber dennoch aktive Rolle. Während der Hals nach links und rechts gereckt wird, streckt das Beugen der Knie die Wirbelsäule nach unten und zieht die Lendenwirbel auseinander. Bei der Wirbelsäulendehnung wird der Unterkörper noch stärker bearbeitet. Die Rückseite der Oberschenkel wird gedehnt, wenn Sie Kopf und Hals trainieren. Viele Übungen dieses Teils der Form werden in einer hohen Hocke ausgeführt. Am Anfang wird sie Ihnen schwerfallen, aber die Beine werden dadurch im Laufe der Zeit stark gekräftigt. Das Hüft- und Kniekreisen sind Übungen, die einen Abbau der Knochensubstanz verhindern sollen und Hüfte und Knie beweglich halten. Wenn Sie Schmerzen in diesen Gelenken haben, gehen Sie nur so tief in die Hocke, wie es noch angenehm ist. Bei Schmerzen im unteren Rücken sollten Sie sich auf die Ausrichtung und Dehnung der Wirbelsäule konzentrieren.

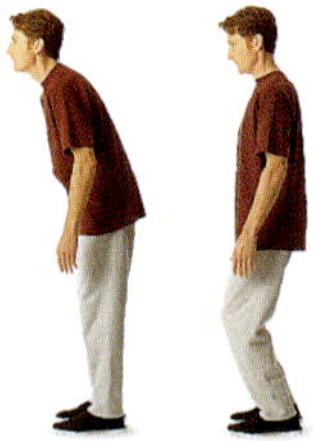

Fütterung des Kranichs
S. 142–145

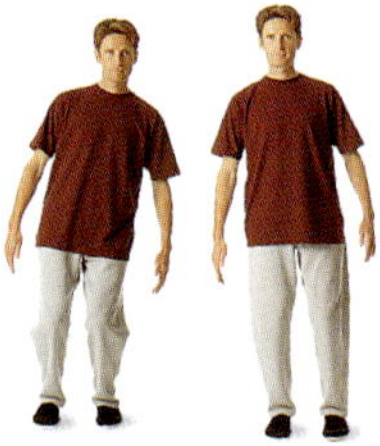

Den Hals recken
S. 143–145

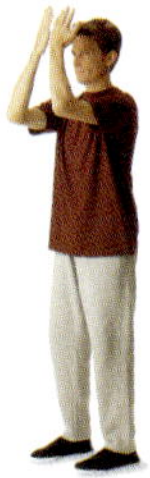

Das dritte Auge
S. 146

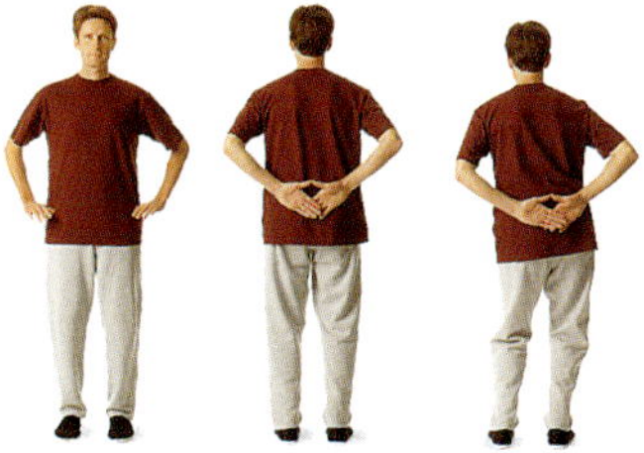

Hüftkreisen
S. 147

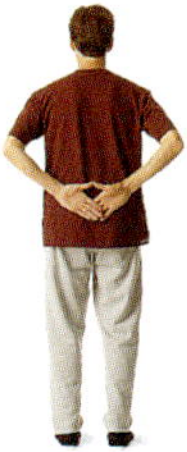

Rückenmassage
S. 148–149

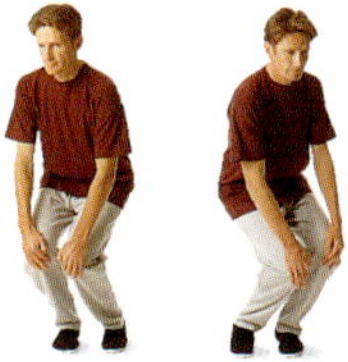

Kniekreisen
S. 150–153

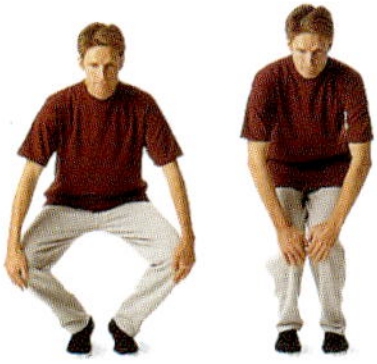

Schere
S. 151

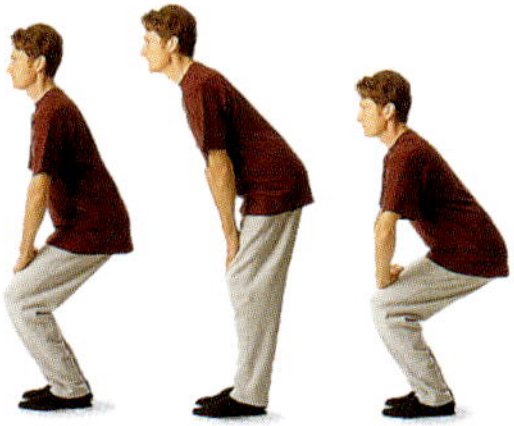

Wirbelsäulendehnung
S. 154

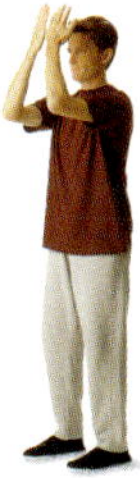

Das dritte Auge
S. 155

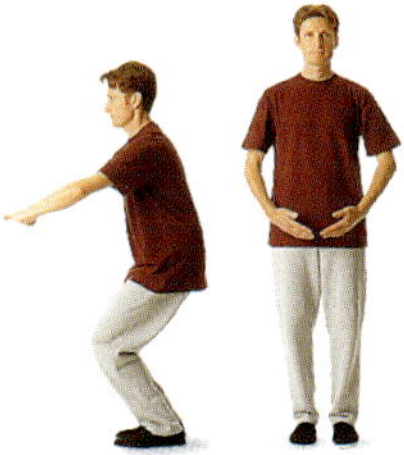

Hineinziehen
S. 155

Behandlung

Alle Qi-Gong-Übungen helfen Ihnen, gesund und fit zu bleiben. Im dritten Teil der Form steht die Selbstbehandlung im Mittelpunkt. Jede Übung auf den nächsten zwölf Seiten kann Schwachpunkte im Körper stärken und Erkrankungen vorbeugen. Die Übungen können auch als Einzelübungen absolviert werden. So hilft z. B. das Kniekreisen auf S. 154–157 als Teil der Form dabei, Knieproblemen vorzubeugen, indem die Beweglichkeit des Gelenks erhalten wird. Wenn Sie steife Knie haben oder sich gerade von einer Knieverletzung erholen, sollten Sie die Übung jeden Tag durchführen, um die Heilung zu beschleunigen. Die Erhaltung der Beweglichkeit ist eine ideale Vorbeugung gegen degenerative Erkrankungen wie Arthritis oder Rheuma.

„Die Fütterung des Kranichs" stimuliert die Thymusdrüse, die an der Vorderseite des Halses liegt. Sie ist für die Regulierung des Stoffwechsels, der körpereigenen Umwandlung von Nahrung in Energie, wichtig.

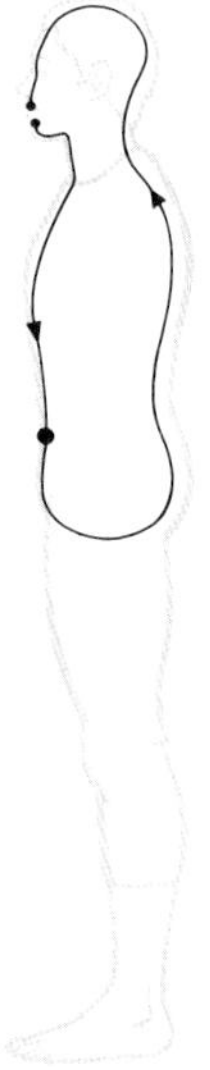

Qi-Pfade

Konzentrieren Sie sich zu Beginn des dritten Teils einen Moment auf die Qi-Pfade. Anstatt in die Schultern abzuzweigen, fließt das Qi die Wirbelsäule hoch bis zum Scheitel und von dort aus über die Vorderseite des Körpers wieder zurück. Es verbindet so die beiden Hauptmeridiane. Der Endpunkt liegt kurz unterhalb der Unterlippe, am Beginn des Jen-Mo-Meridians. Stellen Sie sich jedoch einen endlosen Kreislauf vor, durch den das Qi durch den Körper fließt.

An der Wirbelsäule arbeiten

In fast allen Übungen dieses Teils – von „Den Hals recken" auf S. 143 bis zur „Wirbelsäulendehnung" auf S. 155 – wird mit der Wirbelsäule gearbeitet. Sie wird gedehnt, um dem Zusammenpressen durch die Schwerkraft entgegenzuwirken. Auch werden die vielen kleinen Muskeln im unteren Rücken gedehnt und bewegt. Auf S. 149 wird die Kunst der Selbstmassage vorgestellt. Diesen Teils von Qi Gong nennt man Anmogong.
In Kapitel fünf werden weitere Massagetechniken zur Selbstbehandlung von anderen Körperteilen beschrieben.

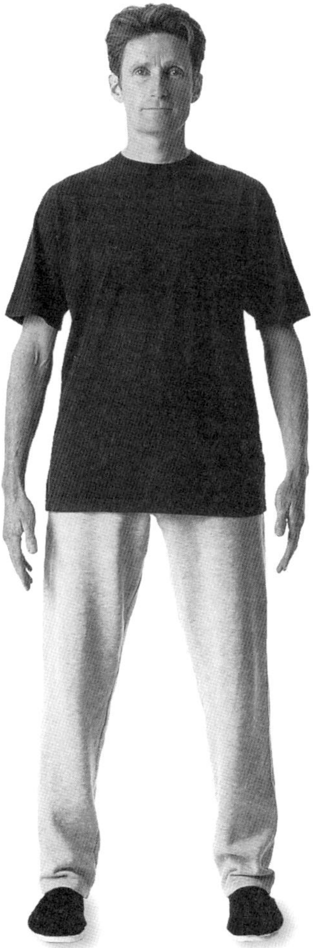

Stehende Meditation

Beginnen Sie jeden Teil der Form in der Grundhaltung (s. S. 37): entspannt, aber aufmerksam. Halten Sie die Augen offen, während Sie sich die Pfade vorstellen, auf denen das Qi zirkuliert, wie auf der vorhergehenden Seite beschrieben. Achten Sie mit Ihrem inneren Auge auf Anzeichen der Qi-Zirkulation.

FÜTTERUNG DES KRANICHS

Der dritte Teil der Form beginnt mit einer Reihe von Bewegungen, die einen Kranich bei der Nahrungsaufnahme imitieren. Einerseits beinhaltet die Übung kleine Bewegungen mit dem Kopf, andererseits wird die gesamte Wirbelsäule gedehnt. Das wirkt dem Zusammenpressen durch die Schwerkraft entgegen und trainiert die Muskeln in den Unterschenkeln und Füßen. Außerdem wird bei der Übung die Thymusdrüse massiert, die den Stoffwechsel reguliert.

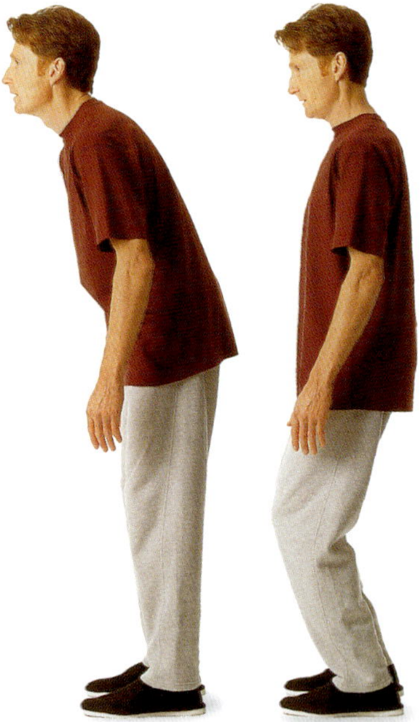

Fütterung des Kranichs

1 *Stehen Sie still wie bei der stehenden Meditation auf S. 141. Die Füße stehen eng beieinander und die Hände hängen an den Seiten. Schieben Sie Ihr Kinn vor und lassen Sie es dann zum Brustbein fallen. Entspannen Sie den Kiefer und öffnen Sie den Mund.*

2 *Ziehen Sie Ihr Kinn ein. Dann richten Sie den Kopf wie in Schritt 1 wieder auf. Beugen Sie die Knie und senken Sie die Hüfte etwas tiefer. Dann wiederholen Sie die Schritte 1 und 2. Gehen Sie noch ein Stück tiefer, als wollten Sie sich auf einen unsichtbaren Stuhl setzen, und wiederholen Sie Schritt 1 und 2. Beschreiben Sie mit Ihrem Kinn einen sauberen Kreis in der Luft. Lassen Sie die Beine gebeugt und die Hüfte gesenkt, wenn Sie beim letzten Mal den Kopf aufrichten.*

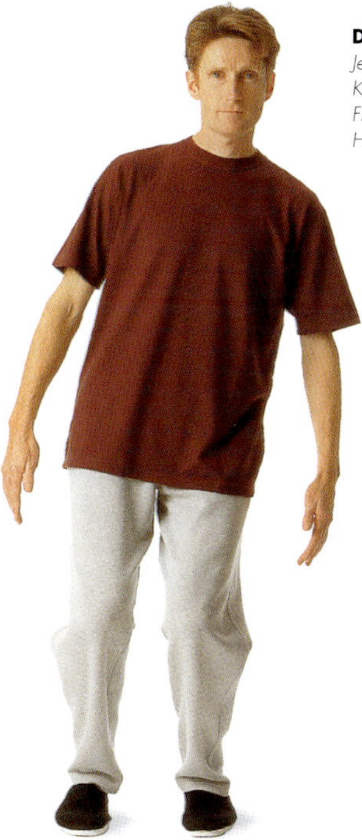

Den Hals recken

Jetzt werden die seitlichen Bewegungen eines Kranichs imitiert, wenn er den Kopf nach dem Fressen aufrichtet. Dabei richten Sie sich aus der Hocke langsam wieder auf.

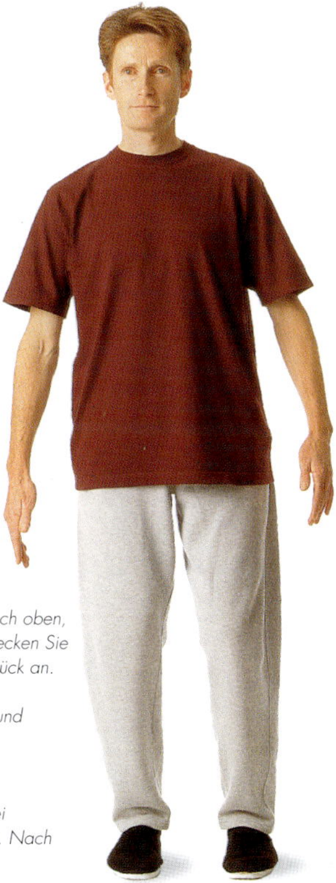

1 *Strecken Sie die rechte Seite Ihres Halses leicht nach oben, als würde Ihr Kopf an der Schläfe hochgezogen. Strecken Sie dabei das Bein leicht und heben Sie die Hüfte ein Stück an.*

2 *Strecken Sie jetzt die linke Seite des Halses hoch und richten Sie sich etwas weiter auf.*

Wiederholen und beenden

Wiederholen Sie die Schritte 1 und 2 dreimal. Dabei strecken Sie die Beine jedes Mal etwas weiter durch. Nach dem sechsten Strecken stehen Sie wieder aufrecht.

Kopfbewegungen

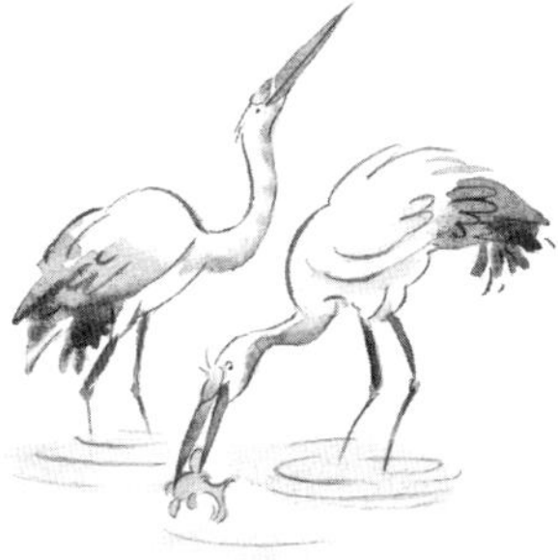

Die Natur nachahmen
Stellen Sie sich vor, dass Sie die Bewegungen eines Kranichs nachahmen, wenn er seine Beute fängt, schluckt und nach Gefahr Ausschau hält.

Die umfangreichen Kopfbewegungen bei „Fütterung des Kranichs" werden vom Kinn angeführt. Der Ren Mai, die Yin-Hälfte des mikrokosmischen Orbits (siehe S. 28–29) endet im Kinn. Der Du Mai oder Yang-Meridian endet im Gaumen. Konzentrieren Sie sich bei den Bewegungen auf die Zunge, die beide Meridiane verbindet. Die kreisförmige Kopfbewegung wird vom Kinn angeführt. Am Ende der Bewegung ziehen Sie Ihr Kinn ein und richten den Kopf auf. Das führt Qi zum Scheitel und wieder zurück zum Kinn. Wenn Sie den Kopf hochziehen, beugen Sie die Knie und senken das Becken. Dadurch wird die Wirbelsäule gedehnt. Sie lassen Ihr Kinn dreimal kreisen und gehen dabei immer ein Stück tiefer. Denken Sie daran, bei den ersten beiden Kreisen nicht zu tief hinunterzugehen. Am Anfang des dritten Kreises sollten Sie sich in einer hohen Hocke befinden.

Winzige Bewegungen

Bei „Den Hals recken" richten Sie sich bis zum Stehen auf. Der Kopf führt die Bewegung an, indem er erst links, dann rechts angehoben wird. Diese Bewegungen entstehen durch ein so leichtes Strecken der seitlichen Halsmuskeln, das man es kaum als Dehnung bezeichnen kann. Es sieht eher aus, als würden die Seiten des Kopfs an einer Schnur hochgezogen. Bei jedem Hochrecken strecken Sie die Beine weiter durch. Wenn Sie sich immer nur ein Stückchen aufrichten, werden Sie nach dem sechsten Mal wieder aufrecht stehen.

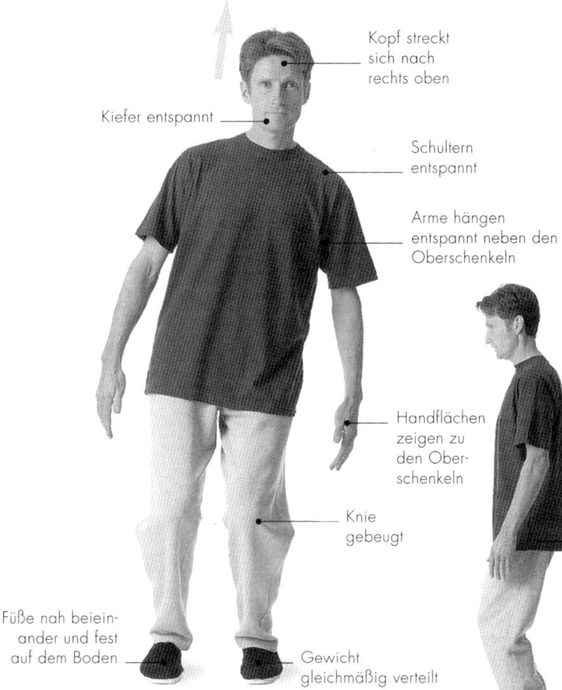

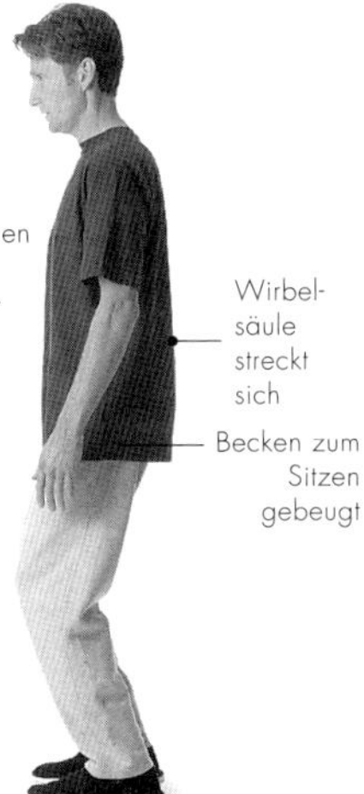

„Den Hals recken" analysieren

Dieses Bild zeigt Ihnen, wie Sie am Ende von „Den Kranich füttern" auf S. 142 stehen sollten. Der Pfeil zeigt an, in welche Richtung sich Ihr Kopf bei Schritt 1 von „Den Hals recken" bewegt. Ihr Kopf bewegt sich noch je zweimal nach rechts und links oben und bei jedem Mal richten Sie sich etwas weiter auf. Am Ende stehen Sie wieder aufrecht.

„Fütterung des Kranichs" analysieren

Sie beginnen die Bewegungen mit dem Vorstrecken des Kinns. Danach drücken Sie es nach unten, ziehen es ein und richten es wieder auf. So machen Sie mit dem Kinn einen Kreis.

HÜFTKREISEN

Mit den abschließenden Bewegungen auf S. 146–147 richten Sie sich wieder zum Stand auf. Sie strecken die Arme nach oben, als wollten Sie die gesammelte Energie in Ihr drittes Auge gießen. Anschließend wird das Dehnen und Bewegen der Wirbelsäule mit dem Kreisen des Beckens fortgesetzt. Das dehnt die Lendenwirbel. Die massierende Wirkung dieser Bewegungen wird durch die folgende Selbstmassage noch verstärkt. Sie soll Schmerzen im unteren Rücken lindern, die durch eine schlechte Haltung und zu wenig Bewegung auftreten.

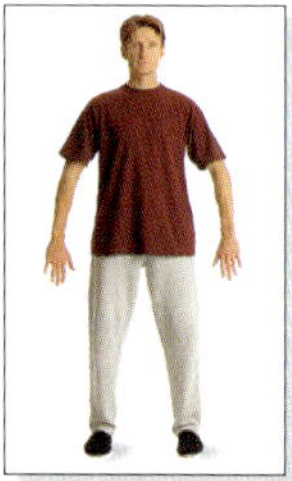

Ausgangsposition
Sie stehen weniger als hüftbreit. Knie und Ellbogen sind leicht gebeugt. Ihre Hände hängen mit den Handflächen nach innen an den Oberschenkeln.

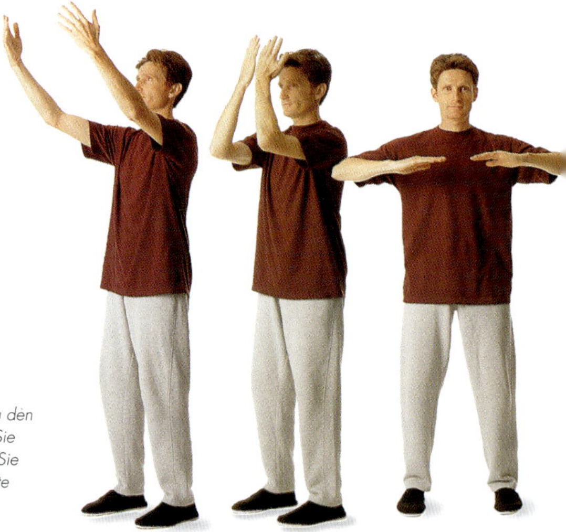

Das dritte Auge
Heben Sie die Hände zu den Augenbrauen. Strecken Sie die Arme. Wiederholen Sie Schritt 1–3 von „Das dritte Auge" auf S. 126–127.

Hüftkreisen

1 *Führen Sie Ihre Hände nach außen und senken Sie sie zum unteren Dantian. Drehen Sie die Handflächen nach unten. Sie stehen jetzt wieder in der Ausgangsposition. Beugen Sie die Ellbogen und ziehen die Hände zurück, bis die Außenseite der Daumen Ihre Hüftknochen berührt.*

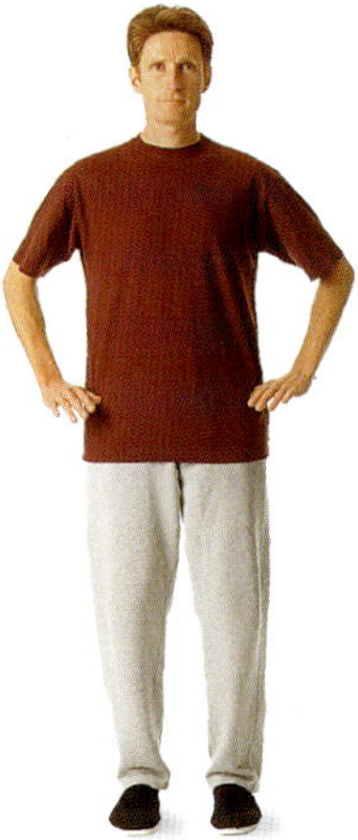

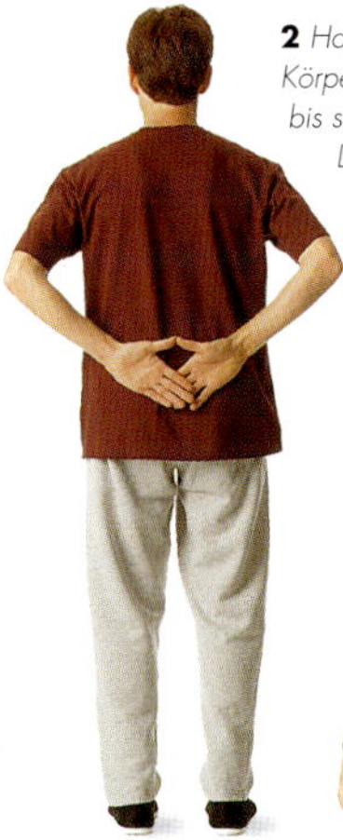

2 *Halten Sie mit den Händen Kontakt zum Körper, während Sie diese nach hinten führen, bis sie sich hinter Ihrem Rücken überkreuzen. Drücken Sie die Rückseite Ihrer Hände gegen den Rücken.*

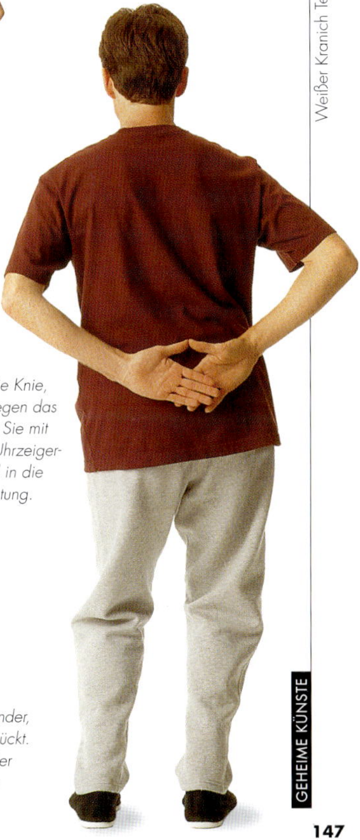

3 *Beugen Sie leicht die Knie, drücken Sie Hände gegen das Kreuzbein und kreisen Sie mit der Hüfte dreimal im Uhrzeigersinn und dann dreimal in die entgegengesetzte Richtung.*

Beenden und fortfahren

Nehmen Sie die Hände ein wenig auseinander, aber lassen Sie sie gegen den Rücken gedrückt. Massieren Sie den Rücken, indem Sie mit der Rückseite Ihrer Hände drei kleine Kreise am unteren Ende der Wirbelsäule machen.

Selbstmassage

Das Kreisen der Hüfte bei auf den Rücken gedrückten Händen massiert die Nieren. Dadurch wird die Blutzufuhr erhöht, was wiederum die Ausscheidung von Abfallstoffen beschleunigt. Außerdem verbessert es den Blut- und Lymphkreislauf in den Organen. Das Hüftkreisen ist sehr angenehm und hat eine beruhigende Wirkung auf das große Nervenzentrum am Ende der Wirbelsäule.

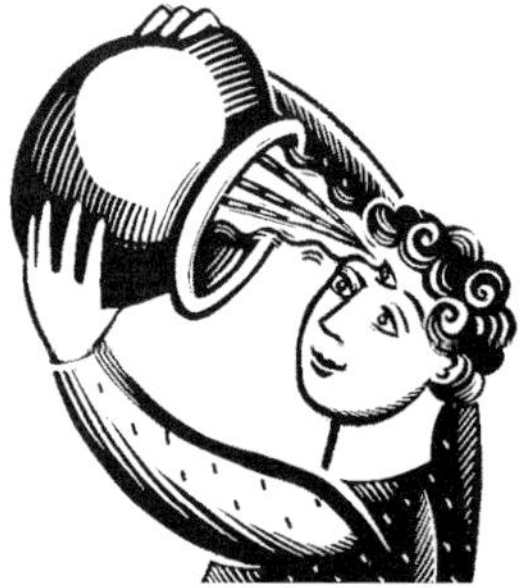

Den Yin Dang nähren

Stellen Sie sich am Anfang von „Das dritte Auge" auf S. 146 vor, dass Sie einen großen Kessel voller Qi über Ihrem Kopf halten. Sie kippen ihn an, sodass sich ein Strahl aus leuchtender Energie in Ihr drittes Auge oder Yin-Dang-Zentrum ergießt.

Rückenschmerzen lindern

Die gesundheitsförderlichen Auswirkungen dieser Übung sind von ihrer flüssigen Ausführung abhängig. Lassen Sie am Anfang die Hände um den Körper nach hinten gleiten, ohne dabei den Kontakt zum Körper zu verlieren. Das Hüftkreisen soll später nahtlos von einer in die andere Richtung übergehen. Die kreisenden Bewegungen der Hände schließen ebenfalls nahtlos daran an.

Eine schlechte Haltung belastet die Wirbelsäule und mangelnde Bewegung schwächt die Muskeln, die sie aufrecht halten. Das Ergebnis sind oft Schmerzen im unteren Rücken. Eine Selbstmassage mit Techniken, die auf der nächsten Seite gezeigt werden, lindert diese und erhöht die Blutzufuhr zur Wirbelsäule. Eine andere Technik zur Massage des unteren Rückens lernen Sie auf S. 213 kennen. Methoden wie das Do-in oder das Klopfen auf S. 205–206 sowie die sanften Streichungen auf S. 209 verbessern ebenfalls den Blutkreislauf an der Wirbelsäule.

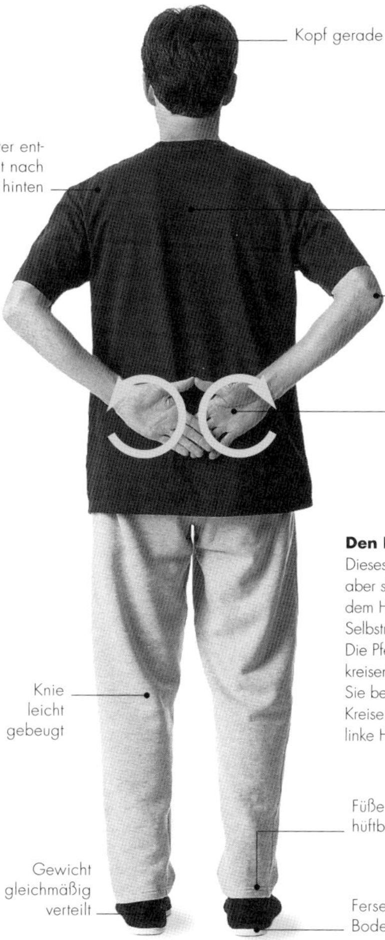
Kopf gerade
Schulter entspannt nach hinten
Rücken gerade
Ellbogen gebeugt und nach hinten gedrückt
Rückseite der Hände drücken in Höhe des Kreuzbeins auf den Rücken, Finger sind entspannt und berühren sich leicht.
Knie leicht gebeugt
Füße weniger als hüftbreit auseinander
Gewicht gleichmäßig verteilt
Fersen fest auf dem Boden, Zehen geradeaus

Den Rücken massieren

Dieses Bild zeigt die entspannte, aber sichere Haltung, die Sie vor dem Hüftkreisen und während der Selbstmassage einnehmen sollten. Die Pfeile demonstrieren die kreisenden Bewegungen der Hände. Sie beschreiben gleichzeitig drei kleine Kreise: die rechte Hand mit dem, die linke Hand gegen den Uhrzeigersinn.

KNIEKREISEN

Auf das Hüftkreisen folgen zwei Übungen zum Lockern der Knie. Das Kreisen bewegt die Kniegelenke, die das gesamte Gewicht des Oberkörpers tragen müssen. Die Knie werden ständig benutzt, aber nur selten trainiert, um ihre Stärke und Mobilität zu erhalten. An den Kniegelenken finden häufiger Operationen statt als an jedem anderen Gelenk. „Schere", die zweite der beiden Übungen, beugt und streckt die Muskeln von Oberschenkel und Hüfte, welche die Beine nach innen und außen bewegen.

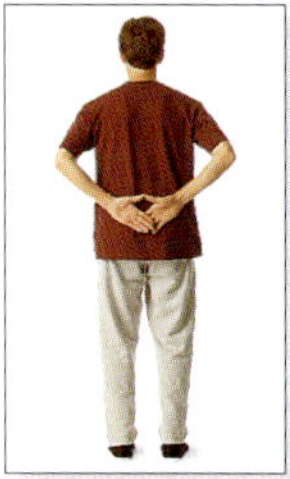

Ausgangsposition
Stehen Sie etwas weniger als hüftbreit. Die Knie sind leicht gebeugt und die Rückseiten Ihrer Hände liegen an Ihrem Kreuzbein.

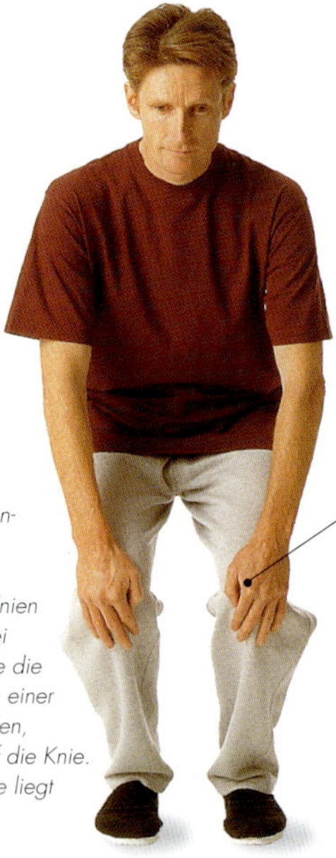

Kniekreisen
1 *Halten Sie mit den Händen Kontakt zum Körper. Führen Sie sie hinter den Oberschenkeln zu den Knien herum. Beugen Sie dabei die Beine und senken Sie die Hüfte. Sobald Sie sich in einer sitzenden Position befinden, legen Sie die Hände auf die Knie. Die Mitte der Handfläche liegt auf den Kniescheiben.*

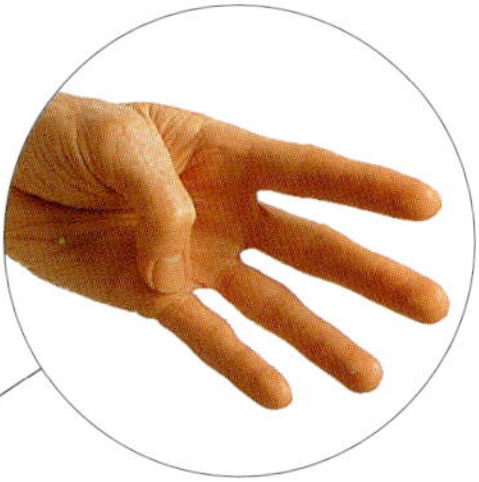

Qi zurückhalten
Am Anfang von Schritt 1 legen Sie den Daumen an den Ansatz des kleinen Fingers. Halten Sie ihn dort, während die Hände vom unteren Rücken über den Po und die Oberschenkel zu den Knien gleiten. Nehmen Sie den Daumen weg, sobald Sie die Handflächen auf die Kniescheiben legen.

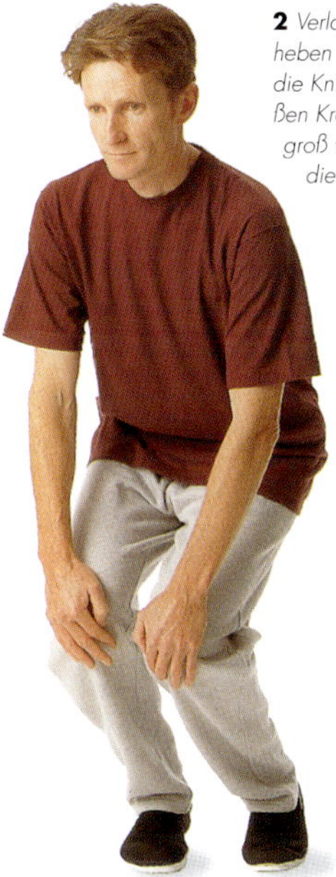

2 *Verlagern Sie Ihr Gewicht nach vorne, heben Sie die Fersen und drehen Sie die Knie im Uhrzeigersinn in einem großen Kreis. Machen Sie den Kreis so groß wie möglich und wiederholen Sie die Bewegung zweimal.*

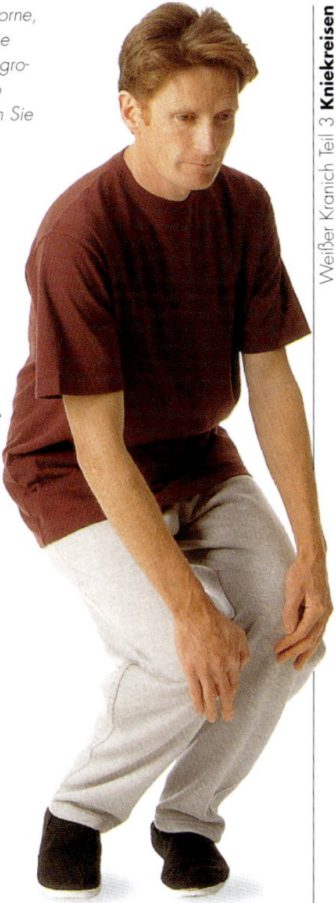

3 *Lassen Sie die Hände auf den Knien liegen und drehen Sie sie jetzt dreimal gegen den Uhrzeigersinn.*

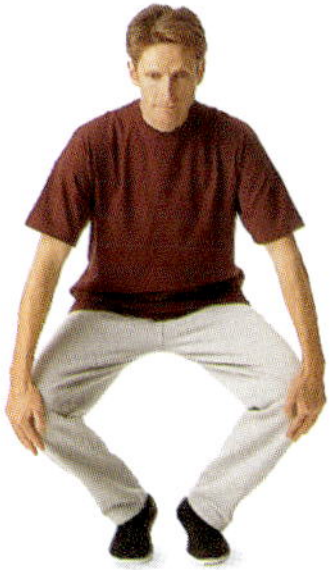

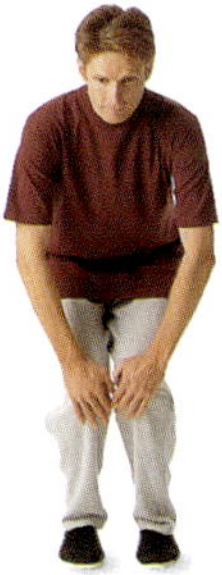

Schere

Öffnen Sie mit immer noch gebeugten Knien und angehobenen Fersen die Knie weit und schließen Sie sie wieder. Wiederholen Sie die Bewegung dreimal. Die Hände bleiben dabei auf den Knien liegen.

Die Beine trainieren

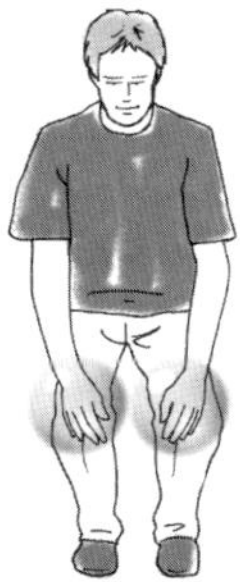

Die Knie aufwärmen

Reiben Sie zur Erzeugung von Qi die Hände aneinander, bevor Sie beginnen. Der Daumen am Ansatz des kleinen Fingers hält das warme Qi in Ihren Händen, während Sie diese zu den Knien führen. Spüren Sie, wie das Qi in Ihre Knie ausstrahlt, wenn Sie die Hände auf die Kniescheiben legen und die Daumen wegnehmen.

Das Kniekreisen und die Schere auf S. 150–151 sind einfache Bewegungen, aber zusammen trainieren sie das gesamte Bein vom Hüftgelenk bis zum Fuß. Ohne Stuhl zu „sitzen" ist eine der besten Übungen für die Muskeln, die tief im Becken versteckt sind und das Hüftgelenk beugen. Die „Schere" beugt und streckt eine Gruppe von kleinen Muskeln, welche die Oberschenkel nach innen und außen bewegen. Das Kniekreisen dehnt die Muskeln, die das Knie beugen und strecken. Das Hocken und Drehen auf den Fußballen schließlich bearbeitet die Knöchel und die Muskeln in den Beinen und Füßen.

Den Energiefluss anregen

Das Kreisen der Knie lockert nicht nur die Kniegelenke, sondern regt auch den Qi-Fluss im Körper an. Bevor Sie damit beginnen, fangen Sie einen Teil der Energie ein, die Sie durch das Hüftkreisen und die Rückenmassage erzeugt haben, und tragen Sie sie in den Handflächen zu den Knien.

Um wirksam zu sein, müssen beide Übungen kraftvoll ausgeführt werden. Machen Sie die Kreise so groß wie möglich und öffnen Sie bei der Schere die Beine ebenfalls so weit wie möglich. Das Heben der Fersen ermöglicht es Ihnen, größere Kreise zu machen und sich beim Hin- und Herbewegen der Beine besser auszubalancieren.

Kniekreisen analysieren

Gehen Sie die Punkte auf diesem Bild sorgfältig durch um zu überprüfen, ob Sie richtig ausbalanciert sind. Der Mittelpunkt der Kreise sollte sich über Ihren Fußballen befinden, nicht über den Fersen. Ihr Gewicht muss daher nach vorne verlagert sein.
Ziehen Sie den Po ein, richten Sie die Wirbelsäule auf und halten Sie den Kopf in einer Linie , um ein besseres Gleichgewicht zu erlangen.

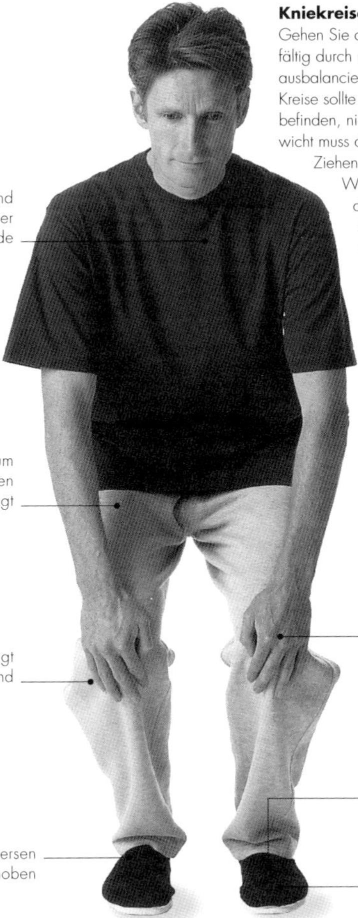

WIRBELSÄULENDEHNUNG

Der dritte Teil endet mit einer Dehnung nach oben, die Beine, Rücken und Hals trainiert. Wenn Sie ein Ziehen in den Waden, in den Achillessehen und im unteren Rücken spüren, wissen Sie, dass die Übung wirksam ist. Führen Sie dem Yin-Dang-Zentrum belebendes Qi zu und senken Sie zum Abschluss die Hände mit einer sammelnden Bewegung.

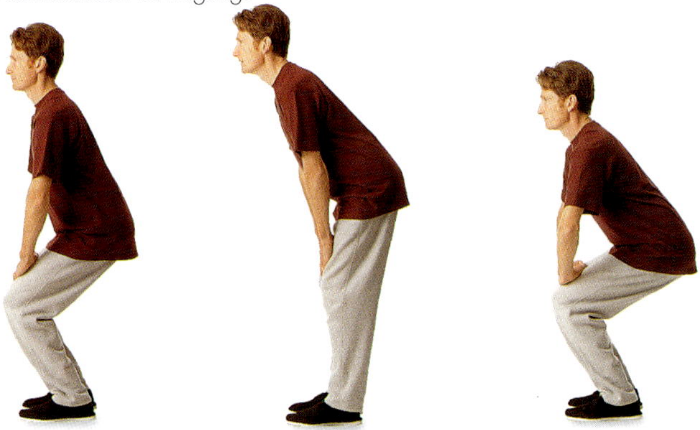

Wirbelsäulendehnung

1 *Sie beendeten Schritt 2 der Schere in einer sitzenden Haltung, auf den Ballen balancierend, mit den Händen auf den Knien. Senken Sie nun die Fersen zum Boden. Gleiten Sie mit den Händen hoch zu den Oberchenkeln und drehen Sie sie, sodass die Finger kurz über dem Knie auf der Innenseite liegen.*

2 *Fixieren Sie einen Punkt auf Augenhöhe, lassen Sie die Hände auf der Innenseite der Oberschenkel, verlagern Sie Ihr Gewicht auf die Fußballen und strecken Sie die Beine. Entspannen Sie den Kiefer und öffnen Sie den Mund, während Sie das Gewicht verlagern.*

3 *Beugen Sie die Knie etwas weiter. Halten Sie beim dritten Strecken der Beine den Po eingezogen und den Kopf aufrecht.*

Wiederholen und fortfahren

Wiederholen Sie Schritt 3, dann beugen Sie die Knie und senken das Becken in eine sitzende Position.

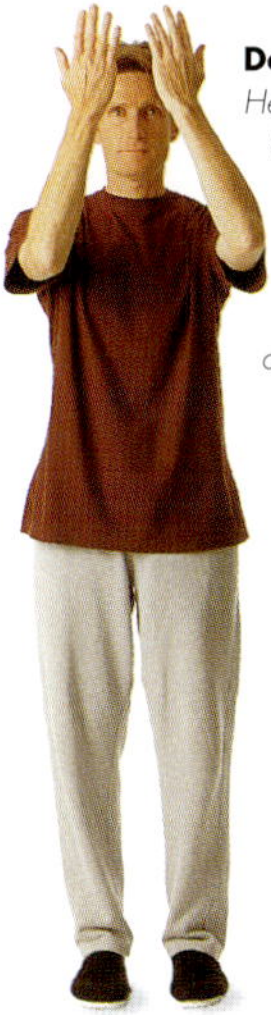

Das dritte Auge

Heben Sie die Arme von den Oberschenkeln nach oben, während Sie die Beine strecken. Sobald die Hände den Kopf erreichen, drehen Sie die Handflächen nach innen und wiederholen Sie die Schritte 1–3 von „Das dritte Auge" auf S. 126–127.

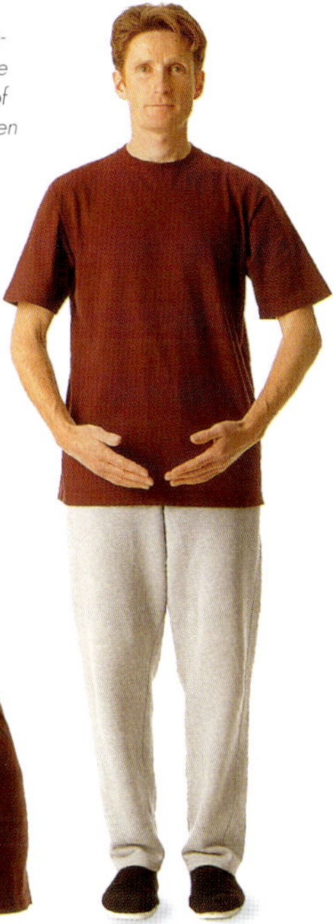

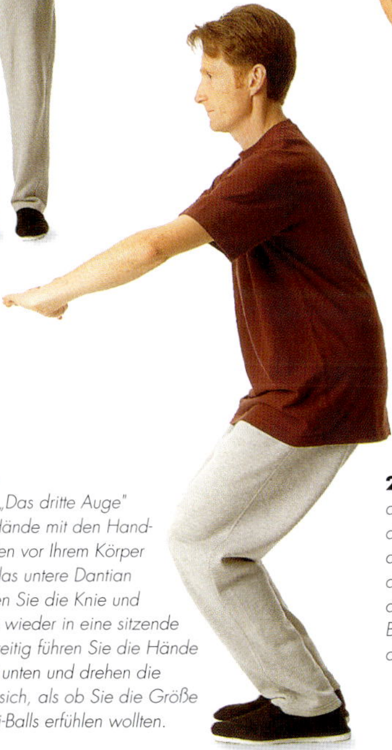

Hineinziehen

1 *Am Ende von „Das dritte Auge" senken Sie die Hände mit den Handflächen nach unten vor Ihrem Körper ab. Sobald sie das untere Dantian erreichen, beugen Sie die Knie und senken die Hüfte wieder in eine sitzende Position. Gleichzeitig führen Sie die Hände nach außen und unten und drehen die Handflächen zu sich, als ob Sie die Größe eines riesigen Qi-Balls erfühlen wollten.*

2 *Bringen Sie die Hände nah an den Körper, beugen Sie die Ellbogen und heben Sie die Arme an, als wollten Sie den Ball anheben und gegen das untere Dantian drücken. Beenden Sie die Übung in der Grundhaltung.*

Abschluss

Das Wirbelsäulentraining begann mit „Fütterung des Kranichs" auf S. 142 und endet hier mit einer kräftigen Dehnung, die sich von den Achillessehen an der Rückseite der Oberschenkel bis zum oberen Ende der Wirbelsäule zieht. Sie tun so, als ob Sie auf einem Stuhl sitzen, beugen die Knie, senken die Hüfte, legen die Hände auf die Oberschenkel und richten sich wieder auf. Diese Übung öffnet den unteren Rücken und dehnt die Beine sowie die Wirbelsäule.

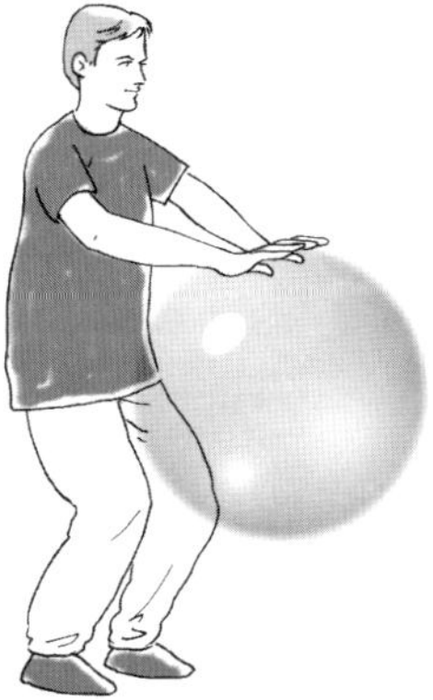

Qi sammeln

Stellen Sie sich vor, wie Ihre Hände bei den letzten Bewegungen auf S. 155 einen riesigen Ball aus Qi aufsammeln und ihn gegen das untere Dantian drücken.

Zum Abschluss kommen

Aus der Hocke strecken Sie die Beine und den Oberkörper. Sie heben die Arme und führen Ihrem dritten Auge frisches Qi zu. Das ist das dritte Auftreten der Übung „Das dritte Auge" im dritten Teil der Form, aber jedes Mal beginnen Sie aus einer anderen Position. Dieses Mal heben Sie die Hände von den Knien aus an.

Sie beenden jeden Teil der Form in der klassischen Grundhaltung und konzentrieren sich auf das Qi, das Sie gesammelt haben und gegenüber des unteren Dantian in den Händen halten. Jedes Ende ist jedoch etwas anders. Hier kreisen Ihre Hände nach außen, um einen riesigen Qi-Ball aufzunehmen und ihn an den Körper zu drücken.

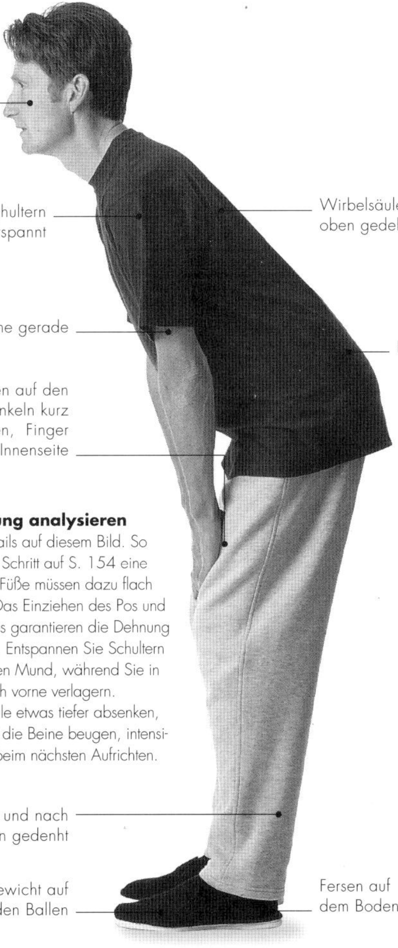
Augen geradeaus, Mund offen
Schultern entspannt
Wirbelsäule nach oben gedehnt
Arme gerade
Po eingezogen
Handflächen auf den Oberschenkeln kurz über den Knien, Finger auf der Innenseite
Beine gerade und nach oben gedenht
Gewicht auf den Ballen
Fersen auf dem Boden

Wirbelsäulendehnung analysieren

Kontrollieren Sie alle Details auf diesem Bild. So erreichen Sie im zweiten Schritt auf S. 154 eine maximale Dehnung. Die Füße müssen dazu flach auf dem Boden stehen. Das Einziehen des Pos und das Aufrichten des Kopfes garantieren die Dehnung der ganzen Wirbelsäule. Entspannen Sie Schultern und Kiefer. Öffnen Sie den Mund, während Sie in Schritt 1 Ihr Gewicht nach vorne verlagern.
Wenn Sie die Wirbelsäule etwas tiefer absenken, während Sie im Schritt 2 die Beine beugen, intensivieren Sie die Dehnung beim nächsten Aufrichten.

WEISSER KRANICH, TEIL 4

Das Auffüllen von Qi durch das dritte Auge ist ein guter Anfang für eine Reihe von kraftvollen, belebenden Ganzkörperbewegungen. „Federndes Qi" auf S. 162–171 ist eine umfangreiche Folge, deren Erlernen einige Zeit dauern wird. Es macht jedoch viel Spaß, sie einzuüben. Sie federn leicht auf einem Bein, während Sie mit den Armen und Händen Wellenbewegungen machen – wie ein Vogel, der sich gerade in die Luft schwingt. Zum Ende formen Ihre Finger wieder den Zauberstab und Sie machen sich bereit, Energie kraftvoll nach außen zu leiten. Zum Schluss sammeln Sie frisches Qi und führen es dem dritten Auge zu. Dabei formen Ihre Hände ein Dreieck mit den Augenbrauen und drücken das Qi aktiv in das Energiezentrum. Im vierten Teil der Form brauchen Sie die Koordination und das Timing einer Tanzaufführung. Dabei werden alle wichtigen Systeme im Körper angeregt: die Atmung, der Blut- und Lymphkreislauf und das zentrale Nervensystem. Jegliche Erschöpfung wird vertrieben und Sie fühlen sich wach und aufmerksam.

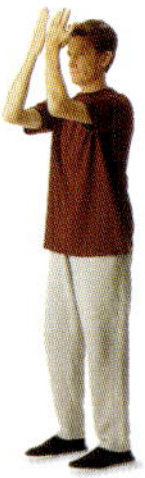

Das dritte Auge

S. 162

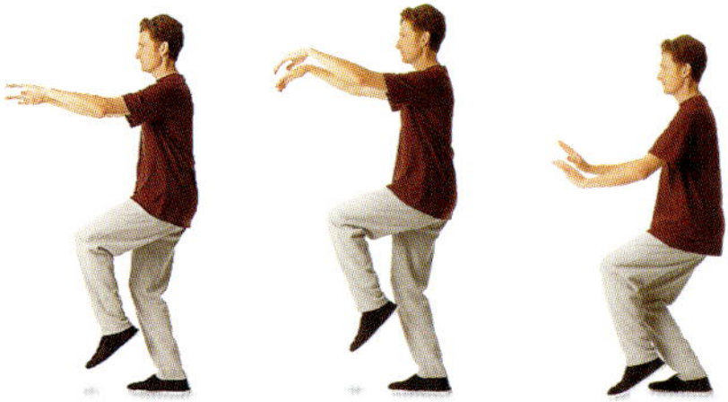

Federndes Qi: 1

S. 163–165

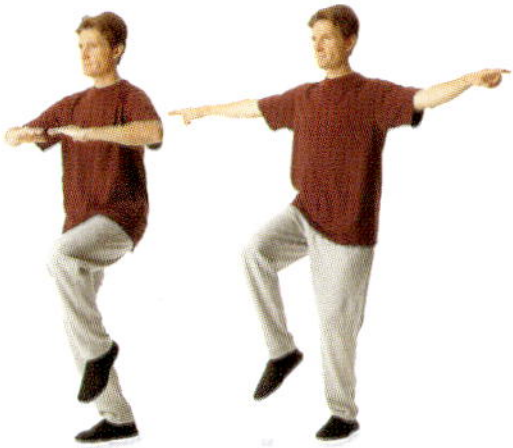

Auftreten
S. 166

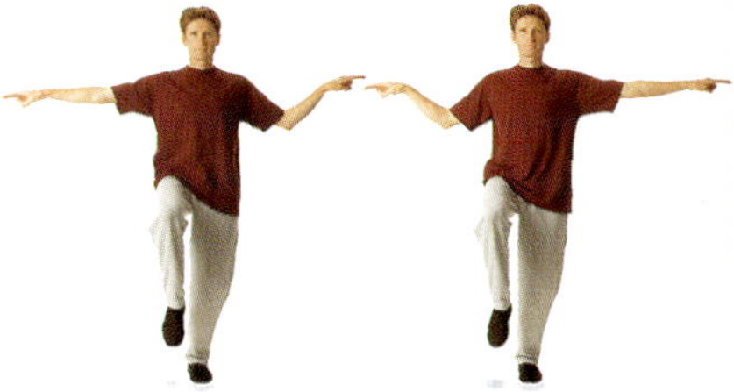

Zauberstab: 2
S. 167

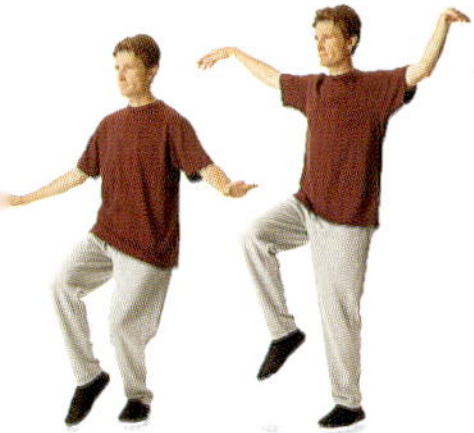

Flügelschläge: 1
S. 167

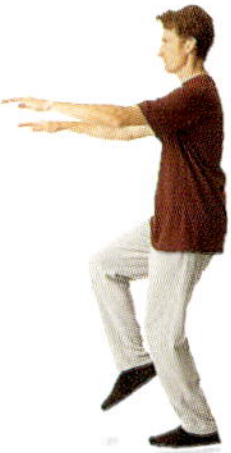

Federndes Qi: 2
S. 170

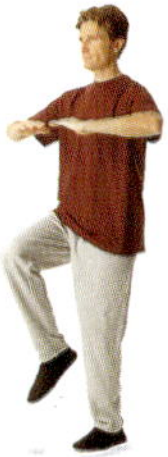

Auftreten
S. 170

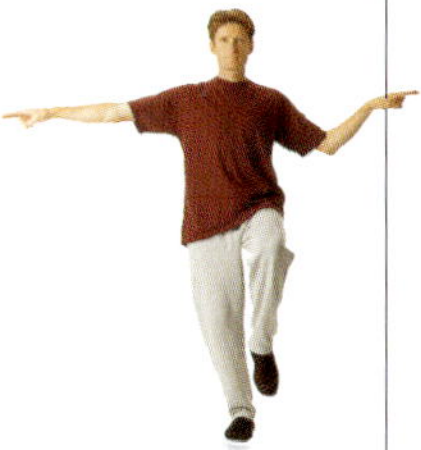

Zauberstab: 3
S. 171

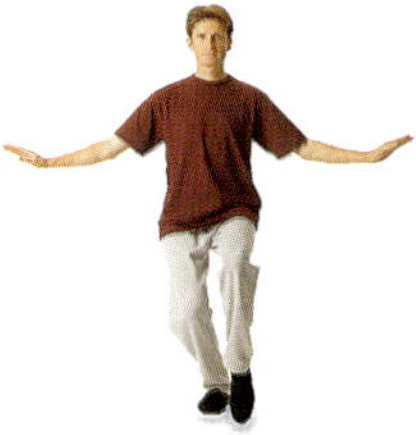

Flügelschläge: 2
S. 171

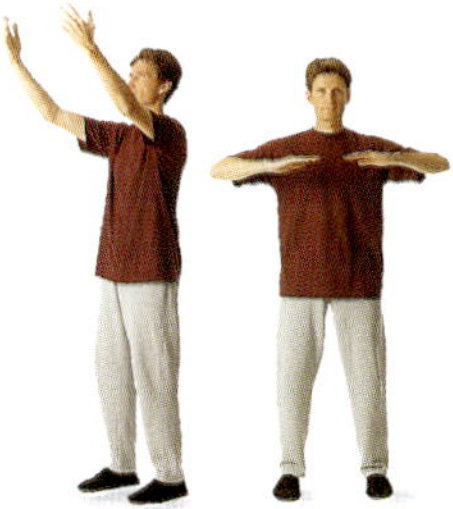

Das dritte Auge
S. 174

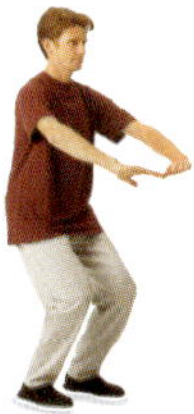

Hineinziehen: 2
S. 175

Innere Systeme

Im im vierten Teil müssen Sie sich stark auf die Koordination der rhythmischen Bewegungen der Arme und des Körpers konzentrieren. Bei „Federndes Qi" werden Muskeln trainiert, die sich tief im Unterleib befinden. Man nennt sie die Hüftlendenmuskeln. Sie beugen und drehen den Oberschenkel und werden zum Heben des Beins eingesetzt. Sind die Muskeln schwach, werden die Beine instabil. Durch Übungen wie „Federndes Qi" werden sie gekräftigt und die Standfestigkeit wird verbessert. Regelmäßiges Üben hält die Hüftlendenmuskeln stark, besonders sobald Sie die Übungen sicher auf einem Bein ausführen können.

Dem Gleichgewicht gilt das Hauptaugenmerk im vierten Kapitel. Jede Übung, die Sie nur auf einer Körperseite ausführen, wird durch eine Wiederholung auf der anderen Seite ausgeglichen. Das Gleichgewicht ist in der gesamten Form ein wichtiger Gesichtspunkt. Es wird immer darauf geachtet, ein Gleichgewicht zwischen allen Bewegungen zu erreichen, links und rechts, vorne und hinten, hoch und herunter. So wird der Energiefluss in Ihren Körper hinein und aus ihm heraus ebenfalls im Gleichgewicht gehalten. Wenn Sie einen Arm zu Himmel strecken, wird eine bestimmte Energieform in einen Teil des Körpers gelenkt. Dies muss entsprechend wieder ausgeglichen werden. Weiterhin wird in der Form versucht, ein Gleichgewicht zwischen Visualisierungen, die Ihnen bei der Ausführung von bestimmten Bewegungen helfen, und dem Aufgehen in Träumereien zu finden. Das

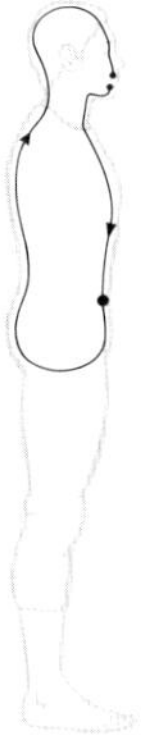

Der mikrokosmische Orbit

Inzwischen sollte es Ihnen leichter fallen, mit Ihrem Geist die Zirkulation des Qi auf dem mikrokosmischen Orbit anzuregen. Lassen Sie es dreimal kreisen, bevor Sie fortfahren.

wird erreicht, indem Sie bei den Übungen die Augen offen halten, aber keinen bestimmten Punkt fixieren. Von Zeit zu Zeit werden Sie aufgefordert, sich doch auf einen bestimmten Punkt zu konzentrieren. In Schritt 2 von „Das dritte Auge" sollen Sie Ihren Blick z. B. auf Ihre Handflächen fixieren. Mit dieser Übung werden Sehkraft und Aufmerksamkeit trainiert.

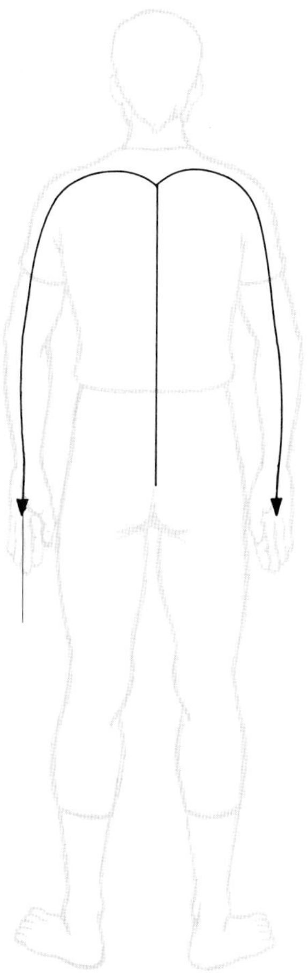

Laogong-Punkt

Stehende Meditation

Auch wenn Sie die Form bereits auswendig können, so beginnen Sie doch weiterhin jeden Teil mit einer stehenden Meditation, um im Geist die Qi-Pfade im Körper zu verfolgen. Inzwischen sollten Sie in der Lage sein, das Qi in die Schultern abzweigen und von dort durch die Arme in die Laogong-Punkte fließen zu lassen.

FEDERNDES QI: 1

Der vierte Teil der Form beginnt mit Wellenbewegungen der Arme. Anders als bei „Wellenbewegung der Arme" in Teil eins sind diese Bewegungen flüssiger. Es wird mehr Wert auf das Gleichgewicht gelegt, da Sie dieses Mal Ihr ganzes Gewicht auf ein Bein legen. Sie benutzen es als flexible Basis, von der aus Sie hinauf- und herunterfedern, während Sie Arme und Hände rhythmisch bewegen. Bis Sie sicher auf einem Bein federn können, ist es sinnvoll, sich mit dem anderen Fuß leicht abzustützen.

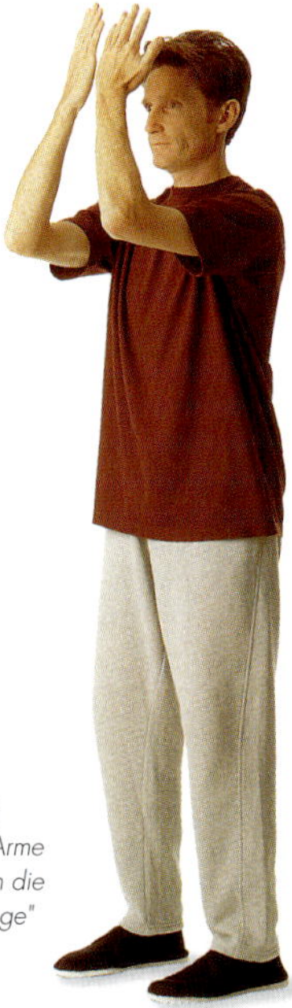

Das dritte Auge

Aus der stehenden Haltung auf S. 161 heraus heben Sie die Arme in Augenhöhe und wiederholen die Schritte 1–3 von „Das dritte Auge" auf S. 126–127.

Gleichgewicht

Um die Balance zu halten, sollten Sie am Anfang die Zehen des linken Fußes leicht auf dem Boden lassen, während Sie in Schritt 3 wieder hochfedern. Im Laufe der Zeit werden Sie in der Lage sein, Ihren zweiten Fuß bis zu 45 cm in die Höhe zu heben.

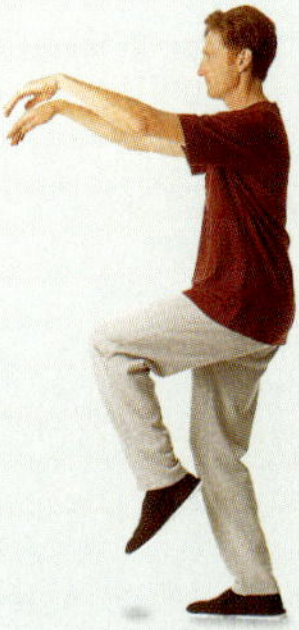

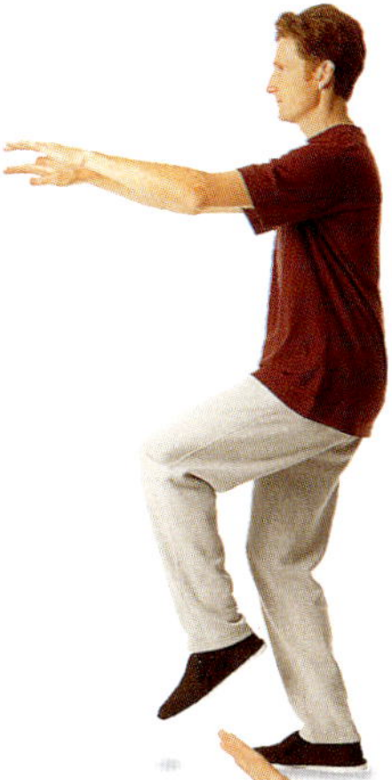

Federndes Qi: 1

1 *Schwingen Sie beide Arme vor sich bis auf Schulterhöhe. Halten Sie Ellbogen und Hände gerade und die Handflächen nach unten gedreht. Verlagern Sie gleichzeitig Ihr gesamtes Gewicht auf das rechte Bein, beugen Sie das linke Knie und lassen Sie die Zehen zu Boden zeigen.*

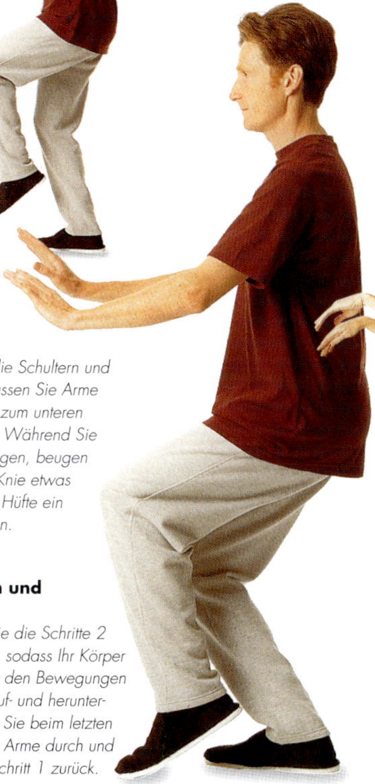

3 *Heben Sie jetzt die Schultern und Ellbogen wieder an und lassen Sie die Hände auf Schulterhöhe steigen. Gleichzeitig strecken Sie das rechte Bein durch und heben den linken Fuß vom Boden.*

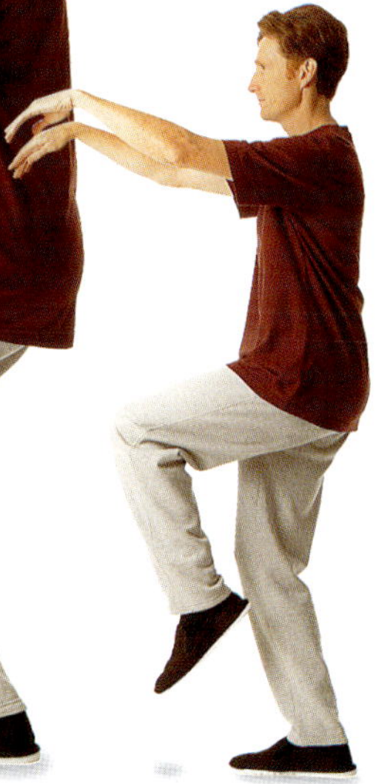

2 *Senken Sie die Schultern und Ellbogen und lassen Sie Arme und Hände bis zum unteren Dantian sinken. Während Sie die Arme bewegen, beugen Sie das rechte Knie etwas und senken die Hüfte ein Stück nach unten.*

Wiederholen und fortfahren

Wiederholen Sie die Schritte 2 und 3 zweimal, sodass Ihr Körper im Rhythmus mit den Bewegungen Ihrer Arme hinauf- und herunterfedert. Strecken Sie beim letzten Hochfedern die Arme durch und kehren Sie zu Schritt 1 zurück.

Gleichgewicht und Bewegung

Das Federn mit dem Qi belebt Körper und Geist, da es das innere Qi in Bewegung bringt. Die Armbewegungen sind lebhafter als die auf S. 86–87. Ihre Arme machen große, lockere Bewegungen. Das Federn auf einem Bein lässt das Qi auf- und abfließen und regt so seine Zirkulation an. Sie müssen Ihr Becken zur Aktivierung des Qi bewusst fallen lassen, bevor Sie wieder hochfedern.

Regelmäßiges Trainieren verbessert Ihr Gleichgewicht. Am Anfang ist die korrekte Verteilung des Gewichts besonders wichtig. Anfänger machen oft den Fehler und verlagern nur einen Teil des Gewichts auf das rechte Bein. Das ist jedoch nicht ausreichend. Stellen Sie sich eine schwere Säule vor, die vom Kopf aus durch die rechte Schulter, die rechte Hüfte und das rechte Bein verläuft. Sie müssen Ihr gesamtes Gewicht auf die rechte Seite Ihres Körpers verlagern, sodass sich Ihr Schwerpunkt über dem rechten Mittelfuß befindet. Auf diese Weise sind Sie fest geerdet und müssen später nur noch minimale Korrekturen vornehmen. Strecken Sie die Wirbelsäule, als ob Ihr Kopf sanft nach oben gezogen würde, ziehen Sie den Po ein und schauen Sie geradeaus.

Diese Übung stärkt die Muskeln in Hüfte, Bauch und Beinen, die Sie aufrecht und im Gleichgewicht halten.

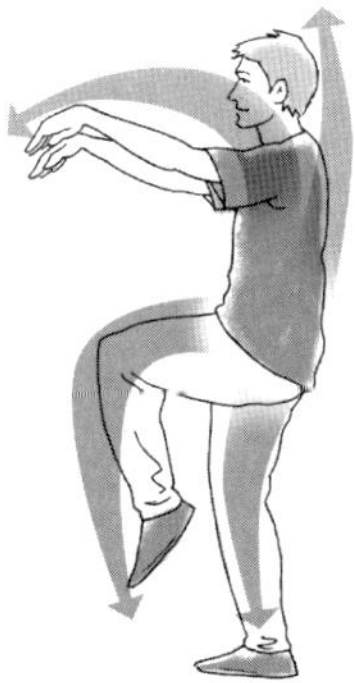

Energiewellen

Stellen Sie sich vor, wie Wellen aus Energie durch Ihren Körper fluten und alle Sinne aufwecken. Die Wellenkämme spülen über die Wirbelsäule in Ihren Kopf, durch die Arme zu den Fingern und vom unteren Dantian durch die Beine und Füße zurück in die Erde.

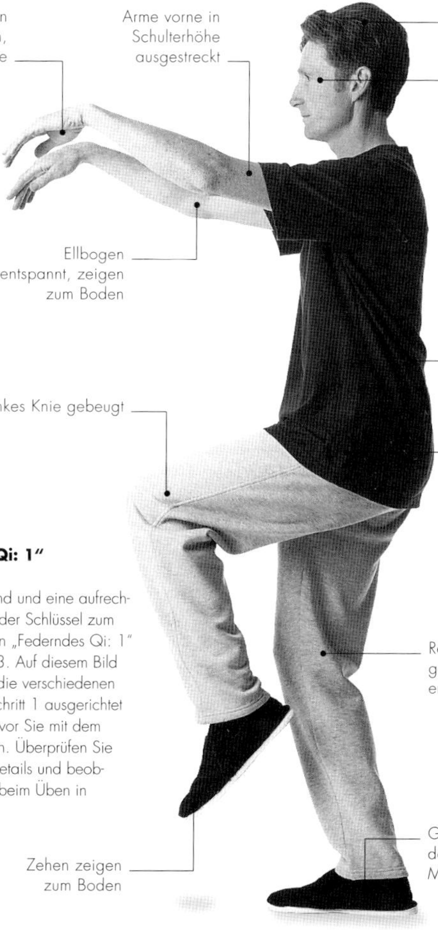
Handflächen nach unten, Finger gerade
Arme vorne in Schulterhöhe ausgestreckt
Kopf gerade
Augen schauen geradeaus
Ellbogen entspannt, zeigen zum Boden
Rücken gerade
Linkes Knie gebeugt
Hüfte gerade, Po eingezogen
Rechtes Bein gerade, aber entspannt
Gewicht auf dem rechten Mittelfuß
Zehen zeigen zum Boden

„Federndes Qi: 1" analysieren

Ein sicherer Stand und eine aufrechte Haltung sind der Schlüssel zum Gleichgewicht in „Federndes Qi: 1" auf S. 162–163. Auf diesem Bild sehen Sie, wie die verschiedenen Körperteile in Schritt 1 ausgerichtet sein müssen, bevor Sie mit dem Federn beginnen. Überprüfen Sie nochmals alle Details und beobachten Sie sich beim Üben in einem Spiegel.

FLIEGENDE ENERGIE

In „Federndes Qi: 1" federten Sie auf dem rechten Bein. Jetzt verlagern Sie Ihr Gewicht auf das linke Bein. Beim Wechsel von rechts nach links machen Sie einen Schritt. Dabei ändert sich auch die Ausrichtung Ihrer Arme. Zuerst formen Sie mit Ihrer Hand einen Zauberstab und wiederholen die Bewegungen von S. 118–119, allerdings mit zur Seite gestreckten Armen. Danach machen Sie Wellenbewegungen mit Schultern, Armen und Händen, die den Flügelschlag eines Vogels imitieren.

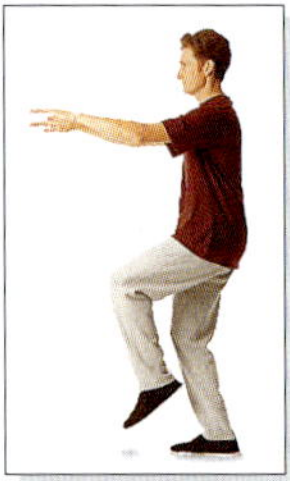

Ausgangsposition
Sie stehen auf dem rechten Bein, das linke Knie ist angehoben. Die Arme sind in Schulterhöhe vor dem Körper mit den Handflächen nach unten.

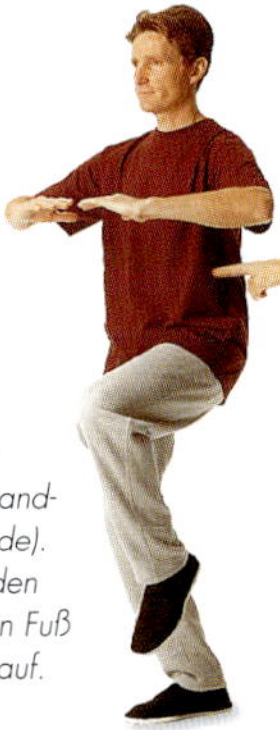

Auftreten
1 *Beugen Sie die Ellbogen und führen Sie die Arme zur Brust (Handflächen nach unten, Finger gerade). Die Daumen liegen parallel zu den Rippen. Treten Sie mit dem linken Fuß vor. Setzen Sie die Ferse zuerst auf.*

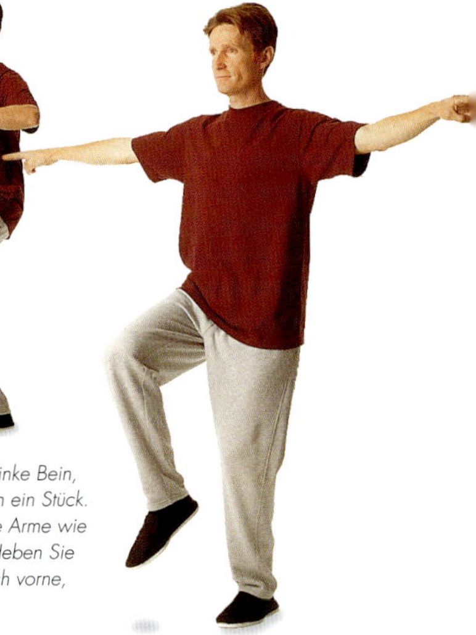

2 *Verlagern Sie Ihr gesamtes Gewicht auf das linke Bein, beugen Sie es leicht und senken Sie das Becken ein Stück. Angeführt vom kleinen Finger schwingen Sie die Arme wie beim Brustschwimmen im Bogen nach außen. Heben Sie das rechte Bein an und kippen Sie den Fuß nach vorne, sodass die Zehen zu Boden zeigen.*

Zauberstab: 2

1 *Während Sie den Fuß aufsetzen, biegen Sie den kleinen Finger und den Ringfinger zur Handfläche und halten sie mit dem Daumen fest, um den Zauberstab zu formen. Entspannen Sie die linke Schulter und lassen Sie den Ellbogen sinken, sodass der Arm zu Ihnen herangezogen wird.*

2 *Strecken Sie den linken Ellbogen in einer flüssigen Bewegung aus und entspannen Sie gleichzeitig die rechte Schulter und den Ellbogen, um den Arm heranzuziehen. Dann strecken Sie den rechten Ellbogen wieder und ziehen den linken Arm an.*

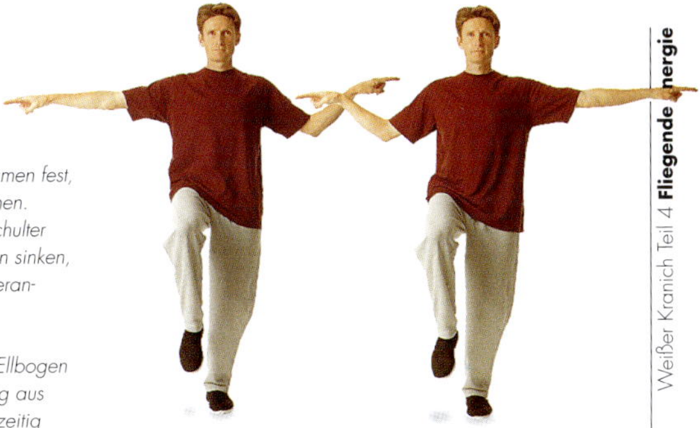

Wiederholen und fortfahren

Wiederholen Sie die flüssigen Wellenbewegungen in Schritt 2 zweimal. Danach öffnen Sie die Hände und kehren zu Ihrer Ausgangsposition am Ende des Auftretens zurück.

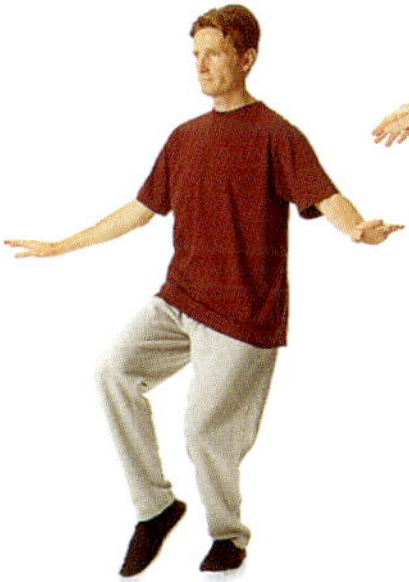

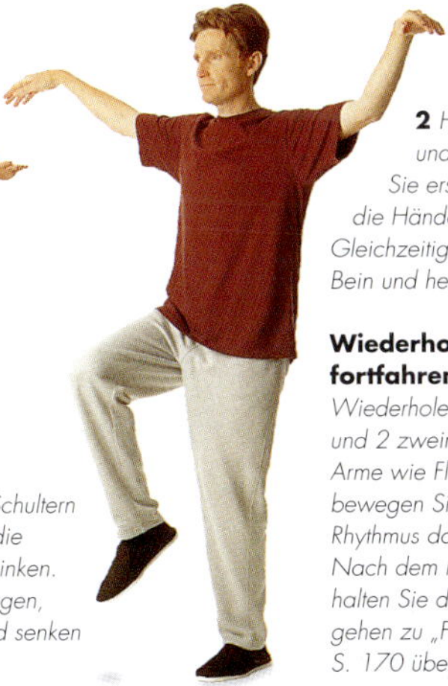

Flügelschläge: 1

1 *Senken Sie nacheinander Schultern und Ellbogen und lassen Sie die Hände zum unteren Dantian sinken. Während Sie die Arme bewegen, beugen Sie das linke Knie und senken die Hüfte ein Stück zu Boden.*

2 *Heben Sie die Schultern und Ellbogen und lassen Sie erst die Arme und dann die Hände hochschweben. Gleichzeitig strecken Sie das linke Bein und heben die Hüfte an.*

Wiederholen und fortfahren

Wiederholen Sie die Schritte 1 und 2 zweimal. Lassen Sie die Arme wie Flügel schlagen und bewegen Sie den Körper im Rhythmus dazu hinauf und herunter. Nach dem letzten Hochfedern halten Sie die Arme ruhig und gehen zu „Federndes Qi: 2" auf S. 170 über.

Koordination verbessern

Die Koordination der Bewegungen ist im vierten Teil der Form besonders wichtig. Sie bewegen gleichzeitig Arme und Beine, jedoch auf unterschiedliche Weise. Es ist hilfreich, sich dabei ein Band aus Qi vorzustellen, das die Körperteile verbindet. Stellen Sie sich z. B. bei Schritt 1 von „Federndes Qi: 1" auf S. 163 ein Band vor, das um Ihre Arme gewickelt und an das linke Knie gebunden ist. Während Ihre Arme auf Schulterhöhe steigen, ziehen sie das Knie mit nach oben. Im zweiten Schritt der Übung auf S. 166 bewegen sich die Arme zur Brust, während Sie mit dem linken Fuß vortreten. Beim Aufsetzen der Ferse ruhen die Arme in Höhe der Schlüsselbeine.

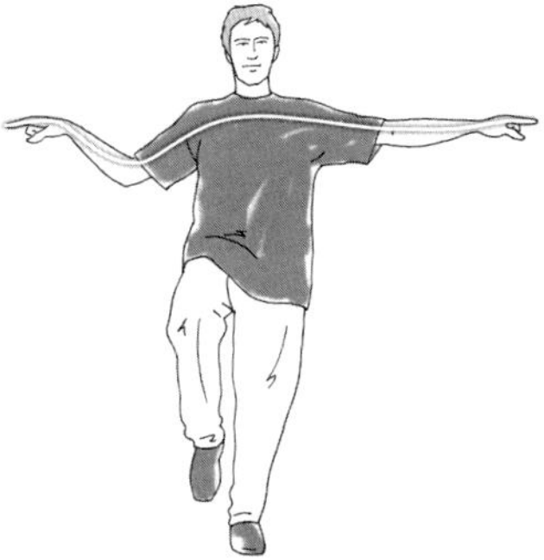

Marionette

Die Arme müssen perfekt koordiniert sein: Während Sie einen Arm anziehen, drücken Sie den anderen weg.

Rhythmisches Federn

Die Übung „Flügelschläge: 1" auf S. 167 ist ein Test für Ihre Koordinationsfähigkeit. Sie federn auf dem linken Bein, während Sie gleichzeitig die Arme heben und senken. Konzentrieren Sie sich auf das Bewegen der Schultern und Ellbogen und die Handgelenke und Hände folgen automatisch, wie die Flügel bei einem Vogel. Achten Sie darauf, dass Sie die Bewegungen nur durch das Heben und Senken des linken Beins antreiben. Obwohl Sie während „Zauberstab: 2" die ganze Zeit auf Ihrem linken Bein stehen, bewegen Sie es dabei nicht zusammen mit den Armen. Das rechte Bein, das Sie zu Beginn angehoben haben, bleibt durch die Übung hindurch und bis zu „Federndes Qi: 3" oben.

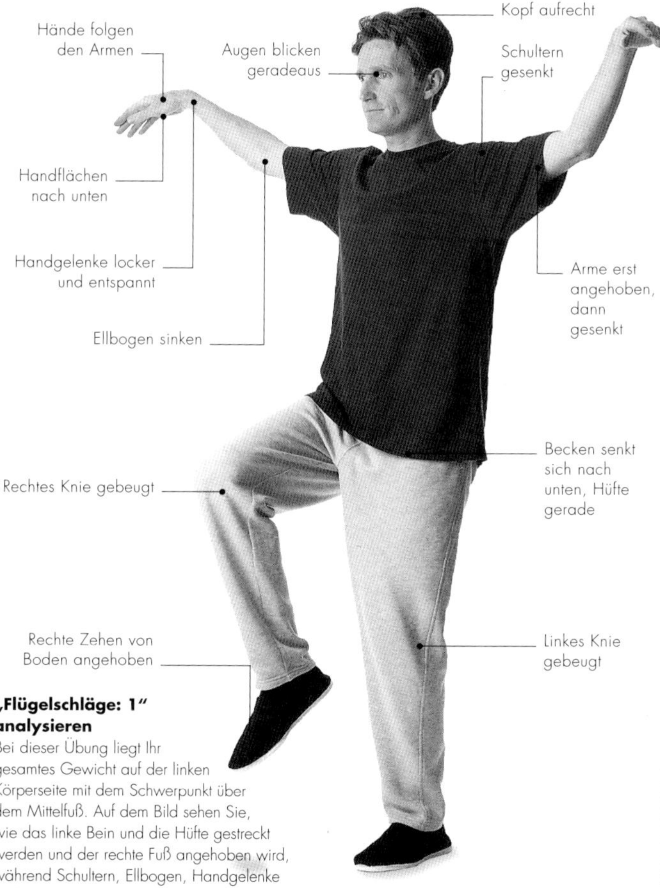
Kopf aufrecht
Hände folgen den Armen
Augen blicken geradeaus
Schultern gesenkt
Handflächen nach unten
Handgelenke locker und entspannt
Arme erst angehoben, dann gesenkt
Ellbogen sinken
Becken senkt sich nach unten, Hüfte gerade
Rechtes Knie gebeugt
Rechte Zehen von Boden angehoben
Linkes Knie gebeugt

„Flügelschläge: 1" analysieren

Bei dieser Übung liegt Ihr gesamtes Gewicht auf der linken Körperseite mit dem Schwerpunkt über dem Mittelfuß. Auf dem Bild sehen Sie, wie das linke Bein und die Hüfte gestreckt werden und der rechte Fuß angehoben wird, während Schultern, Ellbogen, Handgelenke und Hände anmutig hinunterschweben.

FEDERNDES QI: 2

Die Übung beginnt mit einer weiteren Gewichtsverlagerung von links nach rechts. Wieder wird dabei auch die Ausrichtung der Arme verändert: von vorne zu den Seiten und von der federnden zur fliegenden Energie, bei der Sie die Flügelschläge eines Vogels imitieren. Im Anschluss daran wiederholen Sie die Folge auf S. 166–167, dieses Mal aber auf dem rechten Bein.

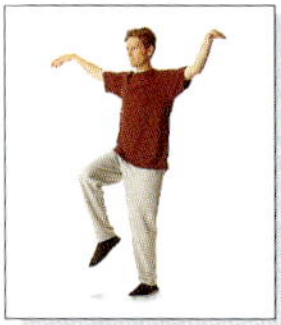

Ausgangsposition
Stehen Sie auf dem linken Bein, das Knie gebeugt, die Arme nach außen gestreckt.

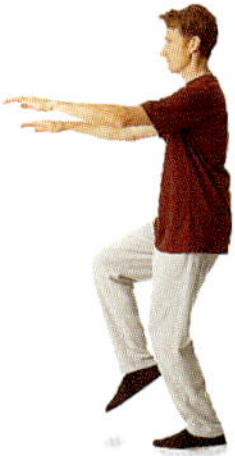

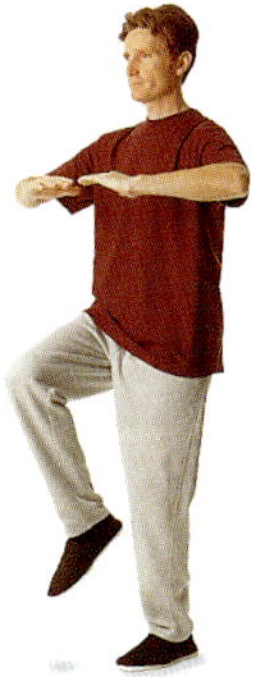

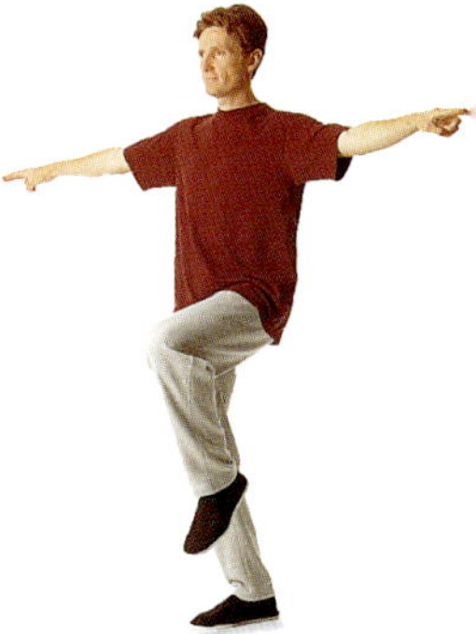

Federndes Qi: 2
Führen Sie beide Arme langsam mit den Handflächen nach unten wieder nach vorne. Wiederholen Sie die wellenförmigen Armbewegungen der Schritte 2 und 3 aus „Federndes Qi: 1" auf S. 163 dreimal auf dem linken Bein stehend. Beenden Sie die Übung mit einer Aufwärtsbewegung.

Auftreten
1 *Beugen Sie die Ellbogen und führen Sie die Arme zur Brust (Handflächen nach unten, Finger gerade). Die Daumen liegen parallel zu den Rippen. Treten Sie mit dem rechten Fuß vor. Setzen Sie die Ferse zuerst auf.*

2 *Verlagern Sie Ihr gesamtes Gewicht auf das rechte Bein, beugen Sie es leicht und senken Sie das Becken ein Stück. Angeführt vom kleinen Finger schwingen Sie die Arme im Bogen nach außen. Heben Sie das linke Bein an und kippen Sie den Fuß nach vorne, sodass die Zehen zu Boden zeigen.*

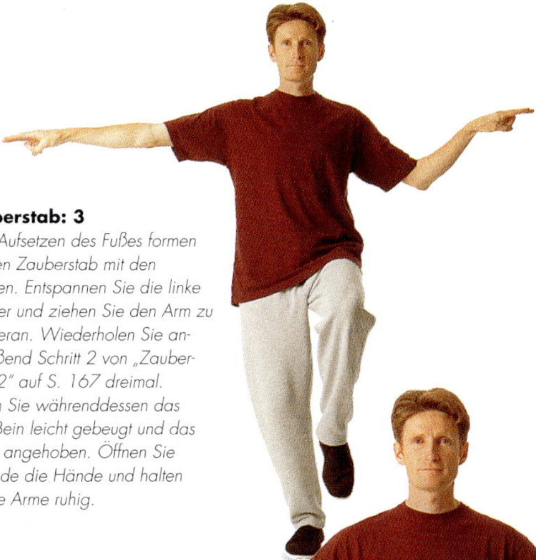

Zauberstab: 3

Beim Aufsetzen des Fußes formen Sie den Zauberstab mit den Händen. Entspannen Sie die linke Schulter und ziehen Sie den Arm zu sich heran. Wiederholen Sie anschließend Schritt 2 von „Zauberstab: 2" auf S. 167 dreimal. Halten Sie währenddessen das linke Bein leicht gebeugt und das rechte angehoben. Öffnen Sie am Ende die Hände und halten Sie die Arme ruhig.

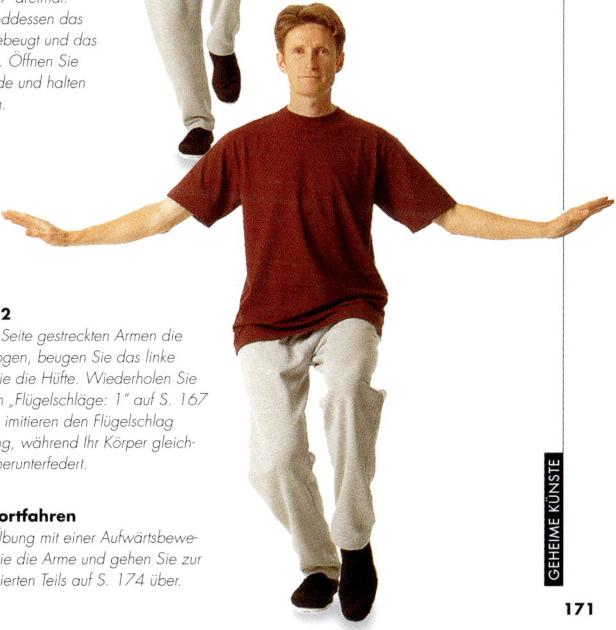

Flügelschläge: 2

Heben Sie mit zur Seite gestreckten Armen die Schultern und Ellbogen, beugen Sie das linke Bein und senken Sie die Hüfte. Wiederholen Sie Schritt 1 und 2 von „Flügelschläge: 1" auf S. 167 dreimal. Ihre Arme imitieren den Flügelschlag eines Vogels im Flug, während Ihr Körper gleichzeitig hinauf- und herunterfedert.

Beenden und fortfahren

Beenden Sie die Übung mit einer Aufwärtsbewegung. Beruhigen Sie die Arme und gehen Sie zur letzten Folge des vierten Teils auf S. 174 über.

Weiche Übergänge

Bei den Übungen auf S. 162–172 muss jede Bewegung und jede Folge nahtlos ineinander übergehen. Nach den Armbewegungen müssen Sie die Koordination der Bewegungen von Armen, Händen, Hüften und Beinen üben, um diese anmutig fließen zu lassen. Das erreichen Sie, indem die Schultern die Bewegungen antreiben, wie es beim Zauberstab auf den S. 118–119 gezeigt wurde. Bei den Flügelschlägen auf den S. 167 und 171 bewegen sich die Arme lockerer und dynamischer, aber ebenso anmutig. Dazu müssen Sie erst die Schultern und dann die Ellbogen senken und dabei die Handgelenke locker und entspannt lassen. Diese folgen den Bewegungen automatisch. Wenn Sie die Schultern und Ellbogen senken, schweben Ihre Arme zum unteren Dantian und erreichen es vor den Händen. Beim Anheben von Schultern und Ellbogen folgen die Handgelenke und Hände. Bevor sie jedoch auf Schulterhöhe ankommen, haben Sie schon die nächste Abwärtsbewegung begonnen.

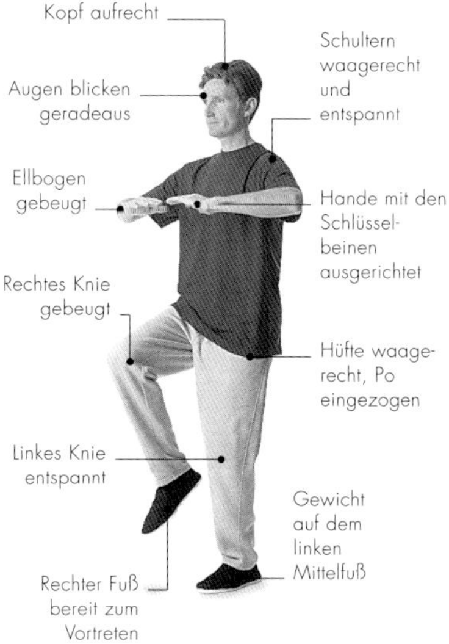

Auftreten analysieren

Das Auftreten auf S. 170 sorgt für einen weichen Übergang bei der Gewichtsverlagerung. Wenn Sie am Ende von „Federndes Qi: 2" fest am Boden stehen, mit der Hüfte waagerecht und dem rechten Knie leicht angehoben, können Sie in einer flüssigen Bewegung vortreten und den rechten Fuß mit der Ferse voran absetzen.

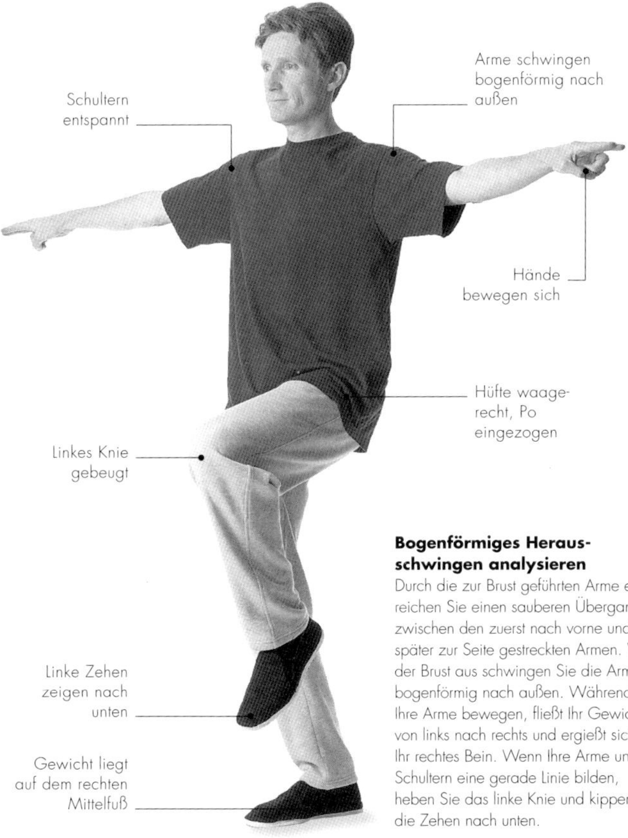
Arme schwingen
bogenförmig nach
außen
Schultern
entspannt
Hände
bewegen sich
Hüfte waage-
recht, Po
eingezogen
Linkes Knie
gebeugt
Linke Zehen
zeigen nach
unten
Gewicht liegt
auf dem rechten
Mittelfuß

Bogenförmiges Herausschwingen analysieren

Durch die zur Brust geführten Arme erreichen Sie einen sauberen Übergang zwischen den zuerst nach vorne und später zur Seite gestreckten Armen. Von der Brust aus schwingen Sie die Arme bogenförmig nach außen. Während sich Ihre Arme bewegen, fließt Ihr Gewicht von links nach rechts und ergießt sich in Ihr rechtes Bein. Wenn Ihre Arme und Schultern eine gerade Linie bilden, heben Sie das linke Knie und kippen die Zehen nach unten.

ABSCHLUSS

Die dynamischen federnden und fliegenden Bewegungen des vierten Teils werden jetzt beendet. Sie setzen den linken Fuß ab und führen die Arme in einem weiten Bogen zu den Seiten. Von dort aus gehen Ihre Bewegungen in eine Dehnung über, bei der frisches Qi in das dritte Auge gepresst wird. Der Teil vier endet mit den gleichen sammelnden Bewegungen wie Teil drei sowie mit einer meditativen Pause in der Grundhaltung.

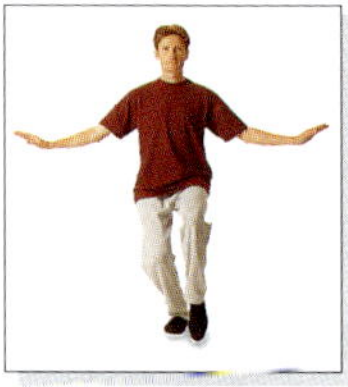

Ausgangsposition

Sie beendeten „Flügelschläge: 2" auf dem rechten Bein, das linke Bein ist angehoben und die Arme sind in Schulterhöhe zur Seite gestreckt.

Das dritte Auge

1 *Führen Sie Ihre Arme in einem Bogen zu den Seiten und setzen Sie gleichzeitig den linken Fuß hüftbreit vom rechten entfernt ab.*

2 *Heben Sie die Hände vor sich an und drehen Sie die Handflächen nach innen. Wiederholen Sie Schritt 1 von „Das dritte Auge" auf S. 127. Stellen Sie sich dabei vor, wie Sie Qi ins Yin-Dang-Zentrum fließen lassen.*

3 *Beugen Sie die Ellbogen, bringen Sie die Hände näher an die Brauen und führen Sie Schritt 3 von „Das dritte Auge" durch.*

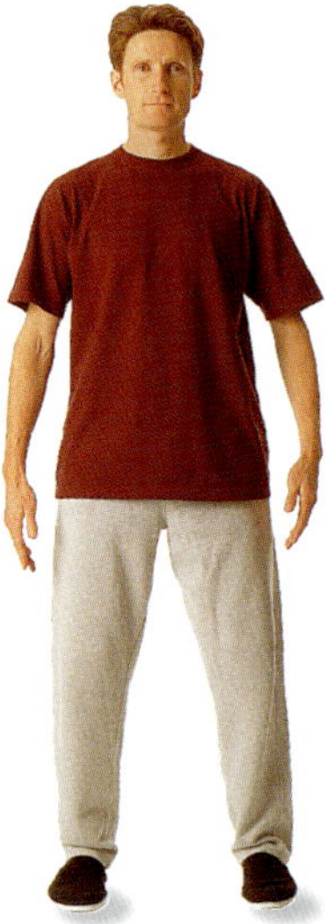

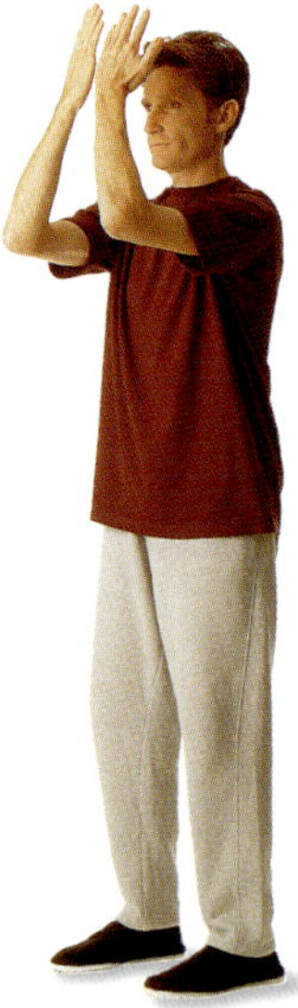

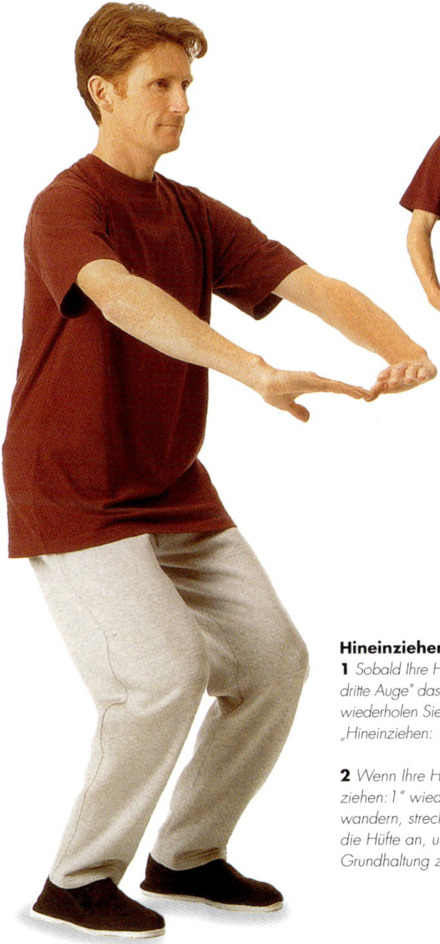

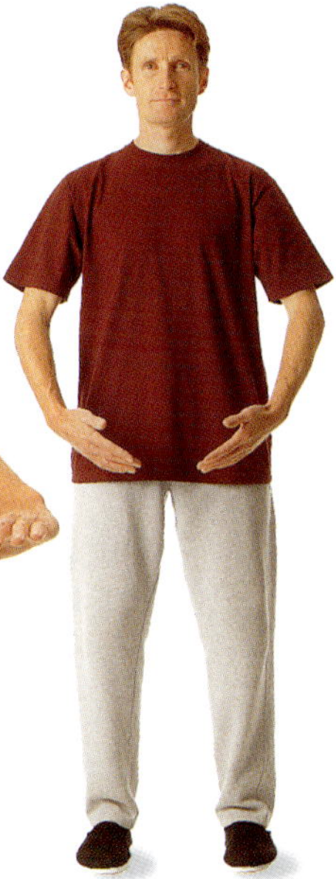

Hineinziehen: 2

1 *Sobald Ihre Hände am Ende von „Das dritte Auge" das untere Dantian erreichen, wiederholen Sie die Schritte 1 und 2 von „Hineinziehen: 1" auf S. 155.*

2 *Wenn Ihre Hände am Ende von „Hineinziehen: 1" wieder hoch zum unteren Dantian wandern, strecken Sie die Beine und heben die Hüfte an, um diesen Teil der Form in der Grundhaltung zu beenden.*

Belebende Übung

Das Sinken und Aufsteigen des Qi beim Federn und Fliegen aktiviert die Qi-Zirkulation, sodass Sie sich am Ende der Folge immer vitalisiert fühlen. Während Sie auf einem Bein rhythmisch federn, beleben Sie Ihr Qi und wecken den ganzen Körper auf.

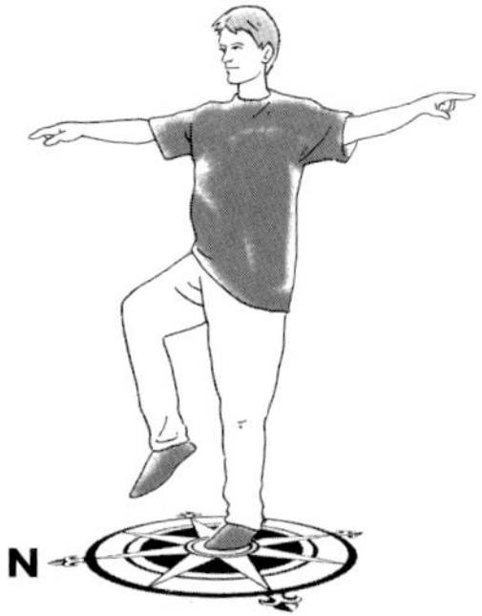

Fußarbeit

Stellen Sie sich vor, dass Sie am Anfang von Teil vier in der Mitte eines Kompasses in Richtung Norden stehen. Bei jedem Schritt – erst mit links, dann mit rechts – gehen Sie ein Stück auf dem Nord-Süd-Meridian, den die Astronomen den Großen Kreis nennen.

Die Rolle der Atmung

Die Atmung spielt bei diesem Vorgang eine wichtige Rolle. Eine zu starke Konzentration darauf kann auf Anfänger ablenkend wirken. Zu diesem Zeitpunkt ist es jedoch wichtig, dass Sie sich bewusst werden, welchen Anteil die Atmung am Entstehen der Bewegungen hat. Das Einatmen vor einer kraftvollen Bewegung initiiert die Bewegungen, das Ausatmen bringt sie zum Abschluss. Das Ausatmen bei einer Anstrengung lässt die Bewegungen weicher ineinander übergehen, setzt einen Rhythmus durch die ganze Form hindurch und verbessert so Timing und Koordination.

Dynamische Bewegungen verbrauchen Energie, daher beginnt und endet der vierte Teil der Form mit einer Übung, die den Energievorrat wieder auffüllt. Bei den letzten Bewegungen der Form erscheint ein großer Ball aus Qi, den Sie in das untere Dantian hineinziehen. Ihre Bewegungen werden durch Ihren natürlichen Atemrhythmus verlangsamt. Am Ende machen Sie eine Pause, während Sie den Qi-Ball dicht an das Dantian halten. Genießen Sie die Minute der Ruhe.

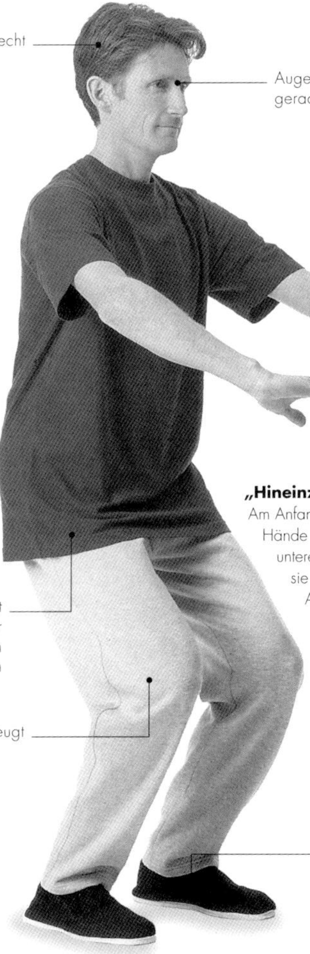
Kopf aufrecht
Augen blicken geradeaus
Ellbogen beugen sich
Hände gehen nach außen und unten
Handflächen nach unten
Hüfte senkt sich zur sitzenden Position
Knie gebeugt
Gewicht gleichmäßig verteilt, Füße fest am Boden

„Hineinziehen: 1" analysieren

Am Anfang dieser Übung bewegen sich Ihre Hände mit den Handflächen nach unten zum unteren Dantian. Von dort aus führen Sie sie nach außen, als wollten Sie die Ausmaße eines großen Balls ertasten. Während die Hände um den Ball gleiten, drehen sich die Handflächen nach innen. Dann kreisen Sie unter den Ball zu den Oberschenkeln und von dort aus mit nach oben gedrehten Handflächen zum unteren Dantian. Gleichzeitig strecken Sie die Beine und beenden die Übung in der Grundhaltung.

WEISSER KRANICH, TEIL 5

Im Laufe der Form haben Sie viele Übungen ausgeführt, bei denen Qi durch den Körper gespült wird, von den Schultern und Armen zur Wirbelsäule, zur Hüfte und zu den Beinen. Abgestandenes Qi wurde dabei ausgestoßen und Anspannung gelindert. Jetzt ist es an der Zeit, sich mit Ihren Füßen zu beschäftigen. Die wichtigsten Bewegungen im fünften Teil dehnen, drehen und bewegen die Füße nacheinander. Das Thema dieses Teils ist die Befreiung und es findet seinen Höhepunkt in einem Tritt, durch den Sie die körperliche Anspannung lösen und verbrauchtes inneres Qi ausstoßen. Vor dem Tritt machen Sie eine drehende Bewegung – „Nach hinten schauen“ – bei der sich der Körper aus der Hüfte dreht. Dabei wird jede Hand mit der Handfläche an den Ohren abwechselnd über die Schulter geführt. Dadurch werden die Organe sowie verschiedene Meridiane und Energiepunkte angeregt. Auf das Fußkreisen folgt der überschwängliche „Regenbogenkreis“, bei dem der ganze Körper einen vollständigen Kreis beschreibt. Die Arme dehnen sich zur Seite, zum Himmel und zur Erde, was vier der fünf Bewegungsrichtungen der Wirbelsäule trainiert.

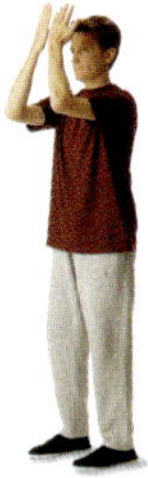

Das dritte Auge
S. 182

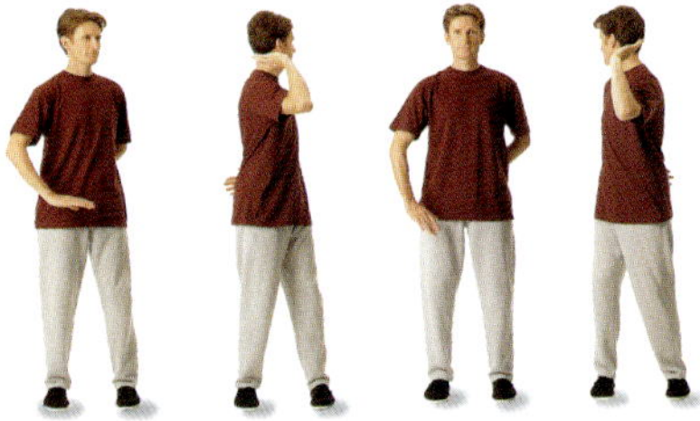

Nach hinten schauen
S. 182–185

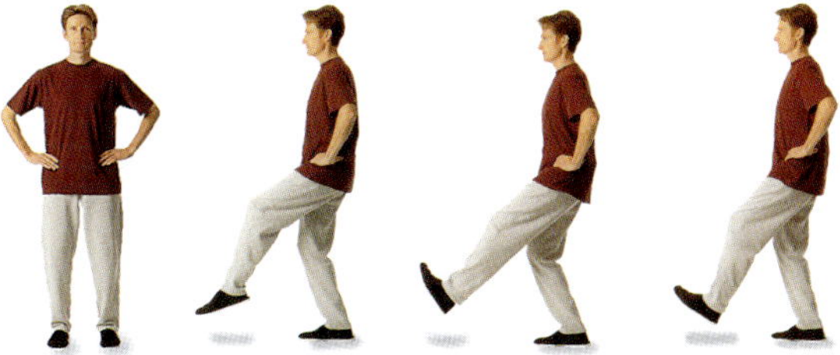

Befreiung
S. 186–189

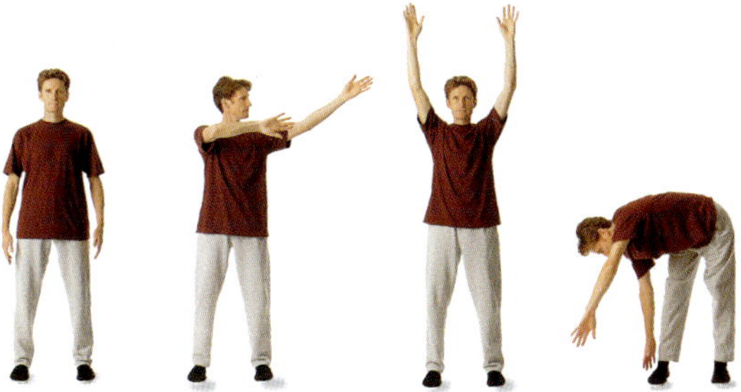

Regenbogenkreis
S. 190–193

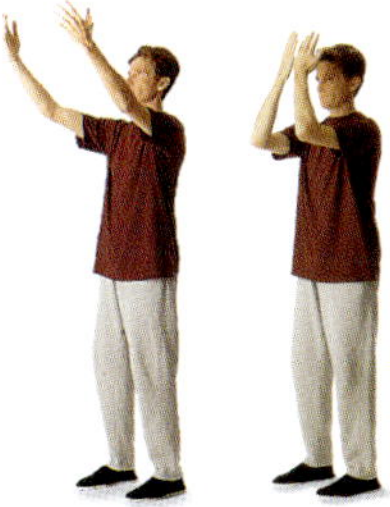

Das dritte Auge
S. 194

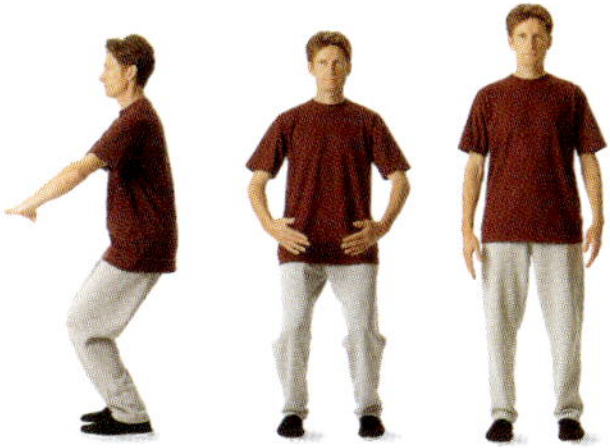

Hineinziehen: 3
S. 194–195

Die kosmische Verbindung

Stellen Sie sich bei „Nach hinten schauen" (S. 182–185) vor, dass Ihre Augen um 180° nach links und nach rechts wandern. Sie verfolgen den Horizont nach außen und nach hinten. Sie senden Ihr Bewusstsein nach außen und treten so quasi aus sich selbst heraus. In der nächsten Übung stoßen Sie mit einem kraftvollen Tritt abgestandenes Qi aus (S. 186–187).

Das Netzwerk des Lebens

Im fünften Teil wird Ihr inneres Selbst auf seine Verbindung zur Außenwelt aufmerksam gemacht. Denken Sie bei den Übungen von sich nicht als Einzelwesen, sondern als Teil des Lebens an sich. Die Liebe zur Natur war ein wichtiger Teil der daoistischen Philosophie, die sie als Schlüssel zum menschlichen Glück ansah. Der Höhepunkt der Geistigkeit ist die vollständige Identifikation mit der Natur als Ganzem, also mit dem Universum.

Visualisierungen trainieren Ihren Geist und erlauben ihm Reisen über seine Grenzen hinaus. Nutzen Sie diese

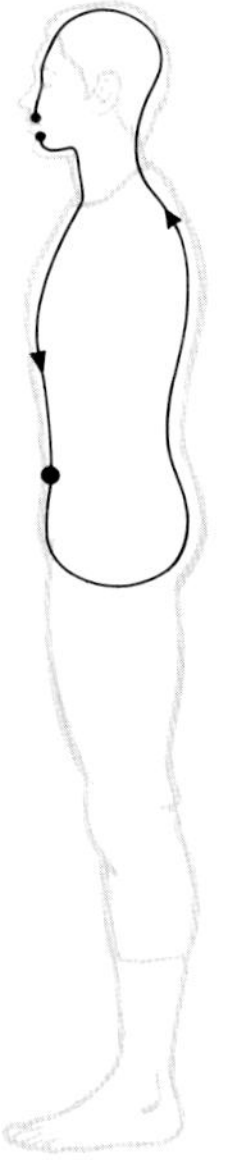

Der mikrokosmische Orbit
Wie in den anderen vier Teilen der Form beginnen Sie wieder, indem Sie sich den Weg des Qi auf dem mikrokosmischen Orbit vorstellen. Inzwischen sollten Sie ohne Probleme drei oder vier Kreisläufe durchmachen können und so möglichst viel aus dieser Übung herausholen.

Möglichkeit beim „Regenbogenkreis" auf S. 190–193. Senden Sie Ihr Bewusstsein über Ihre Grenzen hinaus und durch die Erdumlaufbahn in das Sonnensystem. Dehnen Sie sich an den Sternen vorbei in die Tiefen des Weltalls aus. Beugen Sie sich vor und greifen Sie nach dem Kosmos, sodass Ihre Hände das gesamte Universum – die Quelle allen Qis – umfassen. Aus dieser Verbindung mit dem höheren Qi wird durch die Übung „Das dritte Auge" auf S. 194 die Verbindung zu Ihrem persönlichen Qi und dem Dantian wiederhergestellt. In der stehenden Meditation am Ende der Form beruhigen Sie Ihren Geist wieder und kehren zur Realität zurück.

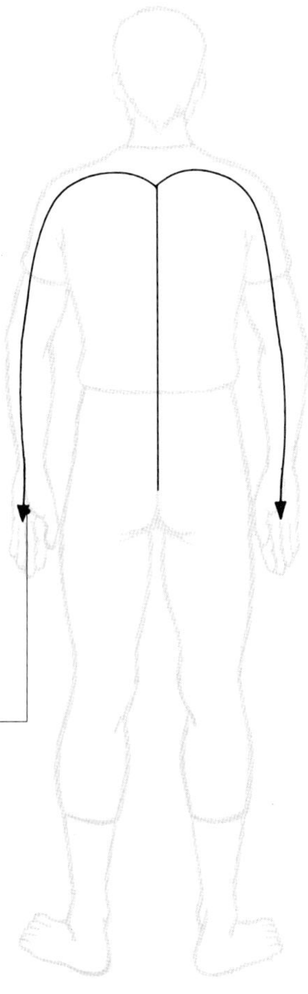

Stehende Meditation

Stehen Sie eine Minute ruhig, bevor Sie mit den Bewegungen beginnen, und entwickeln Sie ein Gefühl für den mikrokosmischen Orbit, der in Ihrem Körper zirkuliert, das Qi durch die Wirbelsäule in die Schultern und Arme fließen lässt und das obere Dantian wieder auffüllt.

NACH HINTEN SCHAUEN Teil fünf der Form beginnt mit dem Auffüllen des inneren Qi durch das dritte Auge und einer Serie von je drei Drehungen nach links und rechts. Diese Drehungen bewegen den gesamten Körper von Kopf bis Fuß und trainieren die Hüfte und die Taille. Beim Herumdrehen schauen Sie aus dem Augenwinkel nach hinten. Das trainiert Ihre Randsicht und schärft Ihr Bewusstsein für alles, was hinter Ihnen liegt.

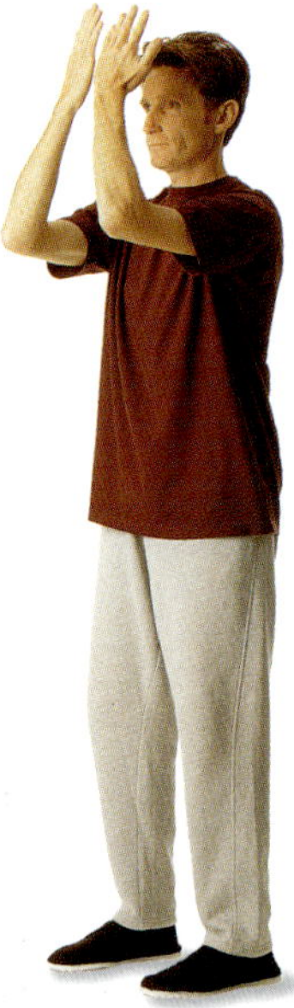

Das dritte Auge

Aus der stehenden Haltung auf S. 181 heben Sie die Arme von den Seiten, drehen die Handflächen zu sich und wiederholen die Schritte 1–3 von „Das dritte Auge" auf S. 126–127.

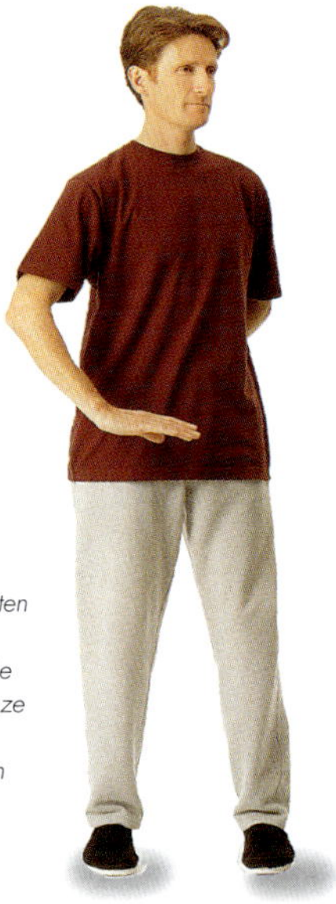

Nach hinten schauen

1 *Sobald Ihre linke Hand bei der letzten Bewegung von „Das dritte Auge" die Taille erreicht, kreisen Sie damit um die Hüfte nach hinten. Halten Sie die ganze Zeit Kontakt zum Körper und lassen Sie die Hand in Höhe des Nabels am unteren Rücken ruhen. Drehen Sie anschließend den Oberkörper langsam nach links.*

2 *Sobald sich Ihre Hüfte, Schultern, Nacken und Kopf sich nach links drehen, versuchen Sie, aus dem Augenwinkel nach hinten zu sehen. Heben Sie die rechte Hand, drehen Sie die Handfläche nach oben und zeigen Sie damit über die rechte Schulter.*

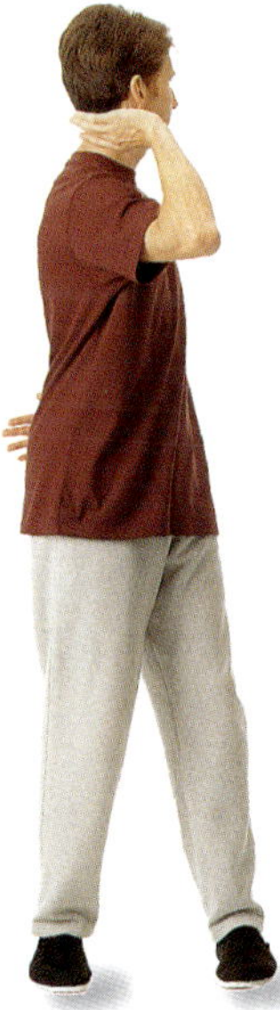

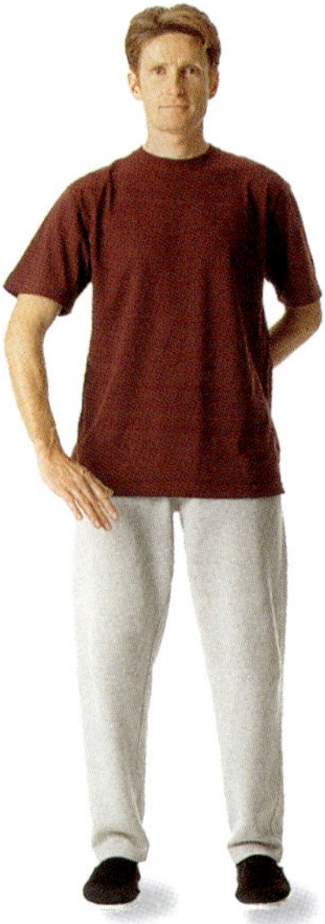

3 *Führen Sie die rechte Hand wieder hinunter zur Hüfte. Drehen Sie dann Ihre Augen, den Kopf und den Oberkörper wieder nach vorne und kreisen Sie gleichzeitig mit der rechten Hand um die Hüfte nach hinten. Halten Sie auch hier wieder Kontakt zum Körper.*

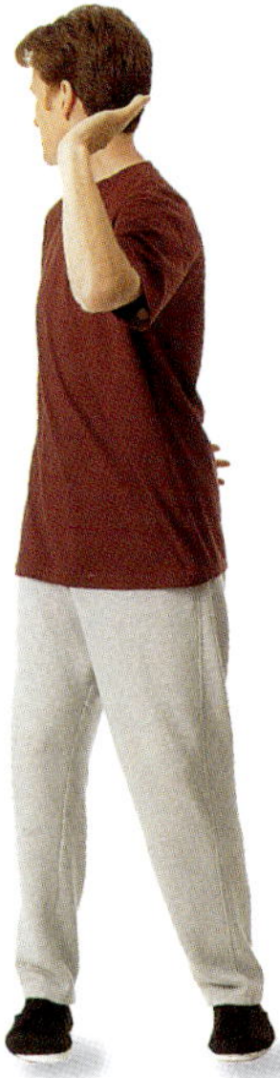

4 *Legen Sie die rechte Hand über die linke. Drehen Sie sich aus der Hüfte nach rechts. Währenddessen führen Sie die linke Hand um die Hüfte herum und über die Brust nach oben und zeigen damit über die linke Schulter.*

Wiederholen und beenden

Drehen Sie sich nach vorne, während Sie die linke Hand nach unten und um die Hüfte herum nach hinten führen und über die rechte Hand legen. Dann drehen Sie sich nach links und führen die rechte Hand nach oben. Wiederholen Sie Schritt 3 und 4 zweimal. Beenden Sie die Übung mit einer Drehung nach rechts.

Drehen

Sie beginnen Teil fünf mit dem Blick nach hinten. Sie drehen sich, um einen Blick auf die Welt zu erhaschen, die normalerweise im Verborgenen liegt. Diese Bewegungen haben verschiedene Bedeutungen. Jedes Mal, wenn Sie sich drehen, entdecken Sie eine neue. Senden Sie Ihren Geist in die Vergangenheit, um vielleicht den Ursprung und die Entwicklung der Bewegungen zu erforschen. Oder senden Sie Ihren Geist in Ihre eigene Vergangenheit, um über Gedanken und Handlungen nachzudenken, die Sie zu dieser Übung geführt haben. Sie können auch darüber nachdenken, welche Auswirkung die Drehung auf den Körper hat.

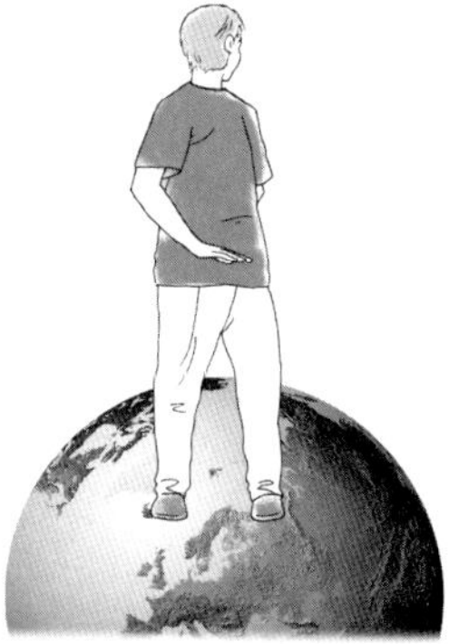

Hinter dem Horizont

Stellen Sie sich vor, wie Ihre Augen über den Horizont schweifen, wenn Sie links und rechts über Ihre Schultern schauen. Je weiter Sie sich herumdrehen, desto mehr tritt die Außenwelt nach und nach in Ihr Sichtfeld, bis Sie letztendlich über den Horizont hinaus in den Kosmos schauen.

Die Wirbelsäule drehen

Ihre Beine müssen gerade, der Po muss eingezogen und die Wirbelsäule muss gestreckt sein, wenn Sie sich nach rechts und links drehen. So können Sie sich ein bisschen weiter drehen und die Beine und Hüfte kräftig dehnen. Das kräftigt die Muskeln, die für das Drehen der Wirbelsäule zuständig sind.

Diese Übung schärft Ihre Randsicht und weitet Ihr Sichtfeld auf fast 360° aus. Der Blick nach hinten ist eine Einladung, Ihr Bewusstsein über Ihren alltäglichen Horizont hinaus zu erweitern, um die ganze Welt und weiter bis in die Tiefen des Kosmos zu sehen.

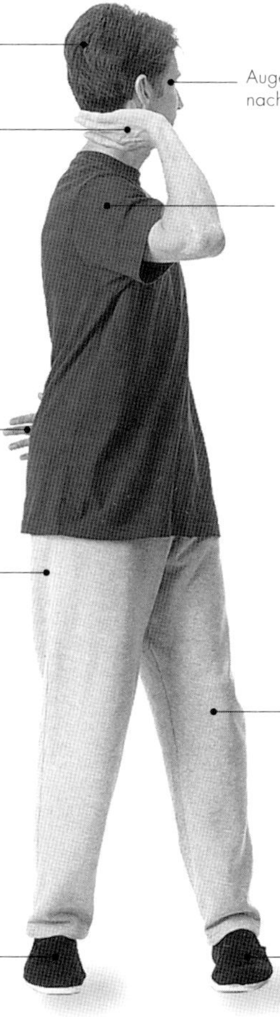
Kopf dreht sich nach links
Augen blicken nach hinten
Rechte Handfläche ist nach oben gedreht, Hand zeigt über die Schulter
Schultern drehen sich nach links
Linker Handrücken ruht am unteren Rücken
Hüfte dreht sich nach rechts
Knie entspannt
Gewicht gleichmäßig verteilt
Füße hüftbreit

„Nach hinten schauen" analysieren

Während sich Ihr Oberkörper im zweiten Schritt der Übung nach links dreht, zeigen die Füße weiter nach vorne. Der Rücken bleibt gerade, während Sie Hüfte, Wirbelsäule und Schultern drehen. Der Kopf bleibt aufrecht.

BEFREIUNG

Nachdem die Form mit dem Training der Arme und Hände began, endet sie nun mit kräftigen Tritten und Fußkreisen, welche die Gelenke, Sehnen und Muskeln in den Knöcheln und Füßen trainieren. Obwohl unsere Füße ständig in Gebrauch sind, werden sie nur selten explizit trainiert. Das Dehnen und Drehen hält ihre Kraft und Beweglichkeit aufrecht. Die Tritte am Ende der Form führen dann nochmals zu einer Befreiung von ungenutzter Energie.

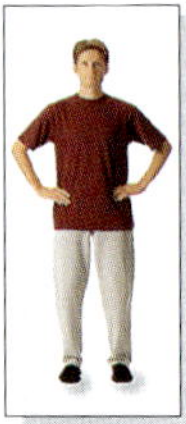

Ausgangsposition
Sie beendeten „Nach hinten schauen" mit einer Drehung nach vorne. Führen Sie jetzt die Hände zur Hüfte und stehen Sie hüftbreit.

1 *Verlagern Sie Ihr Gewicht nach rechts, beugen Sie das linke Bein und heben Sie es an. Legen Sie Ihren Schwerpunkt über den rechten Mittelfuß. Ziehen Sie den linken Fuß zurück, strecken Sie die Zehen und treten Sie zu, indem Sie Bein und Fuß nach vorne durchstrecken.*

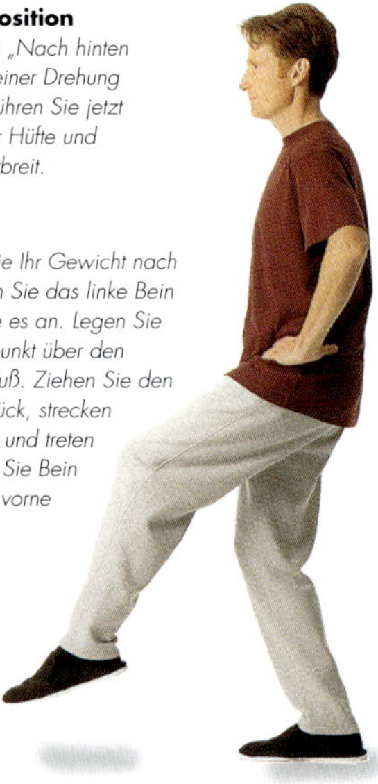

2 *Beugen Sie das linke Bein, um den Fuß zurückzuziehen, ziehen Sie die Zehen an und treten Sie mit dem linken Bein kräftig nach vorne und oben. Lassen Sie den Unterschenkel nach dem Tritt leicht gestreckt.*

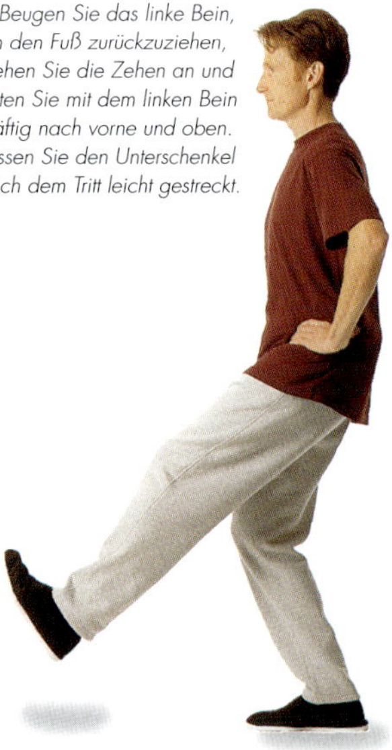

3 *Drehen Sie jetzt Ihren Fuß je dreimal mit und gegen den Uhrzeigersinn. Lassen Sie das Bein nach der dritten Drehung gestreckt.*

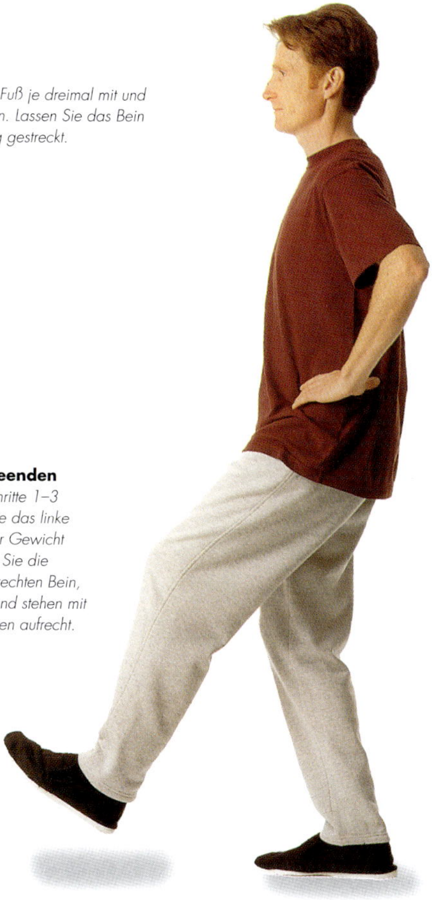

Wiederholen und beenden

Wiederholen Sie die Schritte 1–3 zweimal, dann setzen Sie das linke Bein ab und verlagern Ihr Gewicht nach links. Wiederholen Sie die Übung dreimal mit dem rechten Bein, setzen Sie das Bein ab und stehen mit den Händen an den Seiten aufrecht.

Die Füße benutzen

Ihr inneres Qi hat sich inzwischen einen Weg zu den Füßen gebahnt und sich dort angesammelt. Dort verlässt abgestandenes Qi auf traditionelle Weise den Körper. Stellen Sie sich vor, wie Sie es mit einem kräftigen Tritt nach außen befördern. Es ist wichtig, keine Anspannung im Körper zurückzuhalten. Treten Sie daher schnell und kräftig zu und spüren Sie die Befreiung. Achten Sie darauf, dass die Bewegung rhythmisch und kraftvoll ist, nicht ruckartig und aggressiv. Das Fußkreisen massiert die Füße und entspannt Ihre Muskeln und Sehnen.

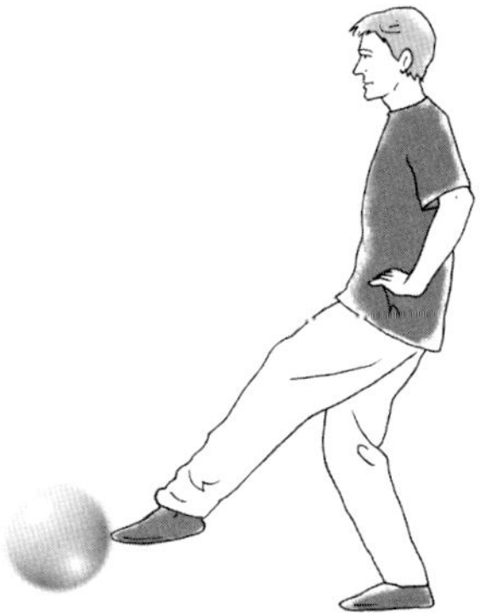

Energie loslassen

Stellen Sie sich vor, wie sich überschüssige Energie in Ihrem Fuß sammelt, während Sie sich auf den Tritt vorbereiten. Sie wird dann durch Zehen oder Ferse ausgestoßen.

Gleichgewicht halten

Inzwischen sollten Sie auf einem Bein stehen können, ohne sich abzustützen. Wenn Sie immer noch wackelig sind, prüfen Sie, ob Ihr gesamtes Gewicht auf dem Standbein liegt. Ziehen Sie den Po ein, strecken Sie sich und blicken Sie geradeaus. Das Gleichgewicht ist auch hier wichtig: Sie treten erst mit den Zehen, dann mit der Ferse, erst rechts, dann links und kreisen den Fuß erst mit dem und dann gegen den Uhrzeigersinn. Versuchen Sie auch, nach jedem Tritt das Gleichgewicht zwischen Yin und Yang zu erreichen. Das Knie bleibt angehoben, aber Sie ziehen das Bein nach dem Tritt mit der Ferse nicht zurück. Stattdessen entspannen Sie Knie und Wade und lassen sie vom gestreckten Knie herabhängen.

Den Tritt analysieren

Für einen Tritt wie in dieser Übung beugen Sie das linke Knie und heben den Fuß bis zu 30 cm vom Boden. Sie ziehen die Ferse leicht zurück, ziehen Sie die Zehen an und treten Sie nach vorne und außen, angeführt von der Ferse. Treten Sie kräftig zu und legen Sie alle Anspannung in diesen Tritt. Dann entspannen Sie das Bein vom Knie abwärts, ziehen es aber nicht zurück.

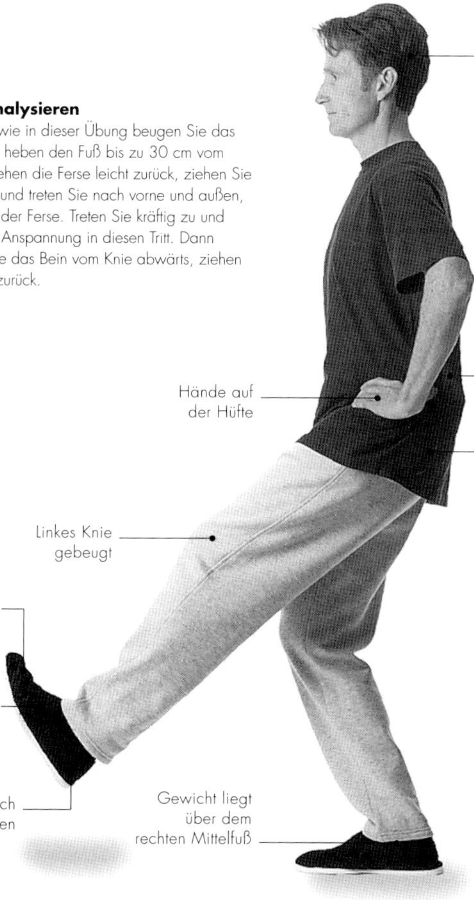

Kopf aufrecht
Rücken gerade
Hände auf der Hüfte
Po eingezogen
Linkes Knie gebeugt
Zehen zeigen nach oben
Linker Fuß hochgehoben
Ferse tritt nach unten und außen
Gewicht liegt über dem rechten Mittelfuß

REGENBOGENKREIS

Stellen Sie sich vor, dass Sie einen riesengroßen Regenbogen malen, der sich über den Himmel zieht und weiter unter der Erde verläuft. Die letzte dynamische Übung der Form bezieht den ganzen Körper mit ein. Sie strecken sich nach oben, schwingen zu den Seiten und beugen sich nach vorne. Die Übung dehnt die Wirbelsäule in vier Richtungen und streckt dabei jeden einzelnen Wirbel. Der Kreislauf wird angeregt und Sie werden aufgewärmt. Außerdem werden die inneren Organe, besonders die Leber, massiert.

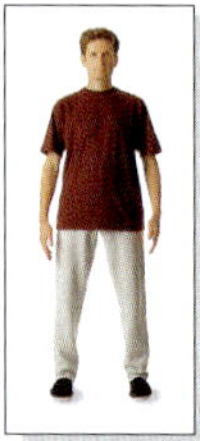

Ausgangsposition
Stehen Sie in der Grundhaltung mit den Händen an den Seiten.

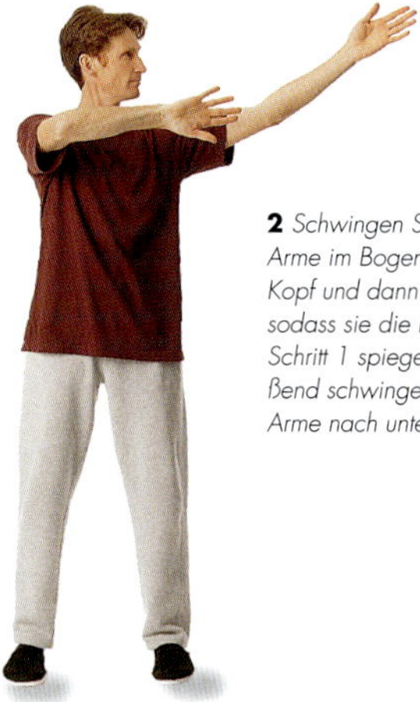

1 *Heben Sie beide Arme hoch und strecken Sie sie nach links. Dabei drehen Sie die die Handflächen nach außen. Halten Sie Hüfte und Kopf gerade.*

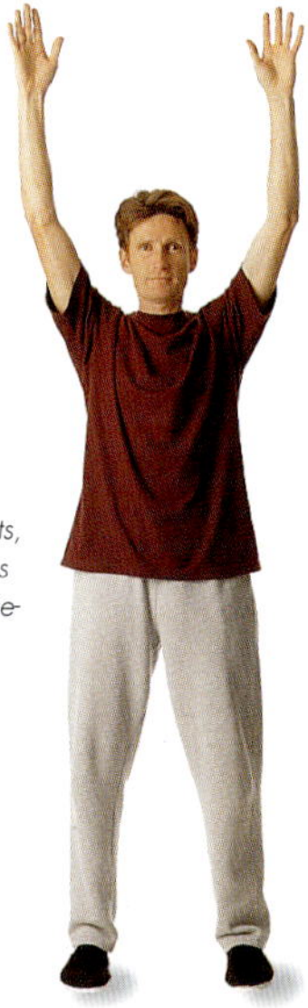

2 *Schwingen Sie beide Arme im Bogen über den Kopf und dann nach rechts, sodass sie die Position aus Schritt 1 spiegeln. Anschließend schwingen Sie die Arme nach unten.*

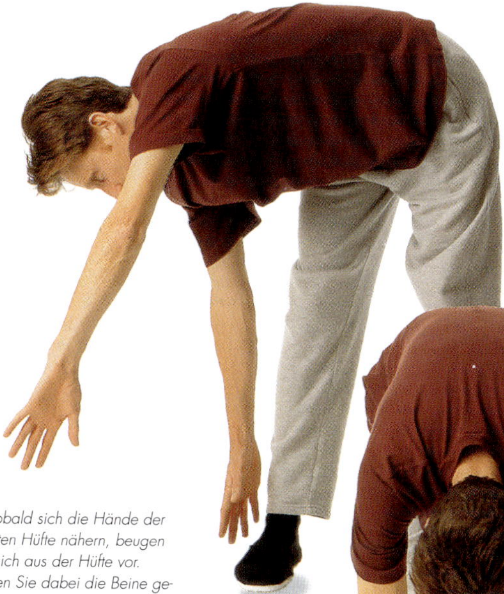

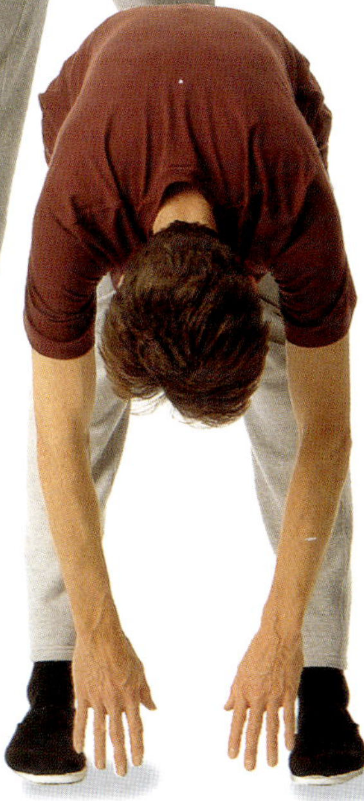

3 *Sobald sich die Hände der rechten Hüfte nähern, beugen Sie sich aus der Hüfte vor. Lassen Sie dabei die Beine gestreckt und die Knie entspannt. Jetzt schwingen Sie die Arme und den Oberkörper im Bogen nach links und nach oben.*

Wiederholen und beenden

Wiederholen Sie die Schritte 2 und 3 zweimal. Beim vierten Hochschwingen halten Sie langsam an und wechseln die Richtung. Machen Sie drei vollständige Kreise nach rechts und beenden Sie diese mit einem Abwärtsschwung. Dabei beugen Sie sich vor und die Finger zeigen zu den Zehen.

Ganzkörperbewegung

Der Regenbogenkreis beendet den fünften Teil des „Weißen Kranichs" und somit die ganze Form. Er vollendet die Arbeit am Körper und bezieht ihn nochmals komplett in eine dynamische Bewegung ein. Die Verteilung des Qi im Körper ist damit ebenfalls beendet. Außerdem verbindet er Ihr persönliches Qi mit dem höher gestellten Qi, das den Kosmos mit Ihnen vereint.

Durch den Regenbogenkreis können Sie körperlich und geistig wachsen. Malen Sie den größtmöglichen Kreis. Sie werden beim Hochstrecken des Körpers immer größer. Stellen Sie sich vor, wie Sie in die Erde greifen. Sie verbessern die Beweglichkeit der Wirbelsäule, während Sie sich nach vorne, links und rechts beugen. Lassen Sie bei dieser Übung den Geist schweifen. Stellen Sie sich vor, wie sich Ihre Arme in den Kosmos strecken, wie Ihre Hände die Milchstraße nachzeichnen und wie sich Ihre Finger ins Erdinnere graben. Ihre Hände bewegen sich wie die Zeiger einer Uhr durch die Zeit, dann schrauben Sie die Zeit zurück und bewegen sich in die Gegenrichtung.

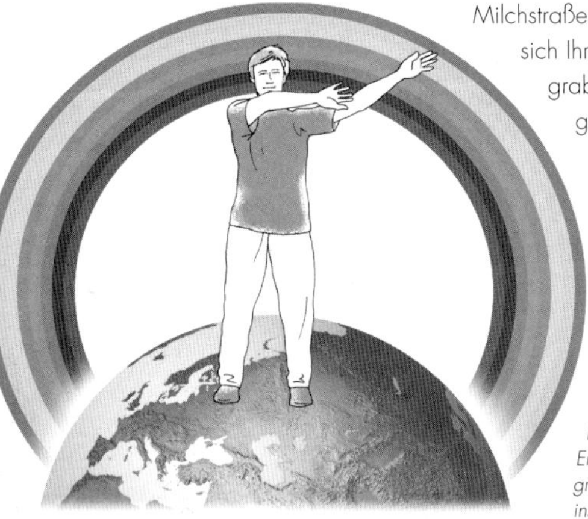

In den Kosmos hinein
Stellen Sie sich vor, wie Ihre Hände über die Grenzen der Erde nach einem Regenbogen greifen und sich weiter hinaus ins All strecken.

„Regenbogenkreis" analysieren

Beugen Sie sich im dritten Schritt dieser Übung aus der Hüfte und nicht aus der Taille vor. Der Rücken soll gerade bleiben. Beugen Sie sich nur so weit vor, wie Sie es entspannt können. Versuchen Sie nicht, etwas zu erzwingen. Lassen Sie den Kopf locker hängen und halten Sie die Beine gerade, aber die Knie entspannt.

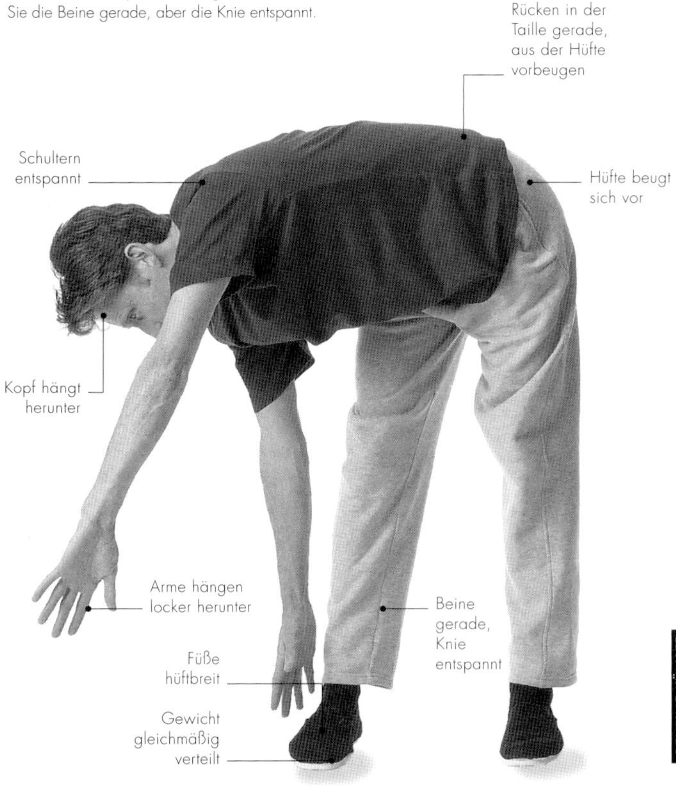
Rücken in der Taille gerade, aus der Hüfte vorbeugen
Schultern entspannt
Hüfte beugt sich vor
Kopf hängt herunter
Arme hängen locker herunter
Beine gerade, Knie entspannt
Füße hüftbreit
Gewicht gleichmäßig verteilt

ABSCHLUSS

Vom „Regenbogenkreis" aus gehen Sie in die Hocke. Dann richten Sie sich auf, um das Qi, das Sie in der letzten Übung erzeugt haben, in das untere Dantian zu gießen. Danach wiederholen Sie ein weiteres Mal die stehende Meditation. Konzentrieren Sie sich ganz auf die letzten Bewegungen und auf das letzte Einsammeln des Qi. Denken Sie zum Schluss noch einmal über alles nach, sodass Sie die Ruhe in Ihr tägliches Leben mitnehmen können

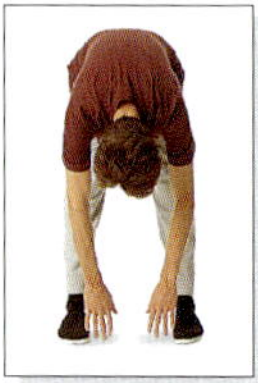

Ausgangsposition
Sie beendeten den „Regenbogenkreis" nach vorne gebeugt. Der Kopf hängt locker nach unten und die Knie sind entspannt.

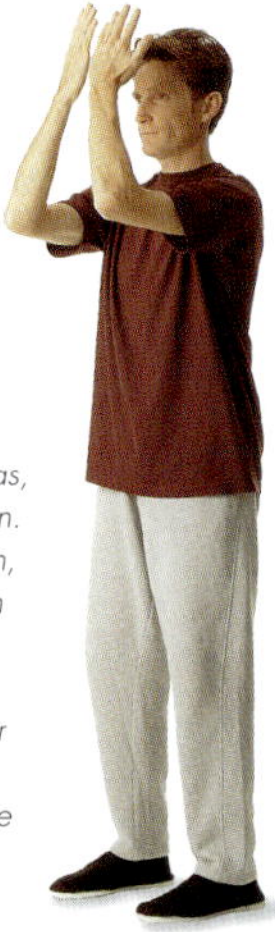

Das dritte Auge
1 *Beugen Sie die Knie etwas, bevor Sie die Hüfte anheben. Während Sie sich aufrichten, drehen Sie die Handflächen nach innen.*

2 *Heben Sie die Hände vor sich bis über den Kopf an. Wiederholen Sie die Schritte 1–3 von „Das dritte Auge" auf S. 126–127.*

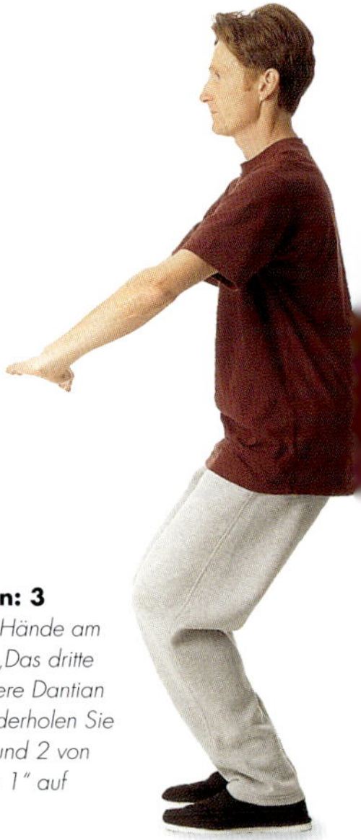

Hineinziehen: 3
1 *Sobald Ihre Hände am Ende des von „Das dritte Auge" das untere Dantian erreichen, wiederholen Sie die Schritte 1 und 2 von „Hineinziehen: 1" auf S. 155.*

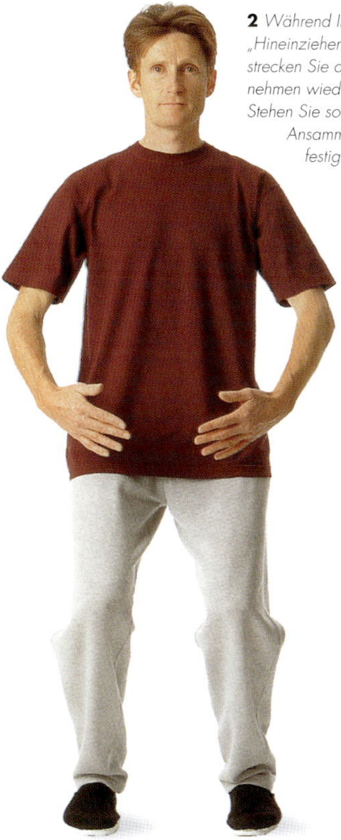

2 *Während Ihre Hände sich am Ende von „Hineinziehen: 3" dem unteren Dantian nähern, strecken Sie die Beine, heben die Hüfte an und nehmen wieder die klassische Grundhaltung ein. Stehen Sie so etwa eine Minute lang, um die Ansammlung von Qi im Dantian zu festigen.*

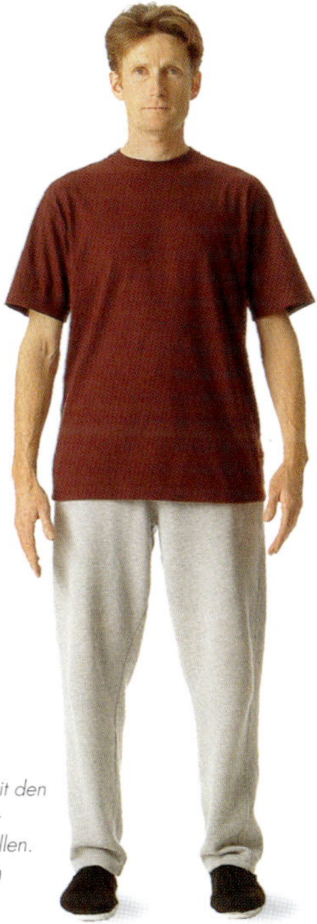

3 *Lassen Sie die Hände mit den Handflächen zu den Oberschenkeln zu den Seiten fallen. Erleben Sie bewusst diesen Moment der Ruhe.*

Letzte Augenblicke

Nachdem Sie eine Verbindung zum äußeren Qi hergestellt haben, beenden Sie die Form, indem Sie sich durch „Das dritte Auge" wieder mit Ihren inneren Qi verbinden. Um die Hände zu dem Energiezentrum auf Ihrer Stirn führen zu können, müssen Sie sich aufrichten. Rollen Sie langsam Wirbel für Wirbel aus der Hüfte heraus auf und heben Sie zuerst die Schultern und dann den Kopf an. Sobald Ihre Hände Schulterhöhe erreichen, strecken Sie die Beine.

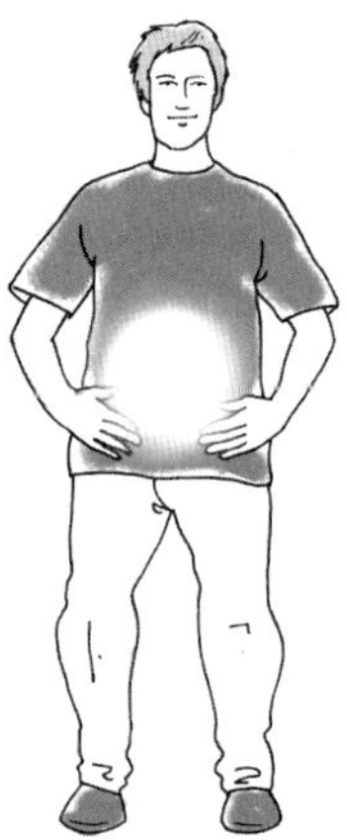

Schatzkammer

Durch die Bewegungen der Form haben Sie einen großen Vorrat an wertvoller Energie für Körper und Geist gesammelt. Nutzen Sie die letzten Momente des fünften Teils, um diesen Schatz in das untere Dantian hineinzuziehen.

Die Form vollenden

Begegnen Sie den letzten Bewegungen der Form mit Respekt. Sie sollten nie Ihre Hände einfach fallen lassen und loshetzen. Die Bewegungen am Ende jedes Teils der Form bieten Ihnen die Möglichkeit, die Energie zu konservieren. In diesem letzten Moment ist viel Qi enthalten, das Sie einfach verschwenden würden, wenn Sie sofort nach Beendigung der Übung loshetzen. Als Ergebnis wären Sie geschwächt und müde. Stehen Sie mindestens eine Minute ruhig in der Grundhaltung, beruhigen Sie Ihren Geist und ziehen Sie Qi ins Dantian hinein. Wenn Sie abschließend die Hände fallen lassen, befindet sich das Qi wieder an seinem Ausgangpunkt.

Zum dritten Auge aufrichten

Bevor Sie die Hände zum dritten Auge heben, hocken Sie nach vorne gebeugt in der letzten Position des „Regenbogenkreises". Lassen Sie die Füße fest auf dem Boden, während Sie die Arme und den Oberkörper anheben und gleichzeitig die Beine strecken. Beenden Sie die Bewegung, indem Sie den Kopf aufrichten und die Hände mit nach oben gedrehten Handflächen in Brusthöhe führen.

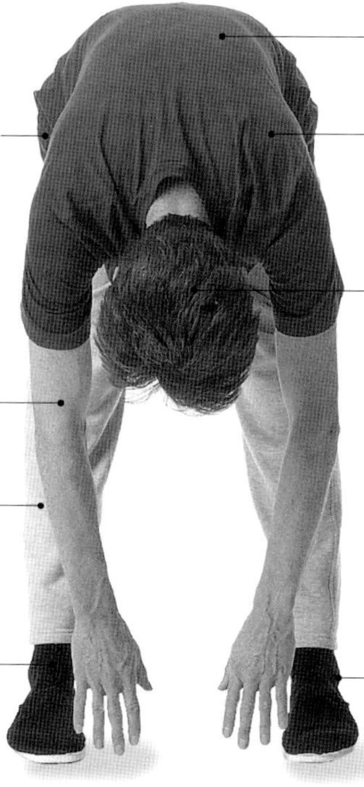

DER ENERGIE-HAUSHALT

Qi Gong ist die Kunst der Pflege und Verwaltung des Qi, damit Sie immer genug in Reserve haben. In diesem Kapitel blicken wir auf unseren Lebensstil und seinen Einfluss auf die Energie. Außerdem wird erläutert, wie Sie Ihre Energie maximieren können, indem Sie Qi Gong in Ihr tägliches Leben einbauen. Qi Gong kann zu einer Lebensphilosophie werden. Es ist geistig und körperlich erhebend und hilft Ihnen dabei, die Probleme des Alltags zu meistern – sei es auf der Arbeit, im Umgang mit anderen Menschen oder beim Abbau von Stress und Aggressionen.

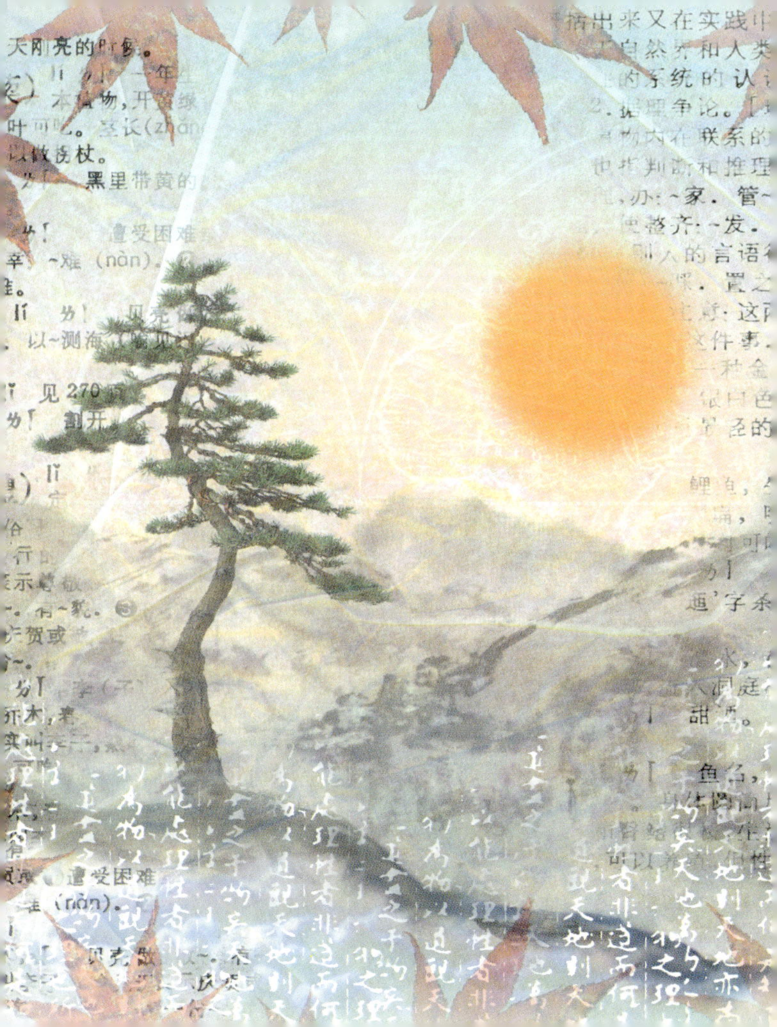

Die Qi-Gong-Perspektive

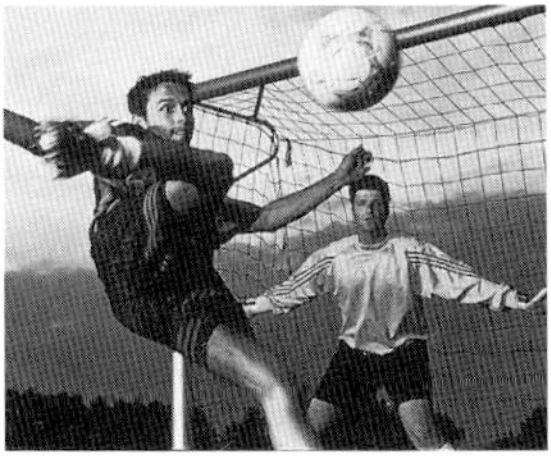

Sport

Durch Qi Gong werden Sie schneller und wendiger, gleichzeitg aber auch stärker und effektiver – ob im Angriff oder in der Verteidigung. Ihr Verletzungsrisiko wird zudem viel geringer.

Wenn man Montags morgens zur Arbeit geht, fühlt man sich oft, als ob der Geist noch beim Sonntag festhängt. Man ist unkoordiniert und vergisst Dinge. Kleine Vorkommnisse werden zu großen Problemen. Üben Sie die Form morgens eine halbe Stunde und Sie fühlen sich geerdet, konzentriert und geistig gewappnet. Körperlich fühlen Sie sich besser, weil Sie trainiert haben. Sie sind wacher, lebendiger und fühlen sich rundherum wohl.

Training für das Leben

Regelmäßiges Qi-Gong-Training füllt den Qi-Vorrat immer wieder auf. So kann er nicht durch die energiezehrenden Anforderungen des täglichen Lebens geleert werden. Dazu gehört z. B. die Aufnahme von konservierten oder verarbeiteten Nahrungsmitteln oder Schlafmangel. Schlaf ist wichtig zur Auffüllung des Vorrats.

Durch regelmäßiges Training werden Sie selbstbewusster und entspannter. Sie gewinnen einen gelasseneren Ausblick auf das Leben. Der Umgang mit negativem Stress fällt Ihnen leichter. Sie werden schnell lernen, Qi Gong in Stresssituation anzuwenden. Auch sind Sie sich Ihres Körpers bewusster und nehmen so die Anzeichen von steigendem Stress, z. B. eine steigende Atemfrequenz und die Anspannung von Bauch und Schultern, bewusst wahr.

Alle Qi-Gong-Bewegungen können jederzeit und überall ausgeführt werden. Sie können Atemtechniken anwenden, um Anspannung zu bekämpfen. Sie werden auch lernen, die Prinzipien des Qi Gong gegen Gefühle wie Ärger und Enttäuschung einzusetzen und Wut gegen Gelassenheit auszutauschen. Qi Gong lässt Sie klar denken und sich Ihrer Gefühle bewusst werden. Sie lernen, sich einen neutralen Raum zu schaffen, in dem Sie sie verarbeiten können.

Auf den folgenden Seiten wird erläutert, wie Atmung, Bewegung, Dehnung und Massage dazu verwendet werden können, schwierige Situationen zu meistern. Alle Techniken sind in jedem Bereich Ihres Lebens einsetzbar. Im Laufe der Zeit werden Sie lernen, wie Sie diese anwenden müssen, um Ihre Lebensqualität zu verbessern und allgemein glücklicher zu sein.

Lampenfieber überwinden

Lampenfieber ist steigende Energie, die sich in Stress verwandelt. Durch Qi Gong können Sie lernen, damit umzugehen. Sie können sich auf die Bauchatmung konzentrieren oder die rhythmischen Bewegungen von „Mit Erdenergie fluten" (S. 70–71) machen. Durch Qi Gong schaffen Sie einen Ort, an den die Energie wandern kann. Dadurch gewinnen Sie die Kontrolle zurück.

BÜROARBEIT

Atmung, Dehnung und Selbstmassage sind perfekte Mittel gegen die negativen Auswirkungen eines langen Arbeitstags im Büro. Zu langes Sitzen führt zu körperlichem und geistigem Stillstand. Die Qi-Gong-Kurzprogramme auf diesen Seiten wecken Sie körperlich wieder auf. Die Muskeln müssen arbeiten, Sauerstoff wird ins Blut gepumpt und der Kreislauf wird angeregt. Nehmen Sie sich täglich fünf bis zehn Minuten Zeit und Sie werden konzentrierter und wach an Ihren Schreibtisch zurückkehren, besser denken und effektiver arbeiten können.

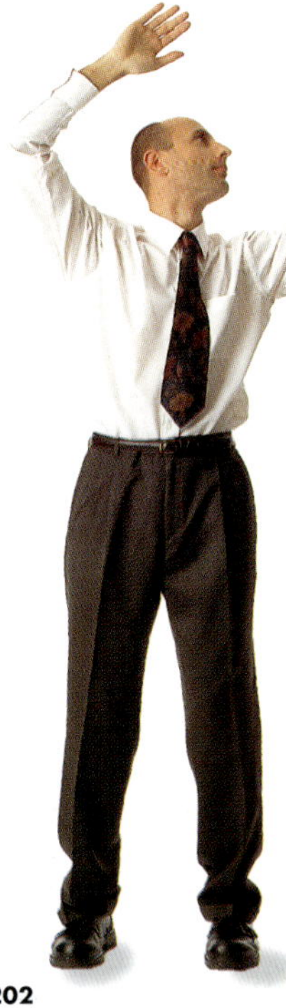

Atmen

Stehen Sie zu dieser Übung möglichst auf. Wenn das nicht geht, üben Sie im Sitzen. Atmen Sie ein und aus, wenn Sie die Arme heben und senken.

1 *Stehen Sie hüftbreit mit den Händen an den Seiten. Atmen Sie langsam und tief ein und heben Sie die Arme seitlich mit den Handflächen nach unten. Strecken Sie die Arme über den Kopf.*

2 *Beim Heben der Arme gehen Sie in die Hocke. Fühlen Sie, wie Sie von oben hochgezogen werden. Senken Sie die Arme und strecken Sie die Beine. Drei- bis fünfmal wiederholen.*

Schreibtischübung

Massieren Sie die Füße und bewegen Sie die Knöchel, obwohl Sie am Scheibtsich sitzen. Machen Sie die Übung zwei- bis dreimal täglich.

Ziehen Sie die Schuhe aus. Drücken Sie beide Füße fest auf den Boden. Danach heben Sie die Fersen und senken sie wieder. Das Gleiche machen Sie mit den Zehen. Neunmal wiederholen.

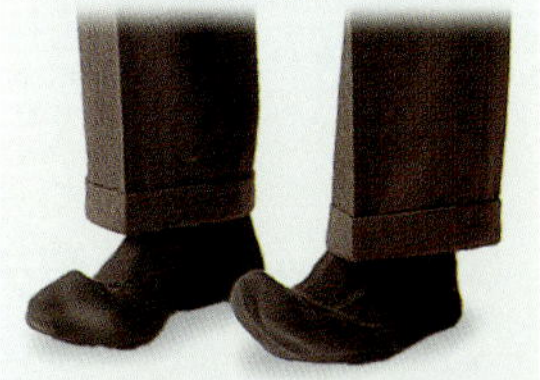

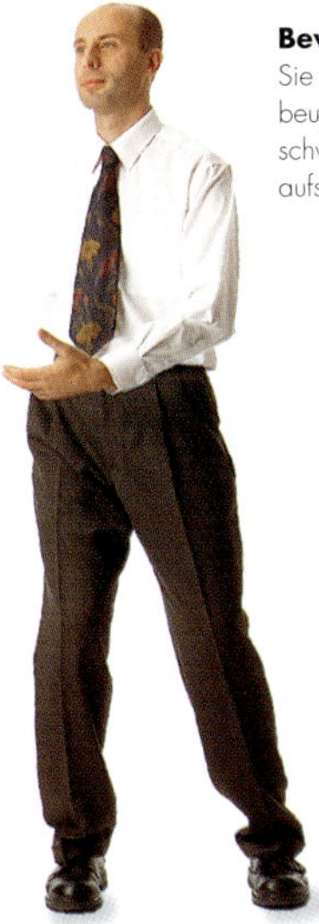

Bewegen

Sie können sich im Sitzen zur Dehung der Wirbelsäule nach vorne beugen. Tun Sie so, als würden Sie etwas aufheben. Für das Armschwingen und das Ausschütteln der Gliedmaßen müssen Sie aufstehen. Vielleicht finden Sie in einer Pause einen ruhigen Ort.

Nach vorne beugen

Stehen Sie aufrecht und hüftbreit mit den Armen an den Seiten. Kippen Sie den Kopf auf die Brust und rollen Sie langsam die Wirbelsäule ein, Wirbel für Wirbel. Beugen Sie sich so tief herunter, wie es für Sie angenehm ist. Beugen Sie dann etwas die Knie und richten Sie sich in umgekehrter Reihenfolge langsam wieder auf.

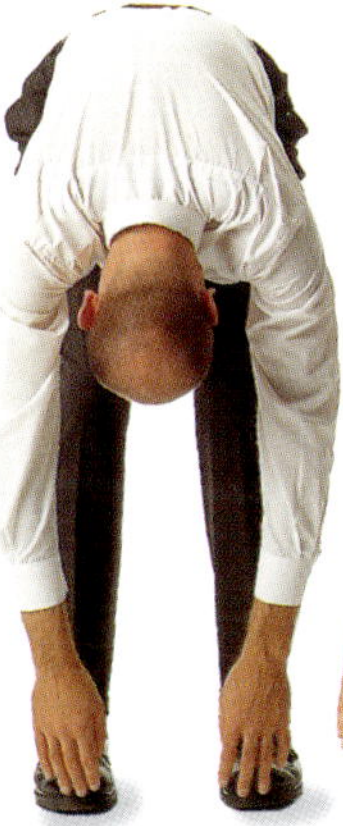

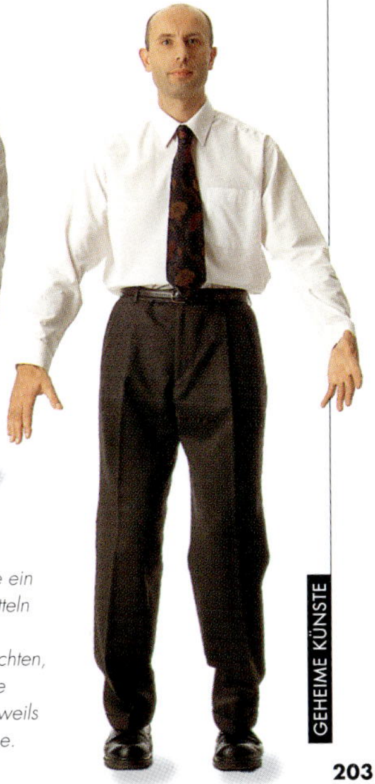

Armschwingen

Stehen Sie hüftbreit, mit beiden Beinen fest auf dem Boden. Die Arme hängen an den Seiten. Drehen Sie sich aus der Hüfte nach rechts und links und lassen Sie dabei die Arme locker schwingen. Machen Sie diese Übung ca. 30 Sekunden lang.

Gliedmaßen ausschütteln

Stehen Sie hüftbreit. Halten Sie beide Arme ein paar Zentimeter vom Körper weg und schütteln Sie sie aus, als wollten Sie Wassertropfen abschütteln. Heben Sie danach erst den rechten, dann den linken Fuß und schütteln Sie diese genauso. Schütteln Sie alle Gliedmaßen jeweils 30 Sekunden. Dann machen Sie eine Pause.

Schwingen und schütteln

Energisches Dehnen, Schwingen und Schütteln sind Mittel gegen die Art von Erschöpfung, die bei langer, ausschließlich geistiger Arbeit auftritt. Sie regen den Kreislauf an, sodass Gehirn und Lymphe mehr Sauerstoff zugeführt wird. Abfallstoffe werden ausgeschieden und Anspannung wird gelindert.

Do-in (leichtes Klopfen) und Anmogong (Selbstmassage) sind Techniken, die traditionell bei Schmerzen und Krankheiten angewendet werden. Auf S. 149 wird eine Massagetechnik für den unteren Rücken beschrieben. Dieser ist oft ein Schwachpunkt bei Menschen, die im Sitzen arbeiten. Das Zwicken der Ohrmuscheln auf S. 212 wirkt gegen Lethargie. Selbstmassage ist bei Erschöpfung wirksam, da das Drücken bestimmter Akupressurpunkte die Aufmerksamkeit erhöht.

Auch ohne Ihren Schreibtisch zu verlassen können Sie sich immer noch dehnen, tief atmen sowie Kopf, Nacken, Schultern und Arme reiben. Ihre Arbeit wird davon profitieren.

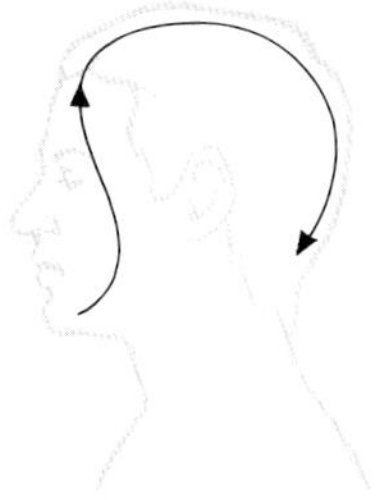

Kopfmassage
Legen Sie die Fingerspitzen auf die Wangen nahe am Kiefer. Schließen Sie die Augen und massieren Sie bis hoch zur Stirn und zurück. Massieren Sie die Kopfhaut und den Nacken. Dreimal wiederholen.

Programm

Dieses achtminütige Programm stellt Ihr geistiges Gleichgewicht und das körperliche Wohlbefinden wieder her.

1 Atmen (s. S. 202)	2 Minuten
2 Armschwingen (s. S. 203)	30 Sekunden
3 Vorbeugen (s. S. 203)	1 Minute
4 Ausschütteln (s. S. 203)	30 Sekunden
5 Do-in	1 Minute
6 Anmogong	1 Minute
– Augenmassage	
– Kopfmassage	
7 „Mit Erdenergie fluten" (s. S. 70–71)	2 Minuten

Do-in

Klopfen Sie mit den Handflächen der rechten und linken Hand relativ forsch die Arme ab, von den Schultern bis zu den Handgelenken. Danach gehen Sie bei Beinen, Brust und mittlerem bis unterem Rücken genauso vor. Das Klopfen stimuliert die Akupressurpunkte. Einige der wichtigsten Punkte sehen Sie auf der Abbildung.

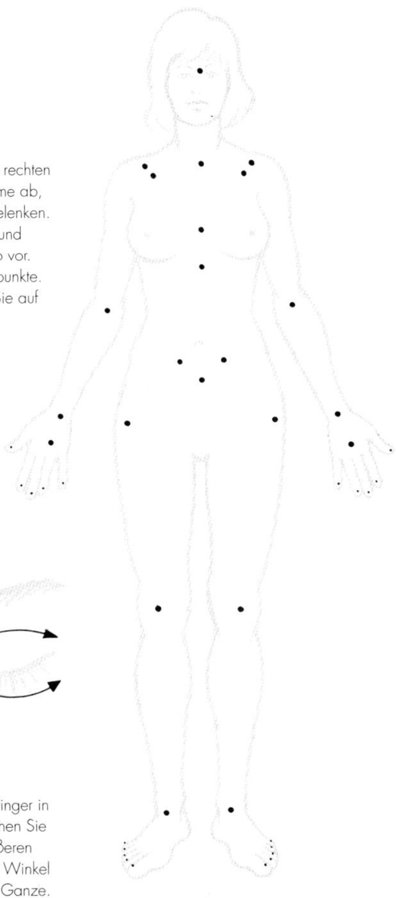

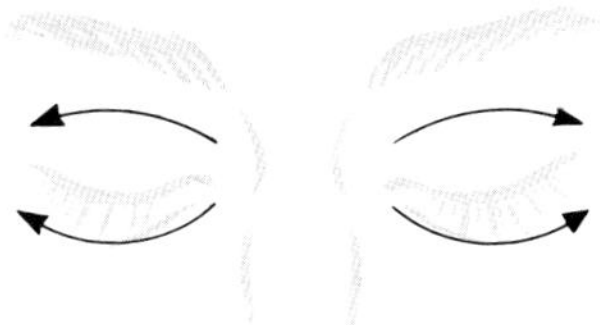

Augenmassage

Legen Sie die Spitzen der Mittelfinger in die inneren Augenwinkel. Streichen Sie sanft über das Lid bis zum äußeren Winkel. Kehren Sie zum inneren Winkel zurück und wiederholen Sie das Ganze. Beide Bewegungen zehnmal wiederholen.

PFLEGEBERUFE UND KINDER

Wenn Sie in einem Pflegeberuf arbeiten, sollten Sie sich jeden Tag 10 Minuten aktiv entspannen. Richten Sie Ihre Gedanken nach innen und kümmern Sie sich um Ihre eigenen Bedürfnisse. Pfleger müssen oft heben und tragen. Dadurch wird die Wirbelsäule stark belastet. Dieses kurze Übungsprogramm beinhaltet beruhigendes Atmen, vollständige Entspannung und Bewegungen, welche die Hüfte trainieren sowie Beine, Knie, Knöchel und Füße dehnen. Im Laufe der Zeit verbessert das Programm Ihre Ausdauer.

Atmen: 1

1 *Sie liegen auf dem Boden, Kopf und Wirbelsäule bilden eine Linie. Die Knie liegen auf einem Kissen. Die Füße sollten möglichst 15–30 cm höher liegen als die Hüfte.*

2 *Schließen Sie die Augen und lassen Sie die Füße zur Seite fallen. Legen Sie die Hände übereinander auf das untere Dantian. Atmen Sie rhythmisch durch die Nase. Beim Einatmen stellen Sie sich vor, dass Ihr Körper von einem warmen, goldenen Licht erfüllt wird. Beim Ausatmen stellen Sie sich vor, wie Ärger und Anspannung des Tages den Körper verlassen. Machen Sie diese Übung zwei Minuten.*

Atmen: 2

1 *Stehen Sie hüftbreit mit den Händen an den Seiten. Atmen Sie langsam ein und heben Sie die Hände dabei seitlich an, bis sich die Handflächen über dem Kopf berühren.*

2 *Atmen Sie langsam aus, beugen Sie dabei die Ellbogen und senken Sie die Hände vor sich ab (die Handflächen berühren sich noch immer). Nehmen Sie die Hände auseinander, wenn Sie das untere Dantian erreichen, und führen Sie sie wieder zu den Seiten. Dreimal wiederholen.*

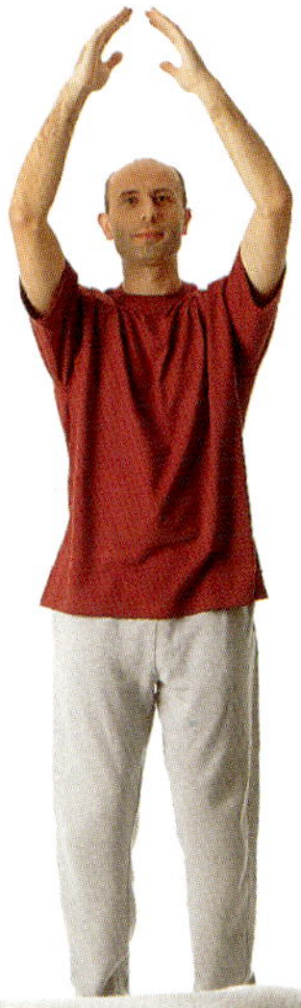

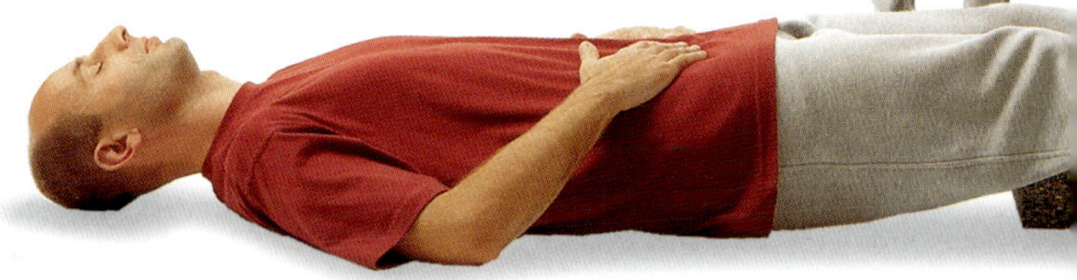

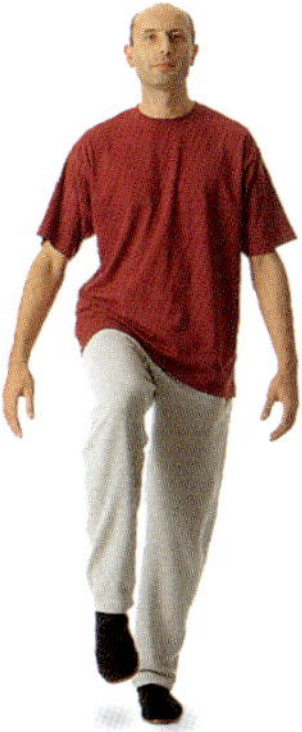

Bewegen

Die Pflege von anderen Menschen bedeutet, dass Sie viel Zeit auf den Beinen verbringen, stehen oder kurze Wege laufen. Diese Übungen bewegen die Hüften, Beine und Füße. Sie dehnen und beugen die Muskeln und bringen den Kreislauf in Schwung.

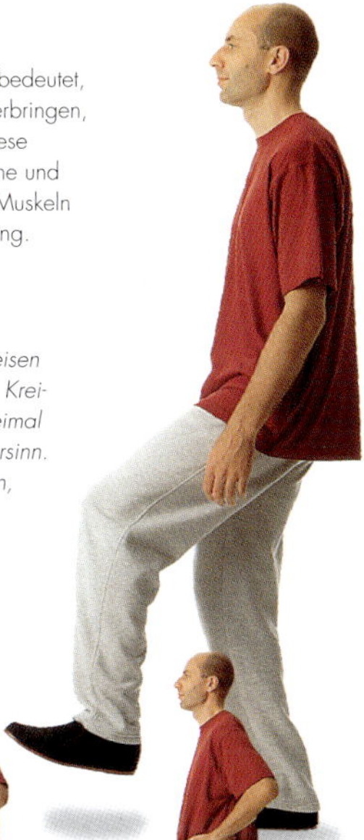

Fußkreisen

Wiederholen Sie das Fußkreisen aus „Befreiung" auf S. 187. Kreisen Sie mit jedem Fuß je dreimal im und gegen den Uhrzeigersinn. Nehmen Sie erst den rechten, dann den linken Fuß.

Wildpferd

Stehen Sie auf dem linken Bein, beugen Sie das rechte Knie und heben Sie den Fuß an. Kreisen Sie mit dem Bein vorwärts, hinauf und herunter, wie ein auf dem Boden scharrendes Pferd. Sie sollten den Boden jedoch nicht berühren. Wiederholen Sie die Übung, dann nehmen Sie das andere Bein.

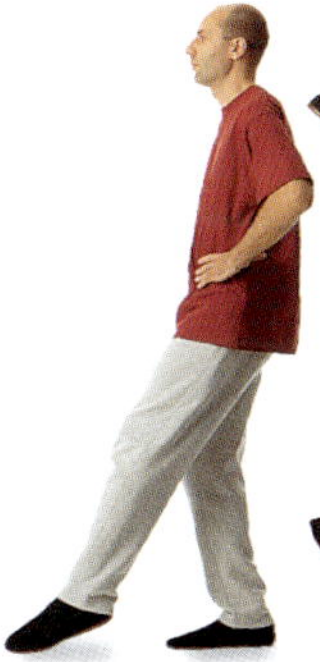

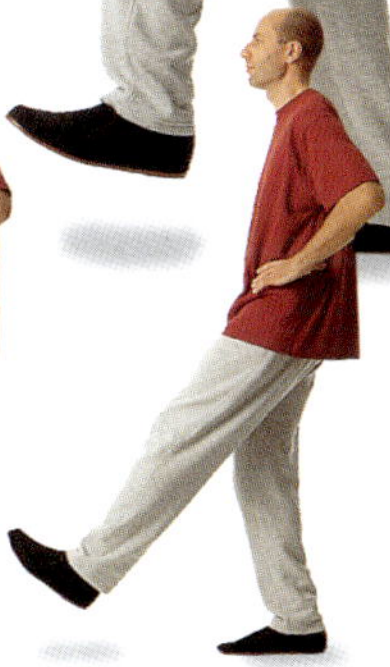

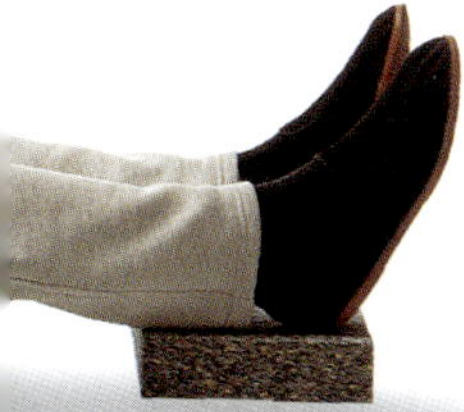

Tritte

Wiederholen Sie die Tritte aus „Befreiung" auf S. 186–187 erst mit ausgestreckten, dann mit angezogenen Zehen. Treten Sie erst mit dem rechten, dann mit dem linken Bein. Stellen Sie zu Beginn sicher, dass Sie nicht die Balance verlieren. Treten Sie forsch, aber gleichmäßig. Genießen Sie das Gefühl, bei den Tritten Ärger und Aggressionen, die sich im Laufe des Tages angestaut haben, herauszulassen.

Zeit für sich

Die Pflege von anderen, ob als Elternteil, Verkäufer oder Pfleger, kann auslaugen. Eine zehnminütige Pause nach der Arbeit ist wichtig, um sich wieder aufzuladen. Sie brauchen diese Zeit zur Vertreibung von negativer Energie und Erschöpfung

Verbringen Sie die ersten zwei Minuten vollkommen entspannt. Legen Sie sich auf den Boden, entspannen Sie und konzentrieren Sie sich auf Ihre Atmung. Atmen Sie tief und rhythmisch. Konzentrieren Sie sich jetzt darauf, Zweifel, Frustration, Ärger und andere negative Gefühle abzulassen. Jeder Atemzug füllt Ihren Körper mit warmem, goldenem Qi. Gold ist eine schützende Farbe. Sie schützt Ihr inneres Selbst vor den Anforderungen der anderen. Denken Sie nun an Ihr äußeres Ich. Konzentrieren Sie sich auf den Fluss des Qi auf den Meridianen, während Sie Hüfte, Beine und Füße trainieren. Das regt den Blut- und Lymphkreislauf an.

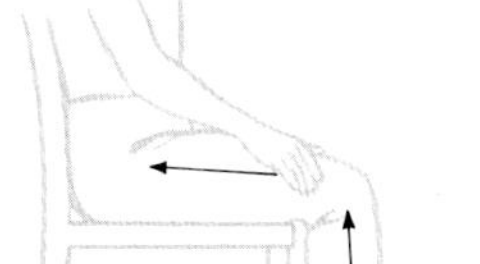

Anmogong
Zur Anregung des Blut- und Lymphkreislaufs in den Beinen massieren Sie aufwärts, vom Knöchel zum Knie, vom Knie zur Hüfte. Machen Sie lange kräftige Streichungen mit den Händen. Beginnen Sie auf der Rückseite der Beine und arbeiten Sie sich nach vorne. Massieren Sie zwei Minuten.

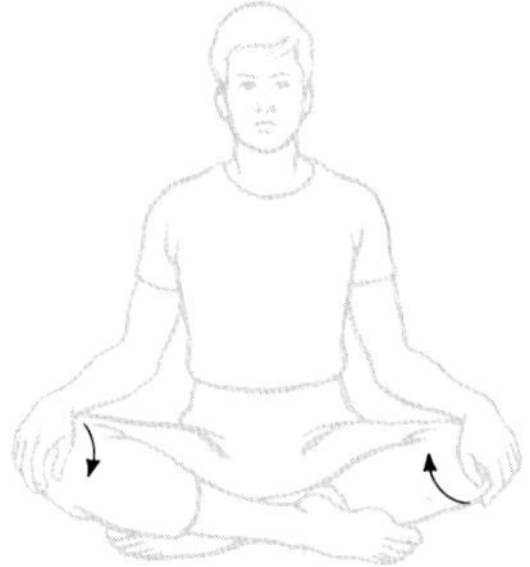

Steife Knie lindern Sie, indem Sie sich im Schneidersitz hinsetzen, die Hände auf die Knie legen und sie im Uhrzeigersinn um die Knie bewegen. Öffnen und schließen Sie die Hände und kneifen und drücken Sie 30 Sekunden.

Am Ende fühlen Sie sich entspannt und konzentriert. Stehen Sie gerade und mit den Handflächen nach unten. Sehen Sie sich um. Atmen Sie dreimal tief durch. Recken Sie sich beim Einatmen nach oben. Das Ausatmen verbindet Sie wieder mit Ihrer Umwelt.

Klären

Lassen Sie abgestandenes Qi aus Ihrem Körper. Legen Sie beide Hände auf den Kopf. Streichen Sie über Gesicht, Kinn und Nacken, weiter über den Oberkörper, vom Hals bis zu den Hüften, von den Achseln bis zu den Oberschenkeln, von den Schulterblättern bis zum Po und dann von den Oberschenkeln bis zu den Zehen.

Programm

Nach 10–12 Minuten wird dieses Übungsprogramm von S. 206–209 Sie zuerst entspannen und dann beleben.

1 Atmen: 1	2–4 Minuten
2 Wildpferd (jede Seite)	30 Sekunden
3 Hüftdrehung (jede Seute)	30 Sekunden
4 Tritte (jedes Bein)	30 Sekunden
5 Fußkreisen (jeder Fuß)	30 Sekunden
6 „Mit Erdenergie fluten" (s. S. 70–71)	1 Minute
7 Anmogong	
– Bein- u. Fußmassage	30 Sekunden
– Kniemassage	30 Sekunden
– Klären	1 Minute
8 Atmen: 2	30 Sekunden

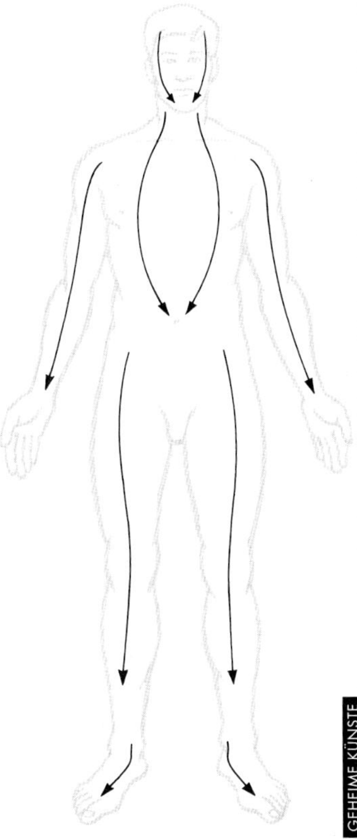

WEG NACH VORN

Der geringe Platz schränkt die Übungsmöglichkeiten im Auto und anderen Transportmitteln für Fahrer und Passagiere ein. Aber gerade die Enge lässt Bewegung zu einem echten Bedürfnis werden und führt vor allem auf Reisen zu zusätzlicher Anspannung. Beim Qi Gong gibt es einige Übungen, durch die Stress abgebaut und neuer Stress verhindert werden können. Bestimmte Übungen lindern auch die Unannehmlichkeiten, die mit langem Sitzen auf engstem Raum verbunden sind.

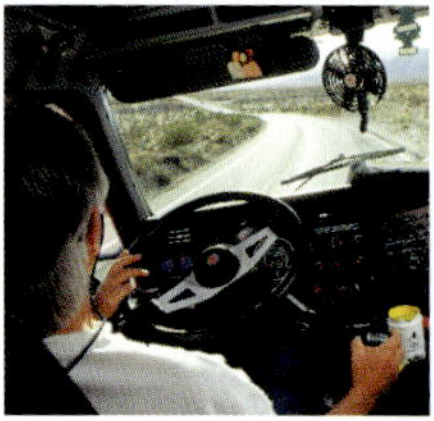

Atmen

Schließen Sie den Mund und legen Sie die Zungenspitze an die Vorderzähne. Atmen Sie langsam ein. Halten Sie kurz die Luft an, dann öffnen Sie leicht die Lippen, lassen die Zunge im Mund nach unten fallen und atmen langsam aus. Wiederholen Sie dieses 2-mal. Atmen Sie jedesmal länger aus. Wiederholen Sie die Übung regelmäßig während der Fahrt.

Sitzen

Die Sitze in vielen Fahrzeugen sind schlecht konstruiert und führen zu Trägheit, besonders auf langen Fahrten. Das kann sehr gefährlich werden. Ein regelmäßiges Verändern in der Sitzposition während der Fahrt oder beim kurzen Halt an der Ampel hält Sie wach.

1 *Stellen Sie beide Füße flach auf den Boden, wenn möglich. Legen Sie die Hände auf die Knie oder auf das Lenkrad, entspannen Sie die Schultern und schauen Sie in die Ferne. Lassen Sie Ihr ganzes Gewicht in den Sitz fallen. Die Rückenlehne stützt Ihre Wirbelsäule.*

2 *Heben Sie den Kopf und atmen Sie 30 Sekunden tief und rhythmisch. Stellen Sie sich vor, wie der Stress der Fahrt schmilzt und durch den Sitz auf die Straße fließt.*

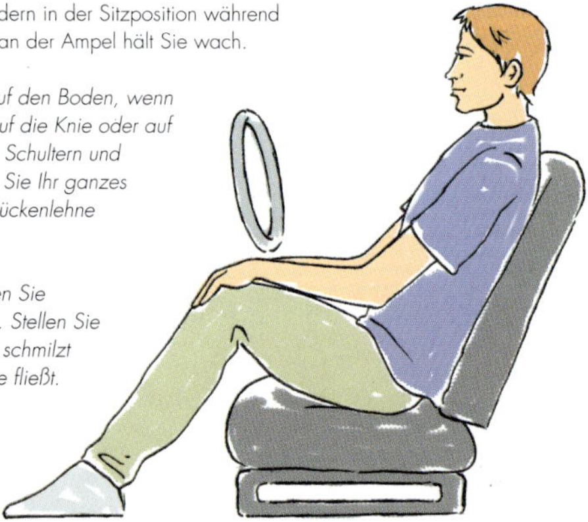

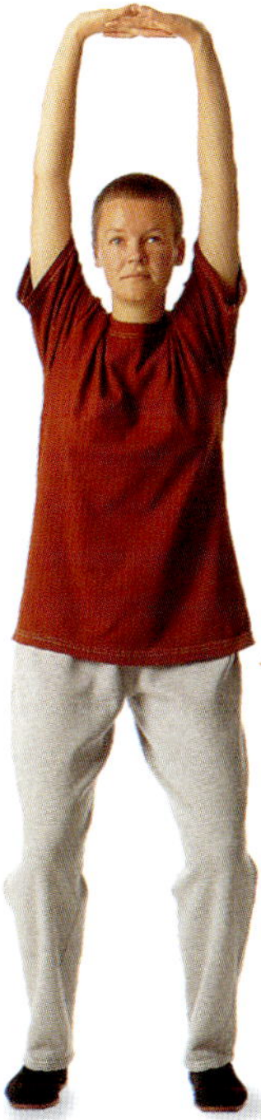

Bewegen

Wie eilig Sie es auch haben, nehmen Sie sich auf langen Autofahrten mehr Zeit und halten Sie alle zwei Stunden an, um auszusteigen und sich ein bisschen zu bewegen.

Stehen Sie hüftbreit, heben Sie die Arme über den Kopf und verschränken Sie die Finger. Die Handflächen zeigen nach oben. Dehnen Sie die Arme nach oben. Beugen Sie dabei die Beine und senken Sie die Hüfte bis zur Sitzposition. Wenn Sie können, stöhnen oder brüllen Sie dabei. Strecken Sie anschließend die Beine, nehmen Sie die Hände auseinander und senken Sie die Arme. Wiederholen Sie die Übung zweimal.

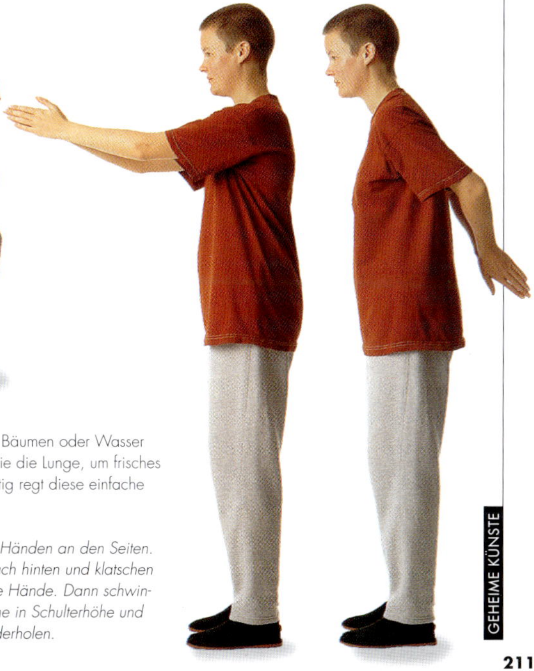

Klatschen

Wenn Sie in der Nähe von Bäumen oder Wasser angehalten haben, öffnen Sie die Lunge, um frisches Qi aufzunehmen. Gleichzeitig regt diese einfache Übung den Kreislauf an.

Stehen Sie hüftbreit mit den Händen an den Seiten. Schwingen Sie die Arme nach hinten und klatschen Sie hinter dem Rücken in die Hände. Dann schwingen Sie die Arme nach vorne in Schulterhöhe und klatschen dort. Viermal wiederholen.

Mit Aggression umgehen

Langes Reisen kann für die Passagiere unangenehm sein. Am meisten leidet jedoch der Fahrer darunter, lange Zeit in einem engen Raum zu sitzen und vom Anschnallgurt zusätzlich eingeengt zu werden. Zu dem Unbehagen kommt die Anspannung wegen seiner Verantwortung für die Beifahrer und durch das unberechenbare Verhalten der anderen Autofahrer. Das Ergebnis ist Stress. Durch rhythmisches Atmen, das Ausstoßen von Anspannung beim Ausatmen, Händereiben, sanftes Ohrenzwicken und Fußkreisen bleiben Sie wach und aufmerksam. Machen Sie die Übungen, wenn Sie im Stau stehen. Halten Sie auf langen Fahrten alle zwei Stunden an und bewegen Sie sich.

Anspannung zerstreuen

Das Autofahren ist immer mit Anspannung verbunden. Es ist wichtig, diese zu verhindern, sodass Sie gelassen reagieren können, wenn etwas passiert.

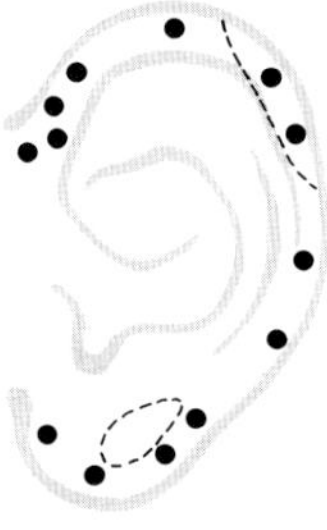

Anmogong-Ohrmassage

Wenn Sie während der Fahrt müde werden, kneifen Sie rund um das Ohr mit Daumen und Zeigefinger in die Ohrmuschel. Atmen Sie tief und rhythmisch. Kneifen Sie Ihr Ohr ca. 30 Sekunden sanft und wiederholen Sie die Übung regelmäßig.

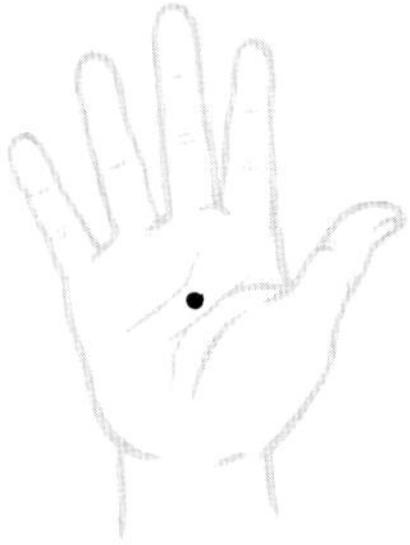

Hand- und Fingermassage

Reiben Sie den Handrücken jeder Hand mit der anderen Hand. Massieren Sie jeden Finger. Kümmern Sie sich um den Laogong-Punkt in der Mitte der Handfläche und um das weiche Gewebe zwischen Daumen und Zeigefinger.

Das Eingesperrtsein im Auto hindert Sie daran, sich mit dem ganzen Körper zu dehnen. Sie können aber jederzeit die vielen Muskeln im Gesicht dehnen. Öffnen Sie den Mund weit, dehnen Sie ihn seitwärts und strecken Sie die Zunge heraus. Lachen Sie über sich selbst. Machen Sie Geräusche, denn niemand kann Sie hören: Stöhnen oder brüllen Sie, singen Sie lauthals. Das baut Stress ab und zerstreut Aggressionen.

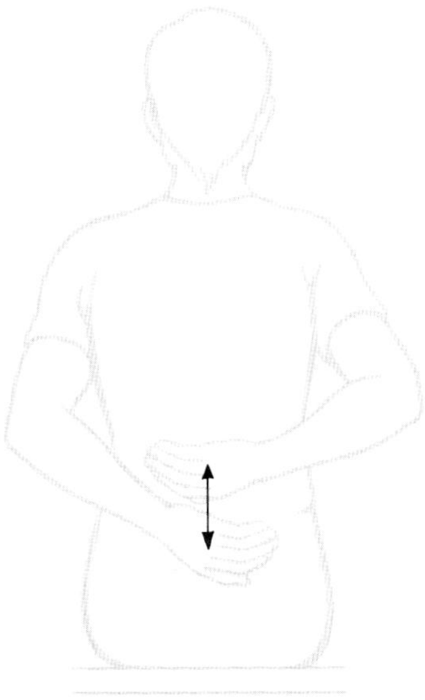

Programm

Dieses zehnminütige Programm sollte während einer Pause durchgeführt werden.

1	Tiefes Atmen	1 Minute
2	Sitzen	1 Minute
3	Anmogong	
	– Hände und Finger	30 Sekunden
	– Ohren	30 Sekunden
	– Rücken und Nieren	30 Sekunden
4	„Die Wirbelsäule wecken"	30 Sekunden
5	Vorwärts beugen (S. 203)	30 Sekunden
6	Beinschwingen (S. 62)	30 Sekunde
7	Klatschen	30 Sekunden
8	Kniekreisen	30 Sekunden
9	Ausschütteln (S. 203)	30 Sekunden
10	Regenbogenkreis (S. 190–191)	1 Minute

Wirbelsäulendehnung

Wenn Sie durch das lange Sitzen Rückenschmerzen haben, halten Sie den Wagen an und dehnen Sie sich vom Steißbein an. Legen Sie die Hände auf den Rücken. Eine Hand liegt an der Taille, die andere am Kreuzbein. Drücken Sie die Handflächen gegen den Rücken und reiben Sie 20-mal den Rücken hinauf und herunter. Das massiert die Nieren und fördert die Blutzufuhr. Abfallstoffe werden ausgeschieden, Erschöpfung wird gelindert.

GLOSSAR

Dantian (Tantien) Chinesischer Begriff für das zweite Energiezentrum des Körpers. Es befindet sich in der Körpermitte, auf halbem Weg zwischen dem Kreuzbein und einer Stelle 7 cm unterhalb des Bauchnabels. Es wird auch „unterer Dantian" genannt. Der mittlere Dantian, das Herz-Zentrum (Shanzhong), ist das vierte Energiezentrum. Der obere Dantian (Yin Dang), der auch „drittes Auge" heißt, ist das sechste Energiezentrum. Es befindet sich in der Mitte der Stirn.

Daoismus Wichtige chinesische Philosophie, die ca. 300 v. Chr. entstand und sich später zu einer Religion entwickelte.

Dynamisches Qi Gong Qi-Gong-Übungen, bei denen man sichtbare Bewegungen macht.

Erden Durch Hände und Füße eine starke Verbindung mit der Erde und ihrer Energie herstellen und aufrecht erhalten.

Form Eine festgelegte Folge choreografierter Bewegungen beim Qi Gong.

Herz-Zentrum (Shanzhong) Das vierte Energiezentrum oder mittlerer Dantian. Es befindet sich in der Mitte der Brust.

Kehlen-Zentrum (Shanqi) Das fünfte Energiezentrum, das sich vorne am Hals befindet.

Kreuzbein Ein dreieckiger Knochen, der aus fünf zusammengewachsenen Knochen besteht. Das Kreuzbein befindet sich am unteren Ende der Wirbelsäule auf der Rückseite des Beckens. Es ist nach oben mit dem fünften Lendenwirbel, nach unten mit dem Steißbein und an den Seiten mit dem Becken verbunden.

Lymphe Farblose Flüssigkeit, welche die Lymphozyten (Zellen zur Abwehr von Krankheiten) enthält. Sie zirkuliert genau wie das Blut auf einem Kreislauf durch den Körper.

Meridiane Versteckte Kreisläufe oder Kanäle, durch die Qi fließt. Die Meridiane verbinden alle Teile des Körpers miteinander. Zwei der wichtigsten sind der Ren Mai (das Empfängnisgefäß) und der Du Mai (das Gouverneursgefäß). Sie bilden einen Kreislauf im Oberkörper.

Perineum Das äußere Gewebe zwischen der Harnröhre (bei Frauen der Vagina) und dem After.

Qi (Ch'i oder Chi) Lebenskraft oder – wörtlich übersetzt – Lebensenergie. Qi erfüllt die Erde und das Universum. Es durchdringt alle Materie. Es zirkuliert im Körper jedes Lebewesens auf Pfaden, die man Meridiane nennt.

Qi Gong (Chi Gung oder Chi Kung) Übungssystem, das aus Formen für Körper und Geist besteht. Qi wird dadurch aktiviert und die Vitalität erhöht sich. Es kann dem Körper helfen, sich selbst zu heilen.

Scheitel-Zentrum (Pai Hui) Das siebte Energiezentrum, das sich auf dem Kopf befindet.

Solarplexus-Zentrum (Chung Wan) Das dritte Energiezentrum. Es befindet sich in der Mitte des Oberkörpers kurz unter den Rippen.

Stilles Qi Gong Qi-Gong-Übungen, bei denen keine sichtbaren Bewegungen gemacht werden. Dazu gehören die stehenden Haltungen und die Meditationen.

Tai Chi Chuan Chinesisches Übungssystem, das die Gesundheit und die Persönlichkeitsentwicklung fördert. Es ist eine innere Kampfkunst. Meistens ist es unter der Kurzform Tai Chi bekannt.

Tor Beim Qi Gong ein Körperteil, in dem sich Energie aufhält oder gelagert wird. Durch ein Tor gelangt sie in den Körper und tritt auch aus ihm heraus.

Wurzel-Zentrum (Hui Yin) Das erste Energiezentrum am unteren Ende der Wirbelsäule. Es wird Wurzel- oder Basiszentrum genannt, weil es das niedrigste ist.

Yin und Yang Chinesischer Ausdruck für die gegensätzlichen, sich aber ergänzenden Kräfte der Natur. Sie stellen das männliche und weibliche Prinzip dar, welches das Universum beherrscht.

WEITERE TITEL IN DIESER REIHE:

NUR € 3.99

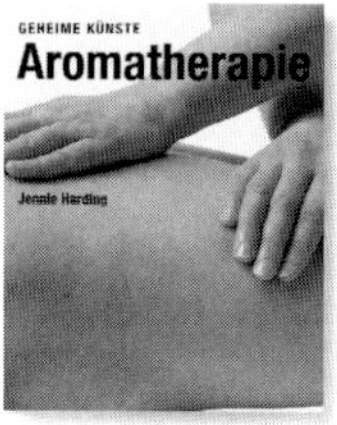

Aromatherapie
Jennie Harding
ISBN 3-8228-2483-6

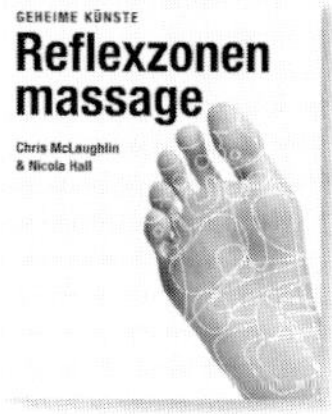

Reflexzonen-massage
Chris McLaughlin & Nicola Hall
ISBN 3-8228-2486-0

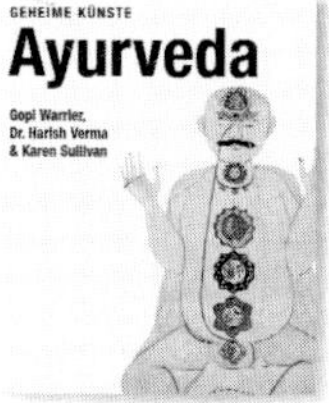

Ayurveda
Gopi Warrier, Dr. Harish Verma & Karen Sullivan
ISBN 3-8228-2489-5

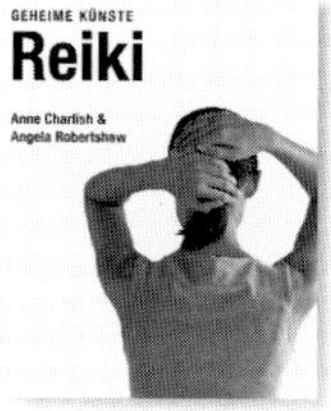

Reiki
Anne Charlish & Angela Robertshaw
ISBN 3-8228-2498-4

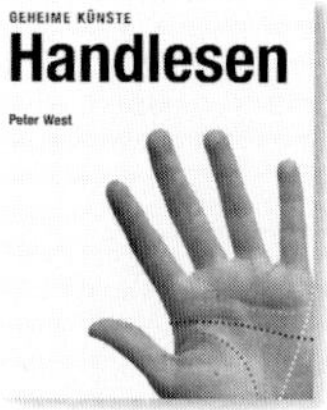

Handlesen
Peter West
ISBN 3-8228-2501-8

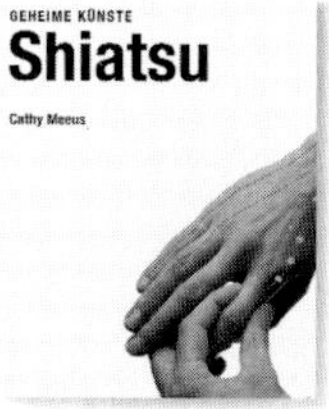

Shiatsu
Cathy Meeus
ISBN 3-8228-2492-5

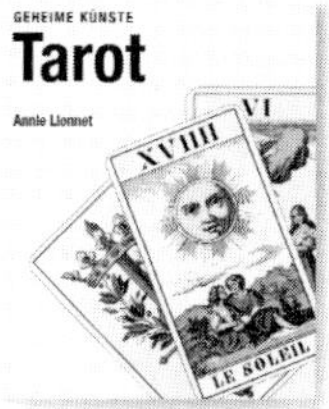

Tarot
Annie Lionnet
ISBN 3-8228-2480-1

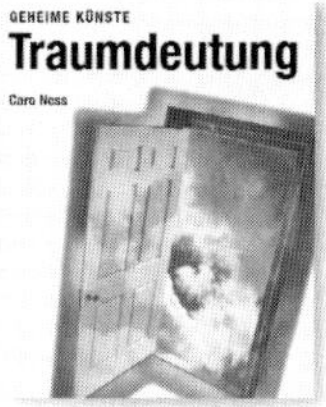

Traumdeutung
Caro Ness
ISBN 3-8228-2477-1

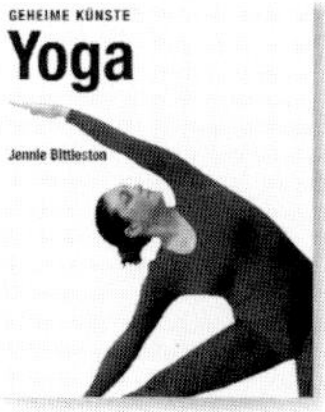

Yoga
Jennie Bittleston
ISBN 3-8228-2504-2

NÜTZLICHE ADRESSEN

Deutsche Qi-Gong-
Gesellschaft e.V.
Monika Binder
Guttenbrunnweg 9
89165 Dietenheim
Tel.: 073 47 / 34 39
(Mo + Fr: 9 – 12.30 Uhr)
Fax: 073 47 / 92 18 06
E-Mail: contact@qigong-gesellschaft.de
Internet: www.qigong-gesellschaft.de
Derzeit ca. 370 Mitglieder, davon 100 Lehrer. Fördert, erforscht und verbreitet Qi Gong als Selbstheilmethode und ist keinem Stil oder Meister verpflichtet. Seminare, Ausbildung zum Lehrer, Informationen sowie Durchführung von Qi-Gong-Studienreisen nach China.

Dao Yuan Schule für Qi Gong
Edith Guba
Steffensweg 155
28217 Bremen
Tel./Fax: 0421 / 50 72 49
E-Mail: edith.guba@qigong-daoyuan.net
Internet: www.qigong-daoyuan.net
Qi Gong aus buddhistischer und daoistischer Tradition, Leiter: Qi-Gong-Großmeister Guo Bingsen

Kolibri-Seminare
Wielandstr. 37
22089 Hamburg
Tel.: 040/ 227 63 54
Fax: 040/ 227 63 68
E-Mail: info@kolibri-seminare.de
Internet: www.kolibri-seminare.de
Spezialanbieter für die chinesischen Bewegungskünste Qi Gong, Tai Chi Chuan und für Traditionelle Chinesische Medizin. Infos zu China-Reisen, Seminaren, Ausbildungen und Sommer- bzw. Osterakademien.

Medizinische Gesellschaft für Qi Gong Yang Sheng e. V.
Colmantstr. 9
53115 Bonn
Tel.: 0228 / 696004
Fax: 0228 / 696006
E-Mail: qigong-yangsheng@t-online.de
Gemeinnützige wissenschaftliche Einrichtung im Bereich der Gesundheitsbildung. Erforschung , Verbreitung, Anwendung und Dokumentation des Qigong Yangsheng, Lehrsystem Prof. Jiao Guorui. U. a. Herausgabe einer Fachzeitschrift, Aufbau einer Bibliothek, Wissenschaftliche Ausstellung.

The Tai Chi Chuan & Qi Gong Federation for Europe (TCFE)
Ronnie Robinson
1 Littlemill Drive
Balmoral Gardens
Crookston
Glasgow G537GF
Schottland
Tel.: +44/ 141/ 810 3482
Fax: +44/ 141/ 810 3741
E-Mail info@tcfe.org
Internet: www.tcfe.org

Healing Tao Hessen
Susanne Helffenstein
Sternbacherstr. 37
61194 Niddatal
Tel.: 06034 / 905535
E-Mail: Info@healing-tao.de
Internet: www.healing-tao.de

Zeitschrift:

Tai Chi Chuan und Qi Gong Journal
erscheint vierteljährlich bei:
A & O Medianetwork
Klopstockstr. 11
22765 Hamburg
Tel.: 040/ 8537 2200
Fax: 040/ 8537 2201
E-Mail: info@tqj.de
Internet: www.tqj.de

CHINESISCHE BEGRIFFE

Chinesisch ist eine Sprache ohne Alphabet. Sie beinhaltet viele Töne, die in den europäischen Sprachen unbekannt sind, und es gibt viele verschiedene Übersetzungssyteme. So entstanden verwirrende Unterschiede in der Schreibweise chinesischer Begriffe. „Qi Gong" wird z. B. auch „Chi kung" geschrieben. 1958 wurde von der chinesischen Regierung das System Pinyin übernommen. Dieses wird jetzt in der Bildung und in den Medien in China und im Ausland überwiegend angewendet. Im Pinyin werden „Chi Kung" oder „Chi Gung" als „Qi Gong", „Chi" als „Qi" und „Tao" oder „Taoismus" als „Dao" bzw. „Daoismus" geschrieben. Bevor Pinyin jedoch überall verstanden und angewendet wird, werden noch Jahre vergehen. Wir haben die neue Schreibweise in diesem Buch bereits verwendet und – wenn es angebracht war – die alte Schreibweise in Klammern beigefügt. Eigennamen vor der Einführung von Pinyin werden auf die alte Weise geschrieben.

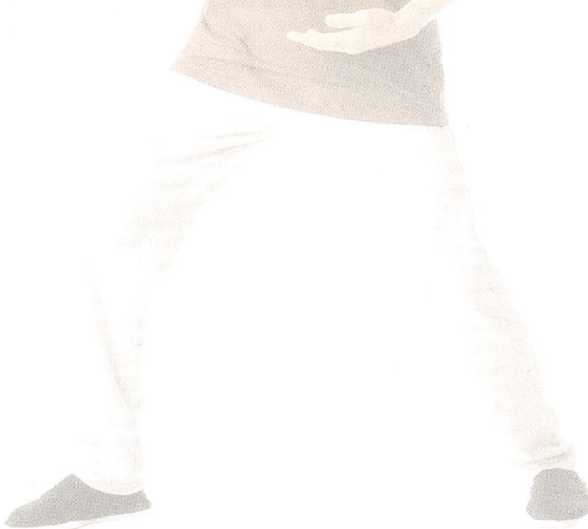

REGISTER

A
Äther 12
Aggression 212 f.
Akupressur 28
Akupunktur 21, 28 f.
Angst 201
Anmogong 12, 208, 212
Arbeit 202 f.
Arten 12, 18 f.
Atmung 38–41, 76
  Bauch 42 f.
  Entspannung 44 f.
  Rolle 176
Auftreten 166, 170
Aufwärmübungen 54, 58–63
Auge, drittes 81
  Weißer Kranich, Teil 2 124, 126–129
  Weißer Kranich, Teil 3 155
  Weißer Kranich, Teil 4 174
  Weißer Kranich, Teil 5 194, 196 f.
Aura 27, 46 f.

B
Balance 162, 164 f., 188
Ball 106–109
Bauchatmung 42 f.
Befreiung 186–189
Bewusstsein 52 f.
Boddhidharma 17
Boxeraufstand 20
Büroarbeit 202 f.

C
Chang San Feng 16
Chung Wan 30 f., 215

D
Dantian, mittlerer 31, 67, 214
Dantian, oberer 31, 67, 77, 181, 214
Dantian, unterer 76, 77, 84, 85, 86, 110–113, 127, 128, 130, 137, 147, 155, 156, 164, 175, 176, 177, 194, 195, 196, 206, 214
Dantianpfade 76 f.
Dao De Jing 15
Daoisten 14 ff., 18 f., 57
Den Hals recken 143 ff.
Den Kranich füttern 142–145
Die Wirbelsäule wecken 98–101
Do-in 12, 148 f., 204 f.
Du Mai 34, 74

E
Eltern 206–209
Empfängnisgefäß 34, 74
Energie 12 f., 18, 22, 30 f., 198
  abgestanden 96 f., 180
  Atmung 38–43
  Aufwärmen 54
  bewegen 76 f., 108 f.
  federn 162–165, 170–173
  fliegende 166–169
  Geist 50 f.
  halten 122–125
  mikrokosmischer Orbit 74 f.
  Pfade 140
  Qi 26 f.
  Tore 32 f
  Training 200 f.
  Vorbereitung 65
Energiepfade, zweitrangige 32 f.
Entspannung 44 f., 72 f., 76
Erde 56 f., 132 f.
  drücken 102–105
  fluten 70–73
Erden 57

F
Fahren 210–213
Flügelschläge 167, 168 f., 171 f., 174
Frantzis, Bruce 21
Fütterung des Kranichs 142–145

G
Gefäß
  Empfängnis- 34, 74
  Gouverneurs- 34, 74
Geist 24, 50–53, 61, 68 f., 76
Gelenke 48 f., 56

Geschmeidigkeit 48
Gouverneursgefäß 34, 74

H
Haltung 36 f., 57
Heilen 140 f.
Herz-Zentrum 214
Himmel 56 f., 132 f.
Hineinziehen 110–113
Hüftkreisen 146–149
Hui Yin 30, 31, 215

K
Kaiser, gelber 14
Kampfkunst 16 f., 20
Kehlen-Zentrum 31, 215
Klären 209
Knie 150–153
Konzentration 52 f.
Koordination 168 f.
Kranich, füttern 142–145
Kreisender Ball 106–109
Kreuzbein 100 f., 122, 124, 147, 184, 213 f.
Kung Fu 17

L
Lampenfieber 201
Lao Tzu 15, 216
Lockern 60 f.
Lunge 116 f.

M
Mao Tse Tung 21
Massage 12, 148 f., 204 f.
Meditation 12 f., 17, 64, 66–69, 74, 80
  Weißer Kranich, Teil 1 84 f.
  Weißer Kranich, Teil 2 117
  Weißer Kranich, Teil 3 141
  Weißer Kranich, Teil 4 161
  Weißer Kranich, Teil 5 181
Meditation, stehende 66–69, 74, 80, 117
  Weißer Kranich, Teil 1 84 f.
  Weißer Kranich, Teil 2 117
  Weißer Kranich, Teil 3 141
  Weißer Kranich, Teil 4 161
  Weißer Kranich, Teil 5 181
Meridiane 13, 28 f., 74 f.
  Haupt- 13, 28 f., 74 f.
  zweitrangige 32 f.
Mikrokosmischer Orbit 74 ff., 85, 116, 160, 180
Muskeln 48 f., 76, 160

N
Nach hinten drücken und werfen 94–97
Nach hinten schauen 182 f.

O
Orbit, mikrokosmischer 74 ff., 85, 116, 160, 180

P
Pai Hui 30, 56, 214
Perineum 74 f., 212
Pfade 76 f., 140
Pfleger 206–209
Programme 61, 209, 213

Q
Qi 12 f., 18, 22
  abgestanden 96 f., 180
  Atmung 38–43
  Aufwärmen 54
  bewegen 76 f., 108 f.
  Energie 26 f.
  federndes 162–165, 170–173
  halten 122–125
  Geist 50 f.
  Mikrokosmischer Orbit 74 f.
  Pfade 140
  Training 200 f.
  Vorbereitung 65

R
Regenbogenkreis
190–193
Reisen 210–213
Ren Mai 34, 74
Richtlinien 40, 64
Rückenschmerzen 148

S
Sammlung
Weißer Kranich, Teil 2
130 f., 134 f.
Weißer Kranich, Teil 3
155
Weißer Kranich, Teil 4
175, 177
Weißer Kranich, Teil 5
194 f.
Scheitel-Zentrum 30, 69,
72 f., 100, 104, 112,
214
Sicherheit 9
Schere 161
Sonnenbaden 72
Selbstmassage 12, 148 f.,
204 f.
Shanqi 215
Shanzhong 214
Shaolin-Tempel 17
Solarplexus-Zentrum 31,
215

T
Tore
Haupt- 13, 28 f., 74 f.
zweitrangige 32 f.
Traditionelle Chinesische
Medizin 28
Training 200 f.
Tai Chi 16, 40

U
Übungen, dynamische
12 f., 46 f., 54, 56,
94 f.
Übungen, ruhige 12, 17,
54, 56
Übungsarten 28
Atmung 40 f.
Aufwärmen 54, 58–63
belebend 176 f.
Büroarbeit 202 f.
Do-in 12, 148 f., 204 f.
dynamische 12 f., 46 f.,
54, 56, 94 f.
Entspannung 44 f., 72 f.,
76
Fütterung des Kranichs
142–145
Massage 12, 148 f.,
204 f.
ruhig 12, 17, 54, 56
Selbstmassage 12,
148 f., 204 f.
Vorbereitung 65
Weißer Kranich 78–81
Weißer Kranich, Teil 1
82–113
Weißer Kranich, Teil 2
114–137
Weißer Kranich, Teil 3
138–157
Weißer Kranich, Teil 4
158–175
Weißer Kranich, Teil 5
178–197
Ursprung 14 f.

V
Visualisierung 13, 22,
50–53, 68 ff., 76, 80
Weißer Kranich, Teil 1
84 f.
Weißer Kranich, Teil 5
180 f.
Vorbereitung 64 f.
Vorstellungskraft 68, 72 f.,
76
Vorteile 24 f.
Aggression 212 f.
Atmung, verbesserte
116
behandeln 140 f.
Bewusstsein 52 f.
Büroarbeit 202 f.
Entspannung 44 f.
Erden 57
Fahren 210–213
Geist 50 f.
Geschmeidigkeit 48
Haltung 36 f., 57
Konzentration 52 f.
Lampenfieber 201
medizinische 24 f.
Pfleger 206–209
Rückenschmerzen148
Selbstmassage 12,
148 f., 204 f.

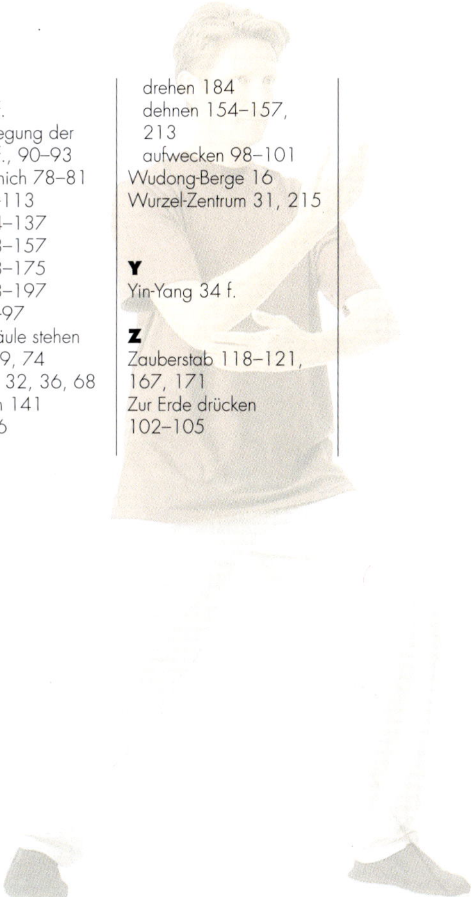

W

Wellen 92 f.
Wellenbewegung der Arme 86 f., 90–93
Weißer Kranich 78–81
  Teil 1 82–113
  Teil 2 114–137
  Teil 3 138–157
  Teil 4 158–175
  Teil 5 178–197
Werfen 94–97
Wie eine Säule stehen 54, 66–69, 74
Wirbelsäule 32, 36, 68
  bearbeiten 141
  Energie 76
  drehen 184
  dehnen 154–157, 213
  aufwecken 98–101
Wudong-Berge 16
Wurzel-Zentrum 31, 215

Y

Yin-Yang 34 f.

Z

Zauberstab 118–121, 167, 171
Zur Erde drücken 102–105

DANKSAGUNG

Besonderer Dank geht an Kay Macmullan, C. A. Stone und R. Dench
für ihre Unterstützung bei den Fotografien.

BILDNACHWEIS

Wenngleich auch alles versucht wurde, um die Inhaber von Urheberrechten ausfindig zu machen, so bitten wir doch um Nachsicht, falls wir etwas übersehen haben sollten. Gern nehmen wir in zukünftigen Auflagen die notwendigen Änderungen auf.

AKG, London 18U, 35, 128;
The Art Archive, London 14, 38;
Corbis, London/ 8 Galen Rowell, 190 Brian Vikander, 27L Tom Nebbia, 38 Earl and Nazima Kowall;
The Image Bank, London 200;
Stone/Getty One 210.

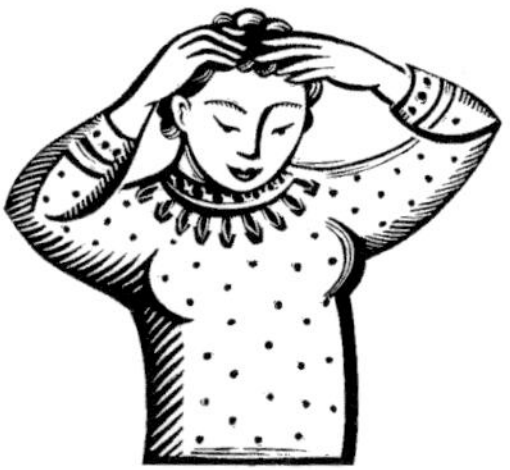